ベスト×ベストシリーズ

名医が語る 最新・最良の治療

前立腺がん

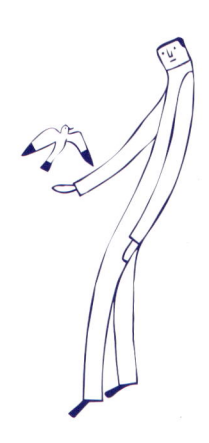

あなたに合ったベストな治療法が
必ず見つかる!!

現在の開腹手術の術式を確立させたパイオニア

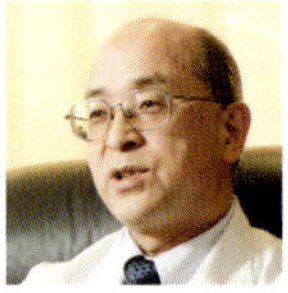

東北大学病院泌尿器科教授

荒井陽一《あらい・よういち》

検査と診断 P12
開腹手術 P36

1982 年、ほとんど手術が行われることがなかった日本で、アメリカで手ほどきを受けた前立腺全摘除術を始める。一貫して患者の QOL を追求。

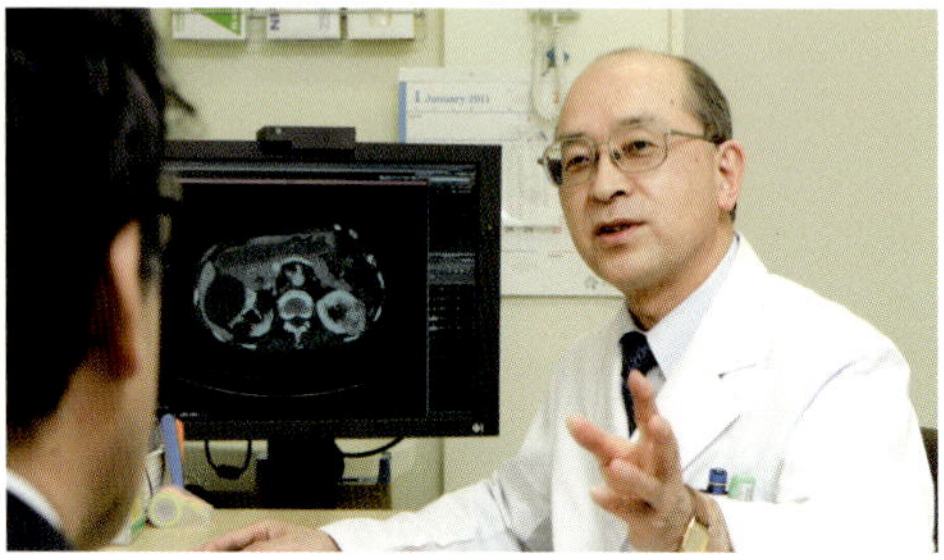

Best × Best

前立腺がん治療に挑む名医たち

本書にご登場いただく、前立腺がん治療のエキスパート 11 人の先生方をご紹介します。それぞれの先生の治療法解説については、表記のページをご参照ください。

泌尿器分野、そして前立腺がん腹腔鏡手術導入のさきがけ

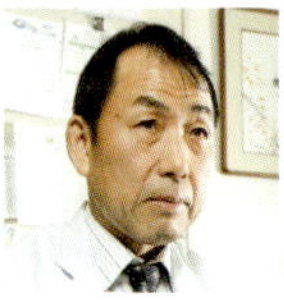

東海大学医学部外科学系
泌尿器科教授

寺地敏郎《てらち・としろう》

腹腔鏡手術 P50

副腎・腎臓の腹腔鏡手術を手がけ、1999 年には、日本で初めて、フランスで確立された前立腺全摘除術に挑戦する。後進の指導にも精力的。

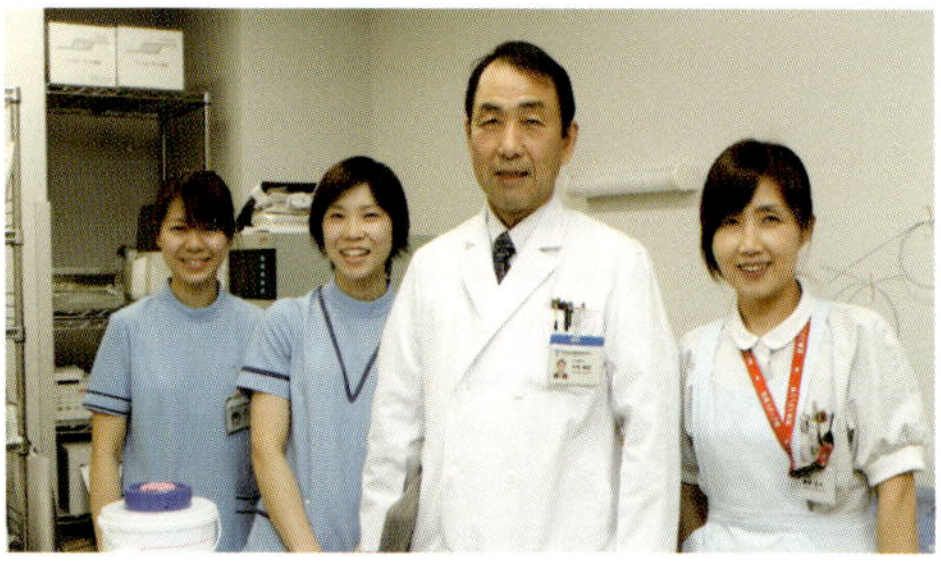

前立腺がんの治療のすべてを熟知。患者本位の選択に尽力

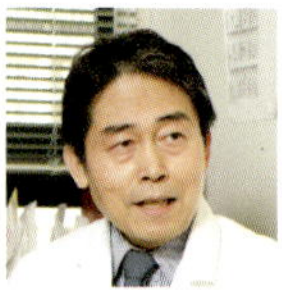

聖路加国際病院
がん診療特別顧問（泌尿器科）

鳶巣賢一《とびす・けんいち》

治療法の選択 P22

国立がんセンター中央病院、静岡県立静岡がんセンターなどがん診療の第一線で、患者中心の医療を実践。患者の啓発活動に積極的に取り組んでいる。

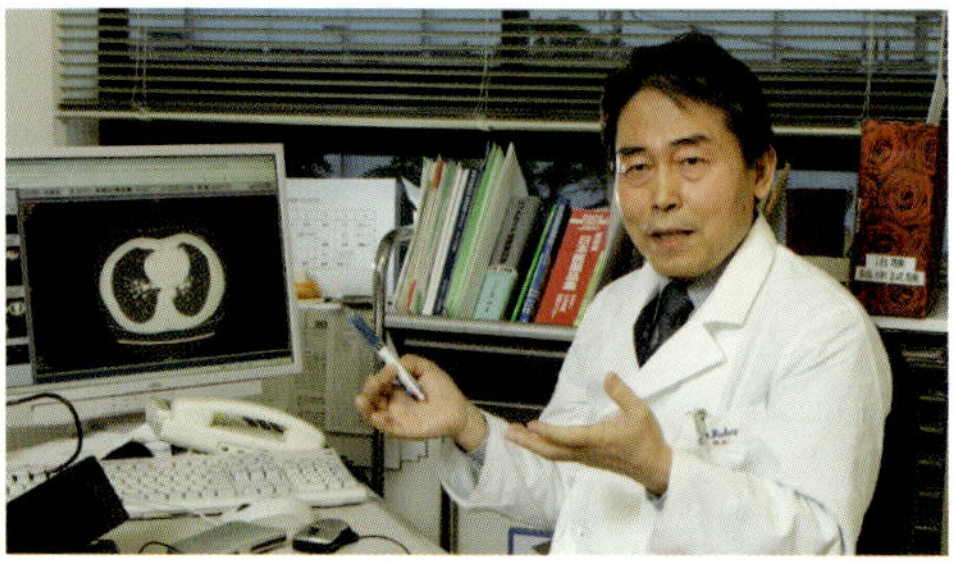

前立腺がんにおける小線源療法の確立・普及に取り組む

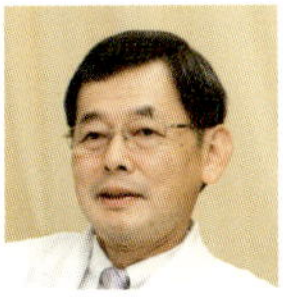

国立病院機構東京医療センター
泌尿器科医長
斉藤史郎《さいとう・しろう》

小線源療法 P80

1997年、口腔がん治療で行われていた小線源療法を、前立腺がんに応用。現在のヨウ素125によるシード線源を用いる方法を確立。

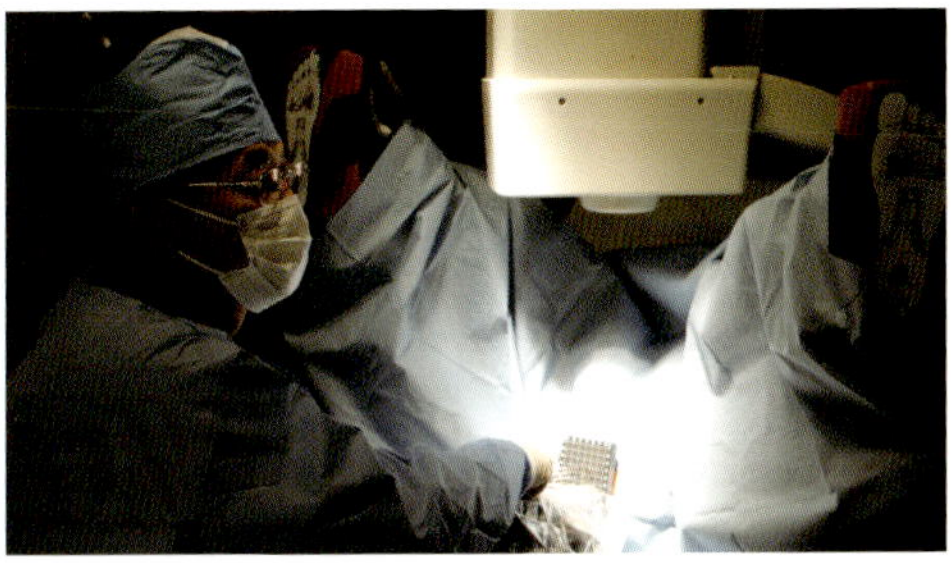

日本初、ロボット支援による前立腺全摘除術を開始

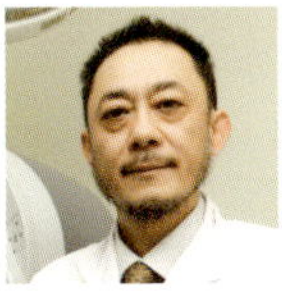

東京医科大学病院
泌尿器科准教授
吉岡邦彦《よしおか・くにひこ》

ロボット支援手術 P64

2006年、日本では前例のなかった前立腺がんのロボット支援手術に取り組む。以来、手術数を重ね、2010年には146例にのぼる。

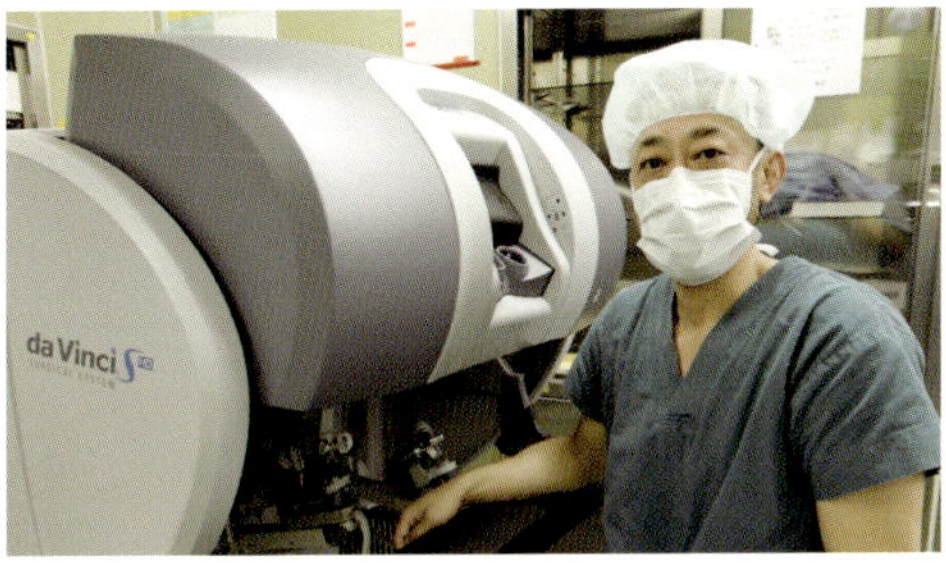

より安全・効果的に。重粒子線治療の進化にあくなき挑戦

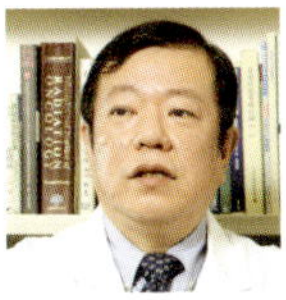

放射線医学総合研究所重粒子医科学センター
融合治療診断研究プログラムリーダー
辻比呂志《つじ・ひろし》

重粒子線治療 P112

破壊力の強い重粒子線の威力にひかれ、重粒子線治療のエキスパートに。治療期間の短縮など、より進化した治療法を追求する。

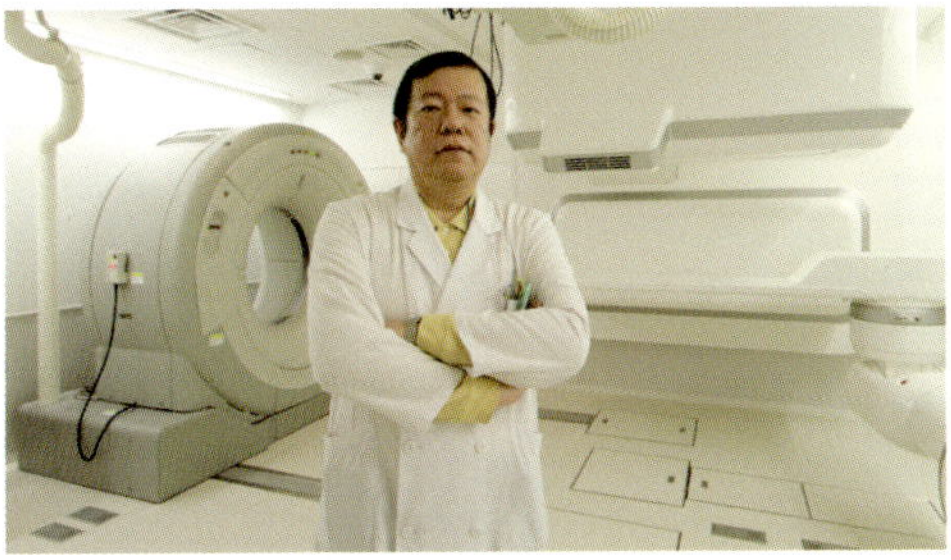

日本屈指の強度変調放射線治療チームを率いるリーダー

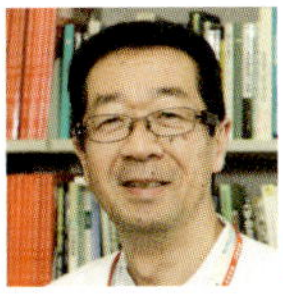

千葉県がんセンター
放射線治療部部長
幡野和男《はたの・かずお》

強度変調放射線治療 P98

2000年､他に先駆けて強度変調放射線治療（IMRT）の装置を導入。以来、有効で安全性の高い治療成績を積み重ねている。

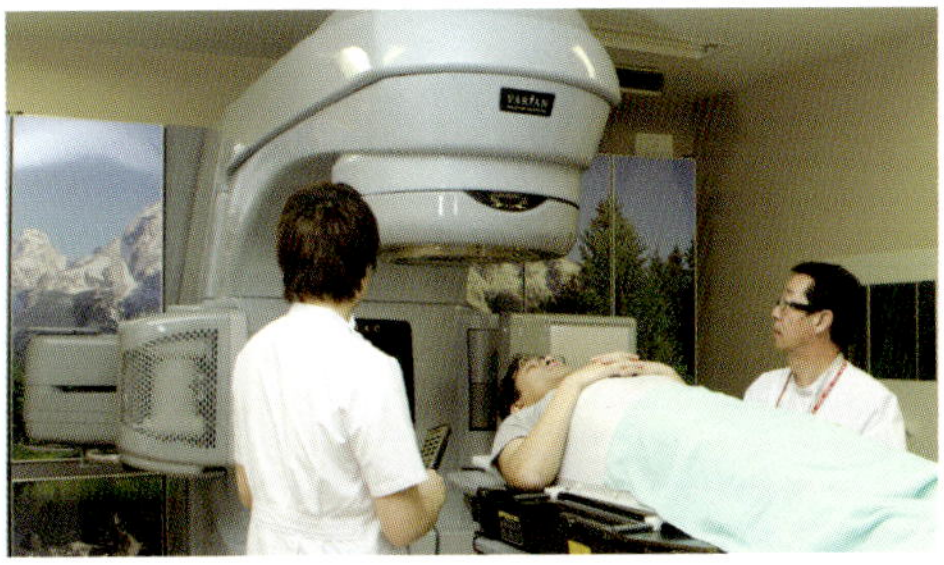

進行がんも治せるホルモン療法の効果を最大限に生かす

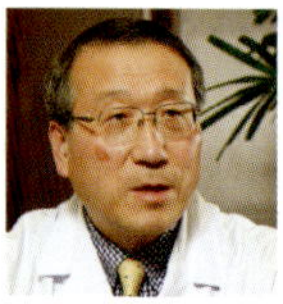

金沢大学附属病院
泌尿器科教授

並木幹夫《なみき・みきお》

ホルモン療法 P138

従来からのホルモン療法はもちろん、術後の補助療法としての可能性など、新しい展開に精力的に挑む。

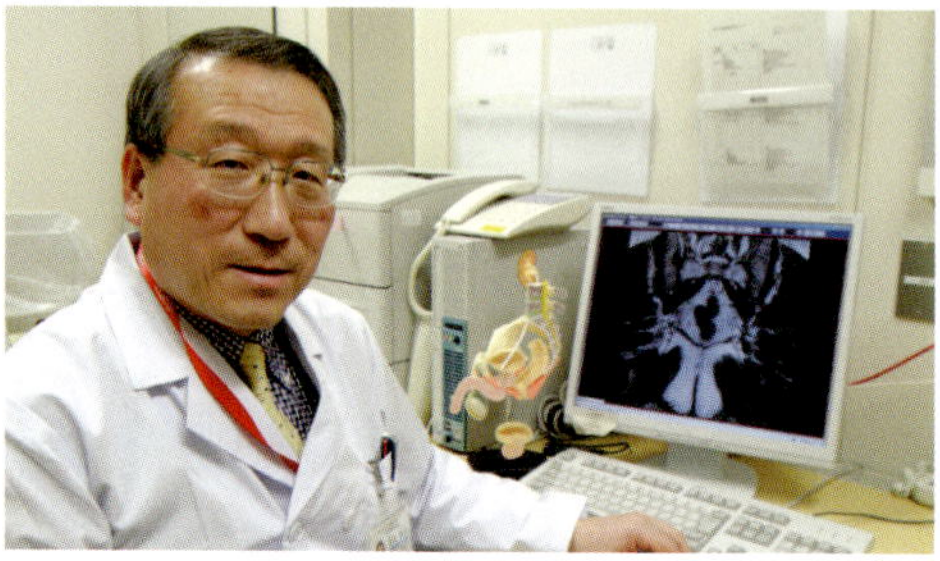

陽子線一筋。体に優しい治療を究める

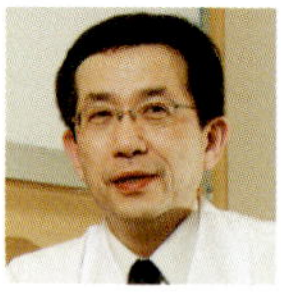

静岡県立静岡がんセンター
陽子線治療科部長

村山重行《むらやま・しげゆき》

陽子線治療 P126

複数の施設で陽子線治療に携わる。その経験を生かし、静岡県立静岡がんセンターでは、陽子線治療科部長として開院準備から活躍。

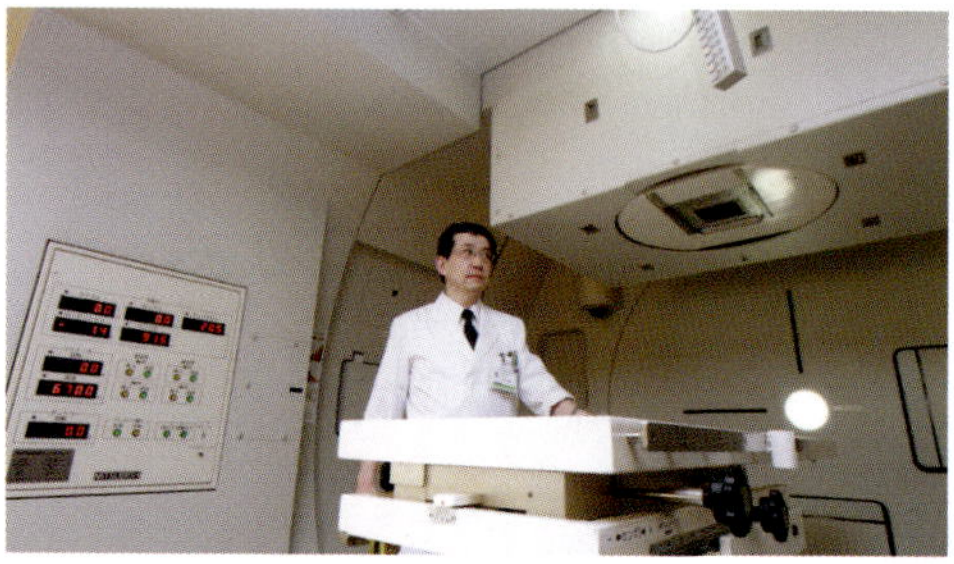

超音波でがんを焼く。独自の発想で治療法を開発

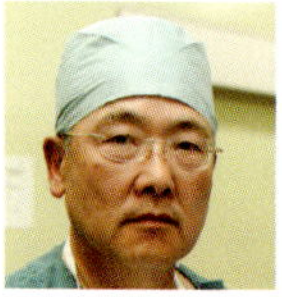

東海大学医学部付属八王子病院
泌尿器科教授

内田豊昭《うちだ・とよあき》

高密度焦点式超音波療法（HIFU） P164

1999年、前立腺肥大症に使われていた治療法をがん治療に導入。機器の改良にも参加し、HIFUとともに歩み続ける。

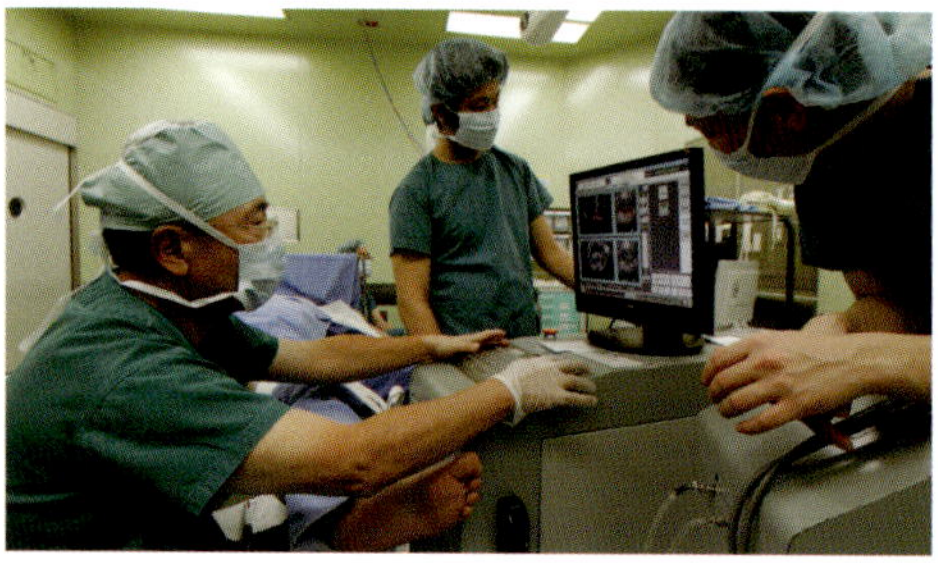

末期患者のQOL向上を視野に、化学療法の可能性に挑戦

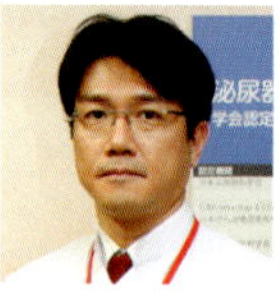

東邦大学医療センター
佐倉病院泌尿器科教授

鈴木啓悦《すずき・ひろよし》

化学療法 P152

治療開始のタイミング、分量など、患者さんに合わせてひと工夫。副作用を減らし、効果を引き出す抗がん薬の使い方には定評がある。

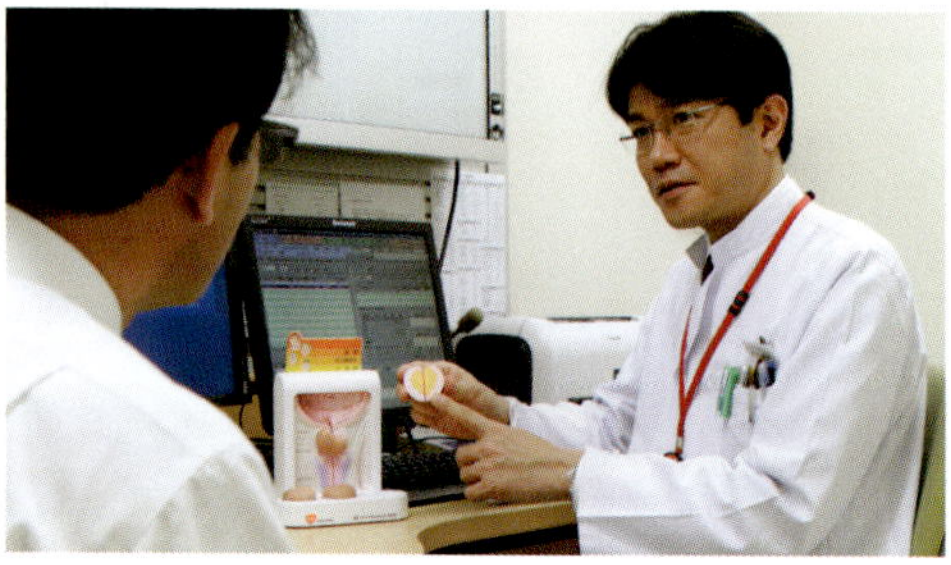

「ベスト×《バイ》ベスト」シリーズ発刊によせて

聖路加国際病院院長　福井次矢

患者さんなら誰でも、よい医師にかかりたい、よい医療を受けたいと思うのは当然です。それが命を脅かすかもしれない「がん」という病気であれば、なおさらのことでしょう。

では、よい医師・よい医療というとき、私たちはそれを判断する客観的なものさしをもっているといえるでしょうか。医療の質を学問的に定義すると「個人や集団を対象に行われる医療が、望ましい健康状態をもたらす可能性をどれだけ高くするのか、そのときどきの専門知識にどれだけ合致しているのか、それらの度合い」となります。

そうした医療の質を保つための一つの方法として、私は、日本でのＥＢＭ（科学的根拠に基づく医療）の普及に努めてきました。ＥＢＭというのは、患者さんを診療するにあたって疑問に出合ったら、最新の研究論文をきめ細かく検索して、できるだけ科学的なデータの裏づけのある医療を行うための手法です。信頼性の高い根拠を十分に吟味したうえで、今、向かい合っている患者さんにもっとも適切な治療法は何かを検討していこうというものです。医師と患者さんが同じ地点に立ち、情報を共有しながら、最善の選択に臨むためにとても有用な手法だと私は考えています。

論文はいまやインターネットを介して即時に誰でも入手できますので、最新の情報を得て訪れる患者さんが増えるなか、以前多くみられたような「医者の話は黙って聞きなさい」といった態度では、互いの信頼関係を築くことはできません。かといって、「情報はすべてお渡ししました。どんな治療をするかは自分で決めてください」という態度もまた、質の高い医療を提供しようとする者としては、適切とはいえないでしょう。

　患者さんの意向に十分に耳を傾けるとともに、医師としての判断をていねいに伝えようとすることこそ、専門知識のうえに実地訓練を受けた専門家としてふさわしい態度といえるのではないでしょうか。一人の人間として患者さんに寄り添いながら、自分の科学的な判断に責任をもつ。それが、現代における名医の条件の一つと考えます。

　このシリーズでは、そうした条件を備えかつ経験を積んだ医師たちが、一堂に会します。そして、一つの病気に対して、広く行われている最新の治療法について、詳細に解説します。治療法によっては、十分に確立されたものもあれば、先進的で、裏づけとなるデータが十分ではないものもありますが、可能な限りの根拠を検証したうえで、効果や安全性が示されます。もちろん、治療法の選択というのは、患者さん一人ひとりの病状や年齢、価値観を無視して成立するものではありません。実際には、担当の医師と十分な意思の疎通をはかりながら、選択されなくてはなりません。

　本シリーズは、そうしたよりよい選択のために医師と患者が話し合う際に、最適の材料となるものと期待しています。本シリーズを大いに活用し、患者さんが自分にとって納得のいく治療法の選択に到達できることを願っています。

もくじ

放射線療法

◆本書の編集方針
本書では、編集部医療チームの取材により、治療法ごとに推薦をうけたドクターを名医として紹介させていただいております。患者さんにベストな治療とケアを施すドクターこそ患者さんにとっての名医です。患者さんにとっての名医と最善の治療に出会うための一助となることを目指すものです。

◆本書に掲載の内容はすべて2011年6月現在のものです。

【協力者一覧】
デザイン　川畑一男
イラスト　野口賢司・ネモト円筆
編集協力　はせべみちこ・竹内義朗・渡辺百合・佐野悦子・伊藤絵里子・松井美樹
深見輝明（エビデンス社）
DTP　株式会社インターブックス

名医が語る最新・最良の治療　前立腺がん

本書の使い方

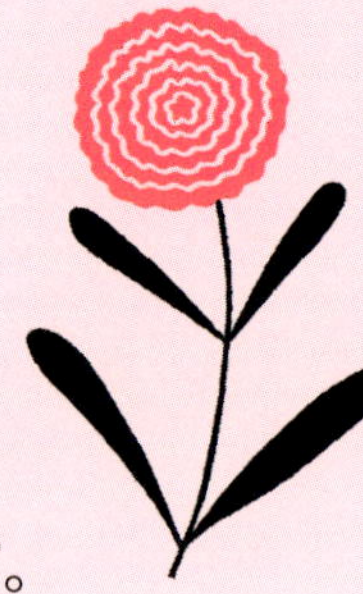

限局がん、局所進行がん、転移がん
どんな病期の人も、
自分に合った治療法を必ずみつけることができます。

前立腺がんに対しては、手術、放射線、薬物、超音波など、多くの安全で効果的な治療法があります。前立腺がんはゆっくり進行するがんですから、治療法の選択にあたっては、各治療法を正しく知り、焦らずにじっくり比較・検討することができます。

本書は、前立腺がんとすでに診断された人はもちろん、年齢的にそろそろ心配になってきた人、がんの疑いがある人などにも役立てていただけるように、第1部では、PSA値や年齢などによって、がんが発病する確率を考慮し、どのくらいの間隔で検診を受ければよいか、診断を確定するまでにどんな検査を受けるのか、また、発病したらどんな考え方で治療法を選べばよいかについてのポイントを解説しています。

第2部は、各治療法の第一人者が、最新の情報に基づき、それぞれの治療法を具体的に紹介しています。

◎PSA値が気になる人は

「第1部　治療法を選ぶ前に」からお読みください。

◎限局がん・局所進行がんと診断された人は

限局がんには、治療法の選択肢がたくさんあります。「第2部　名医が語る治療法のすべて」を読み、各治療法の特徴や効果を比較してください。治療法を選ぶのに悩んでいるのであれば、第1部の「リスク分類と治療法の選択」を読むと、選択のポイントが整理できます。

◎転移がん・再発がんと診断された人は

最初に受けた治療法によって、受けられる治療法の選択肢が決まってきます。第1部の「リスク分類と治療法の選択」に、選べる治療法がまとめられています。それを確認してから、第2部の具体的な治療法の解説を読んでみてください。

なお、巻末には、本書で取り上げた治療が受けられる主な医療機関をまとめました。ぜひ、ご活用ください。

●前立腺がん　検査から治療法の選択まで（第 1 部）

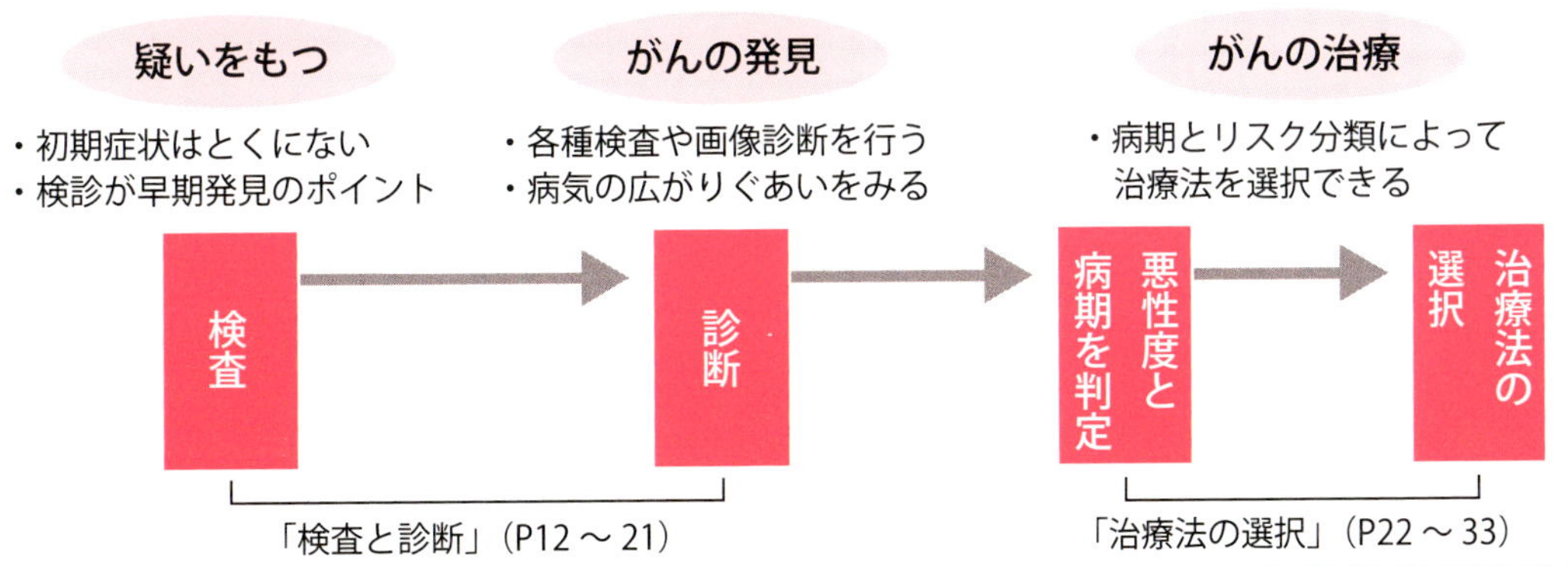

●病期・リスク別　選択できる治療法（第 2 部）

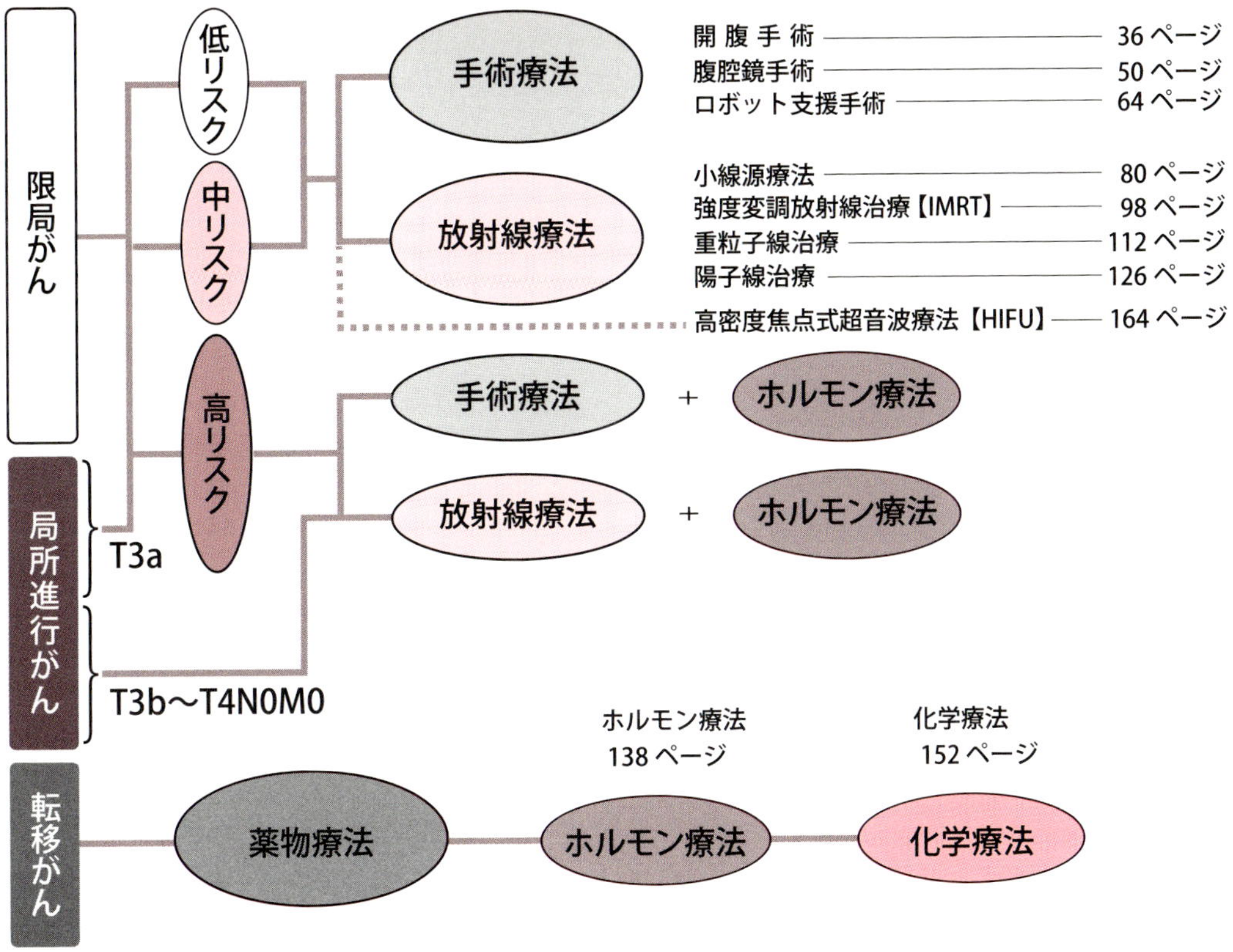

第1部

治療法を選ぶ前に

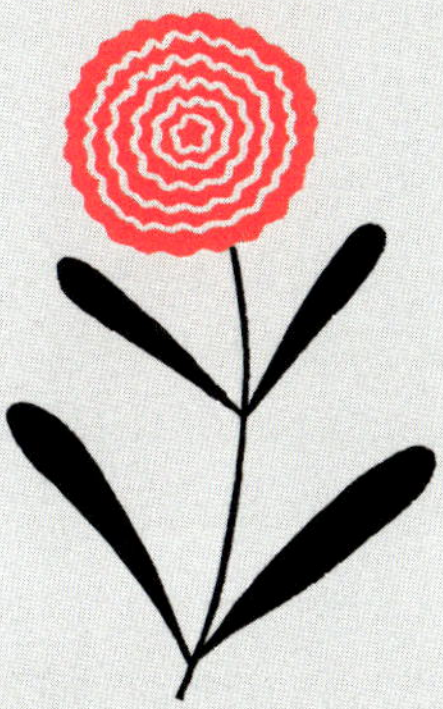

検査と診断

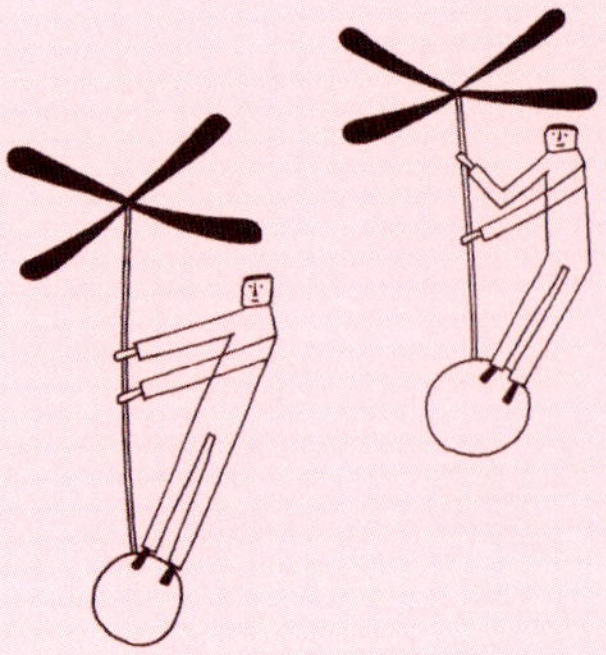

がんの疑いから確定まで
ＰＳＡ検診・直腸診・生検

ＰＳＡ（前立腺特異抗原）等の検査で
前立腺がんが疑われたら、
前立腺の細胞の顕微鏡検査で診断。
がんの広がりや、がんの性格を見極め、
治療方針を検討します。

東北大学病院泌尿器科教授
荒井陽一
（あらい・よういち）

手軽なＰＳＡ検診で がんの可能性がわかる

前立腺がんという病気の大きな特徴の一つは、早期に発見する簡単な手段があることです。もう一つは、早期にみつけることができれば、根治できる多くの治療方法があるということです。

早期発見に欠かせないのがＰＳＡ値を測るＰＳＡ検診です。ＰＳＡとは前立腺でつくられるたんぱく質で、もともとは精液の一部である前立腺液に含まれています。前立腺にがんが発生して組織が傷つくとＰＳＡは血管のなかにもれ出し、血液中のＰＳＡ値が上昇します。

ＰＳＡ以外にも、特定の物質の増加が、がんの発生を疑わせることは知られており、腫瘍《しゅよう》マーカーとして広く診断に役立てられていますが、なかでも、ＰＳＡは非常にすぐれたマーカーです。

ＰＳＡは、前立腺肥大症や前立腺炎によっても値は高くなるのですが、異常がある臓器は前立腺と特定

●前立腺の位置と構造

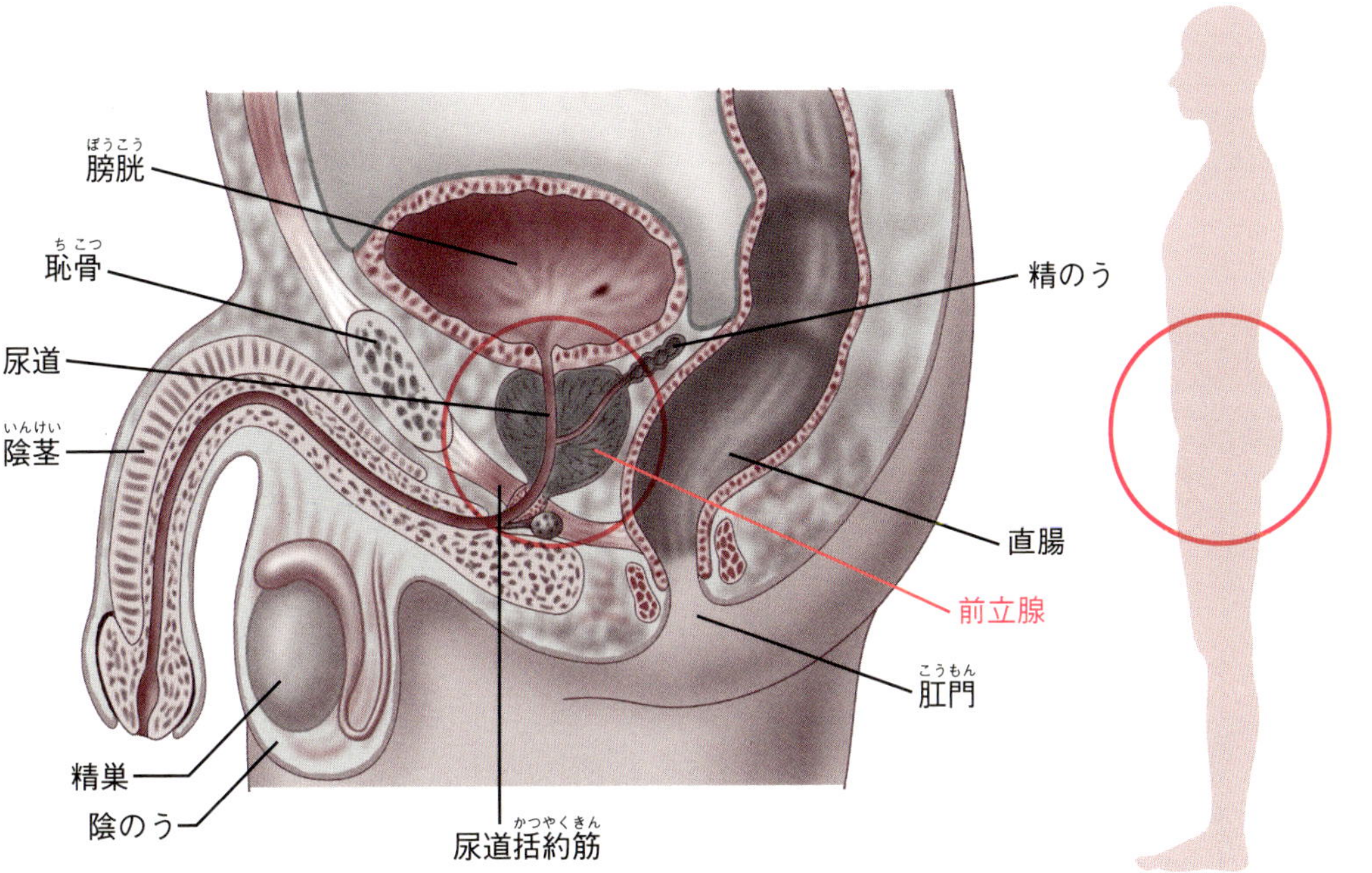

前立腺は男性性器の一つで、精液の一部となる前立腺液を分泌する。位置は膀胱の真下、前立腺の真ん中前方を尿道が通り、前は恥骨、うしろは直腸に挟まれている。上下3cm、左右3.5cm、奥行き2.5cm、重さ15～20g程度のサイズで、大きさ、形はクリの実にたとえられる。

することができるため、がん診断の目安としてはとても有効です。そのため、血液検査という簡単な手段で、がんの可能性を測ることができるのです。

PSA値が4を超えると前立腺がんの疑いあり

前立腺がんの初期には、これといった症状がありません。そこで、検診で疑いをもつかどうかが発見のポイントです。

前立腺がんの検査・診断は、大きく分けると次の三つのステップがあります。

1 検診で疑いをもつ
↓
2 前立腺生検で診断を確定
↓
3 悪性度と広がりを判定

以下、それぞれのステップごとに、検査の内容と診断の方法について説明します。

1 検診で疑いをもつ

血液検査で簡単にわかるPSA値。前立腺に異常があるとPSA値が上昇します。4を超えたら前立腺がんを疑いましょう。

● PSA 値は前立腺がんの可能性を測るのに有効

● 4ng/mℓ未満	正常範囲
● 4 ～ 10 ng/mℓ未満	がんの可能性あり（15 ～ 30%）
● 10 ng/mℓ以上	がんの可能性が高まる（約 50%）

● PSA 値と前立腺がんの検出率

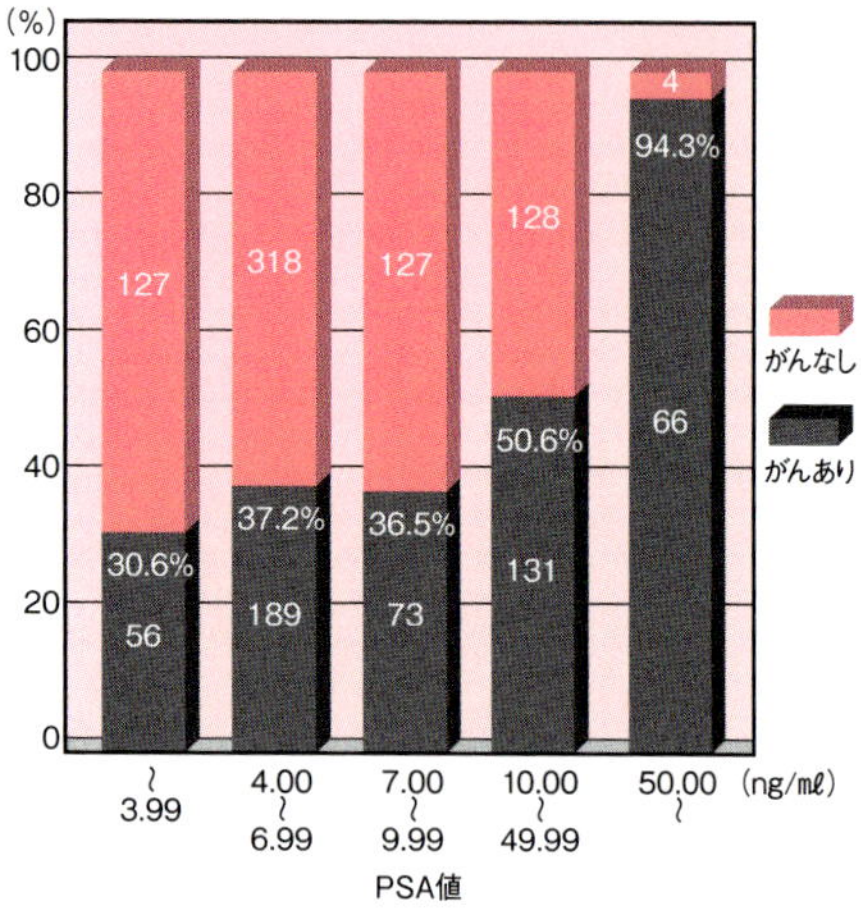

東北大学病院泌尿器科のデータより作成

PSA 値が上がるとがん発見の割合も高くなる。東北大学病院では、4ng/mℓ未満でも若年者などに適応を絞って生検を行っているので、発見率が 30%と高い。1.1 以上の場合は油断せず、年に一度は検査を受けるようにしたい。

50歳過ぎたら PSA検診を受けよう

前立腺がんになるのは、多くの場合、50歳以上の人です。逆にいうと50歳以上の男性であれば、誰でも前立腺がんになる可能性があります。ただし、家族に前立腺がんになった人がいる場合は、40歳代から注意してください。

前立腺がんの疑いがあるかどうか、最初の段階で大切なのがPSA（前立腺特異抗原）検診です。PSAは前立腺でつくられているたんぱく質の一種で、健康な人の血液中にも存在していますが、前立腺に異常があると、PSAが血液中にもれ出し、PSA値が上昇します。

PSA値が4ng／mℓ（以下、単位略）を超えたら、前立腺がんを疑ってみる必要があります。PSA値が4～10の場合では15～30％、10を超える場合では約50％の人にがんが見つかっています。ただ、PSA値が4を超えているからといって、必ず前立腺がんであるとは限りません。

ＰＳＡはがん以外のものに反応して数値が高くなることがあり、たとえば前立腺肥大症になると、一部の人はＰＳＡ値が４を超えます。

一方、困ったことにＰＳＡ値が４以下であっても、前立腺がんではないと断定できないのです。とくにＰＳＡ値が１・１以上の場合は、年に１回はＰＳＡを測るように、お勧めします。画像検査では見つけられない小さながんができていて、何年かあとに４以上になる可能性があるからです。とはいえ、むやみに検査回数を増やす必要はありません。ＰＳＡ値が１以下なら３年に１回程度、ＰＳＡ検診を受ければいいでしょう。前立腺がんは進行がゆっくりしているので、ＰＳＡ検診の間隔は年単位で考えれば大丈夫です。

ＰＳＡ値は自治体や企業の健康診断の検査項目には入っていないこともあるので、50歳以上の人は、何かで血液検査を受けるついでに、医師にひとこと、「ＰＳＡ値も測ってください」とつけ加えるといいでしょう。料金は１０００～３０００円程度です。

ＰＳＡ検診がいかに有効であるかを示す研究結果が、２０１０年８月にスウェーデンで発表されました（上のグラフ）。この研究では、14年間にわたって患者さんを追跡調査し、ＰＳＡ値を測ることにより、前立腺がんによる死亡率が約40％も下がることを明らかにしました。

直腸診は前立腺がんの発見に役立つ

ＰＳＡ検診を補う検査として、直腸診と経直腸エコーがあります。直腸診は医師が肛門《こうもん》から指を入れて、

● PSA 検診は前立腺がんによる死亡率を 40%減少させる

PSA 検診を受けたグループと、受けていないグループを 14 年間にわたって追跡したスウェーデンの調査では、PSA 検診を受けたグループの死亡率が 40%減少という結果がみられる。

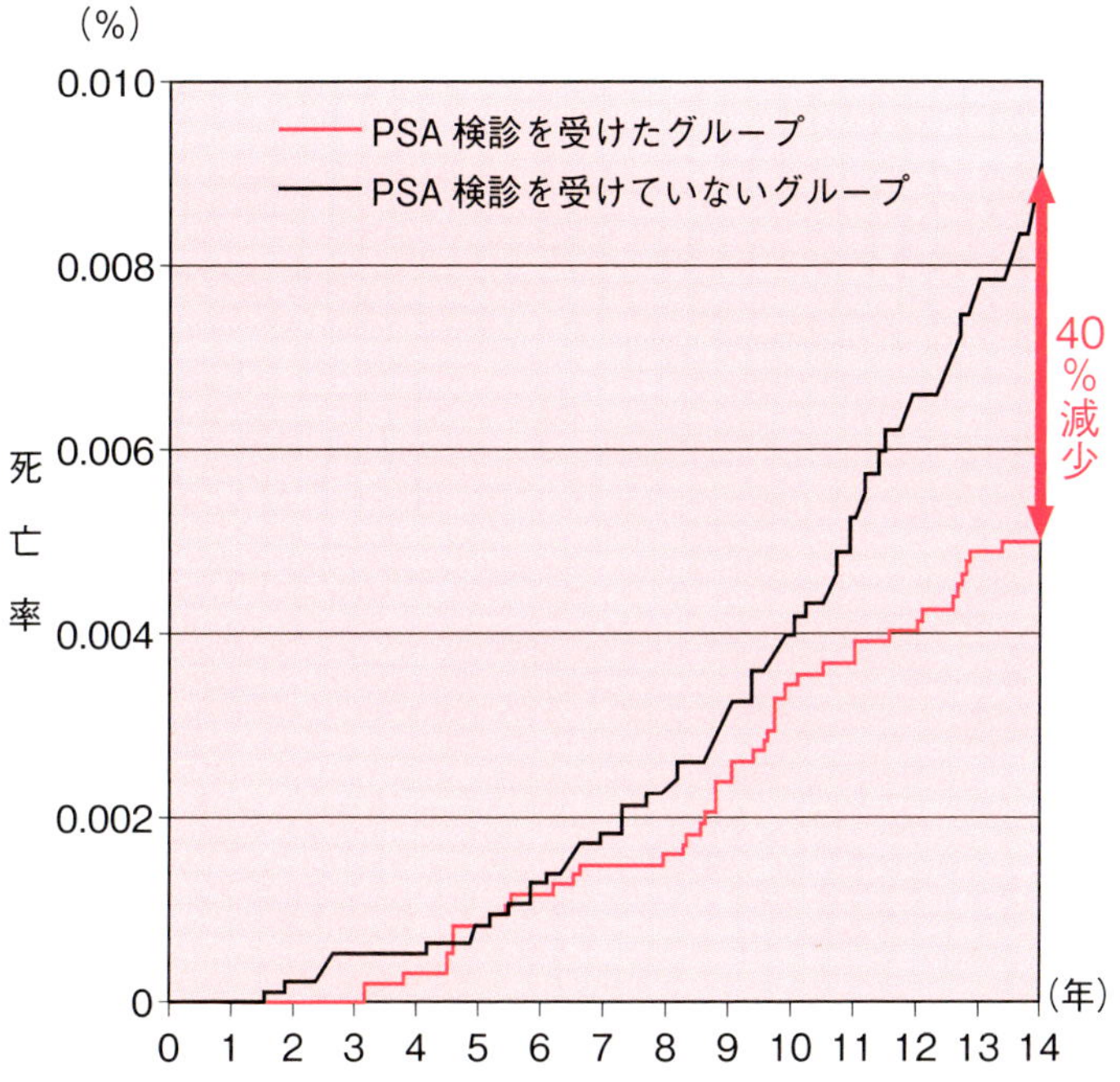

イエテボリ研究／ Lancet Oncol 11:725-732,2010より作成

● PSA 検診を補う２つの検査

［経直腸エコー］

肛門から超音波を発する器具（プローブ）を入れ、前立腺の内部を画像で確認する。ただし、ある程度がんが大きくないと画像で確認できないので、早期発見には向かない。

［直腸診］

肛門から指を入れて、腸壁ごしに前立腺にふれ、大きさ、硬さ、形などをみる。正常な前立腺の表面はなめらかだが、表面に凹凸や石のように硬い部分があると、がんが疑われる。

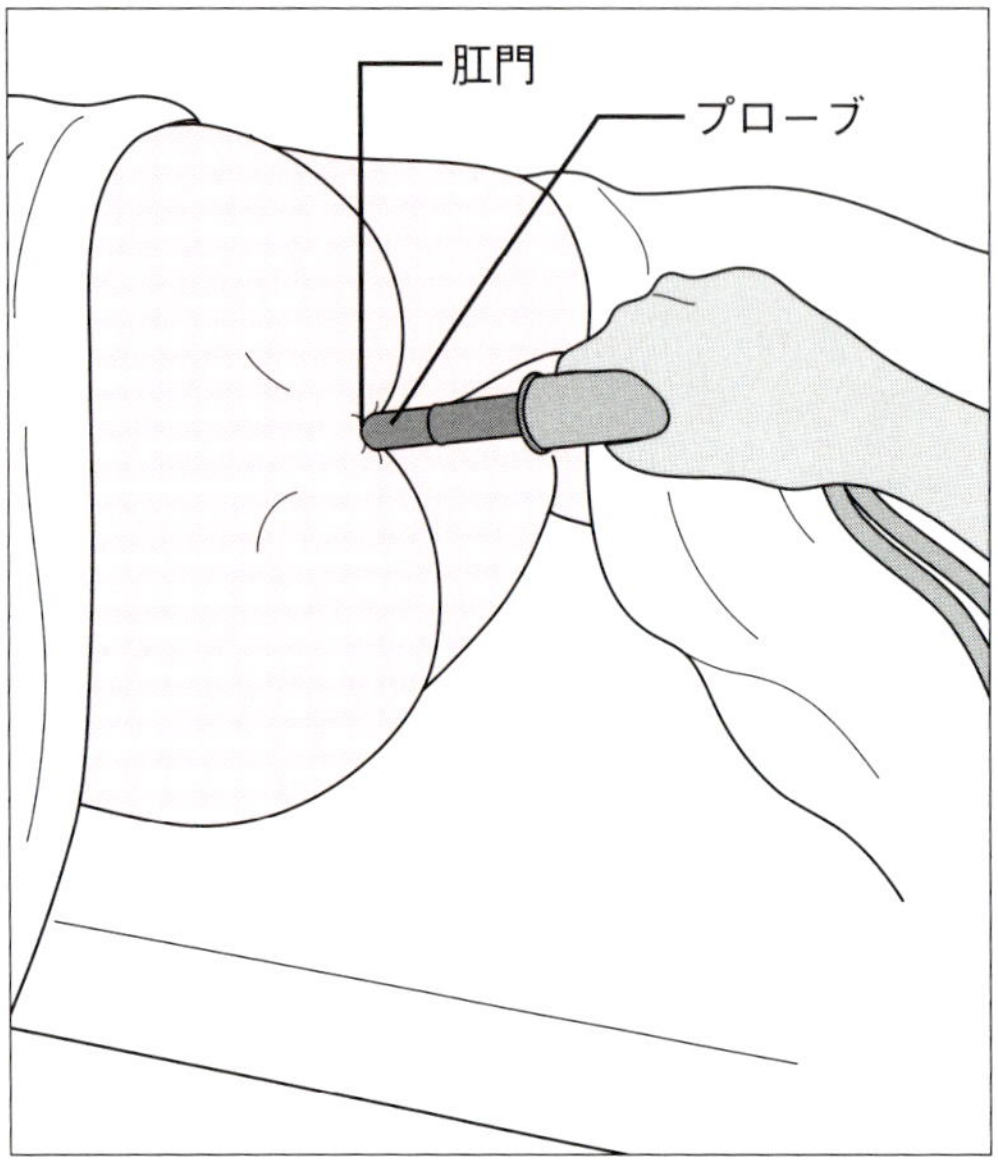

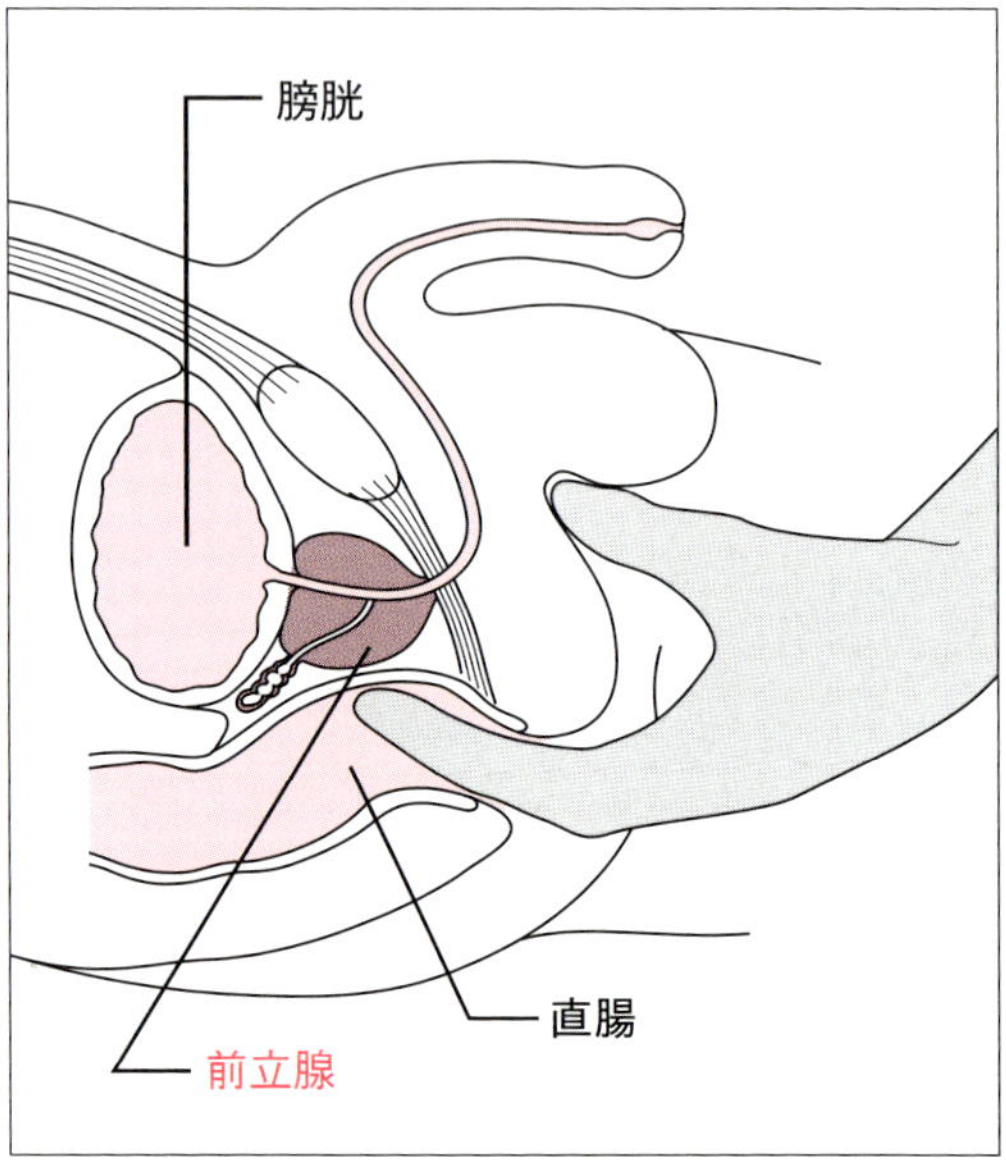

直接、前立腺を触るものです。がんがあると前立腺に硬くなっている部分があるので、怪しいとわかります。

実は前立腺がんのうちの一部にＰＳＡ値が上昇しないタイプのものがあります。このタイプのがんをみつけるには、直腸診が大きな役割を果たしています。

また、50歳以上の男性では、前立腺肥大症で泌尿器科を訪れる患者さんも大勢います。前立腺肥大症の診察でも直腸診が行われるため、このときに医師が前立腺がんを疑うこともあります。

経直腸エコーは、肛門からプローブ（超音波を発信して測定する棒状の器具）を入れて、画像で観察する検査です。がんがあると、画像上、黒く抜けて見える性質があります。ただし、早期の小さな前立腺がんは、この検査では発見できません。

このほか、一般的な血液検査や尿検査などの結果から総合的に判断して、前立腺がんが疑われる場合は、前立腺に針を刺して細胞を採取し、顕微鏡で調べる前立腺生検を行います。

2 前立腺生検で診断を確定

がんであるかどうかを確定するために、前立腺に針を刺して組織を採り顕微鏡で観察する前立腺生検を行い、がん細胞の有無を調べます。

針を刺して組織を採取、麻酔で痛みはなし

前立腺生検（以下生検）の針は前立腺内部のいろいろな領域をカバーできるように、12本程度刺すのが一般的です。直腸から針を刺す方法と、会陰《えいん》部から針を刺す方法があります。入院で生検を実施している施設もありますが、私の勤務する東北大学病院泌尿器科では、原則として外来で実施しています。

●生検でがんの診断を確定する

経直腸エコーのプローブを肛門から挿入して、前立腺の画像を見ながら針を刺し、前立腺の組織を 12 カ所から採取する。採取した組織を顕微鏡で調べ、がんがあるかどうかをみる。

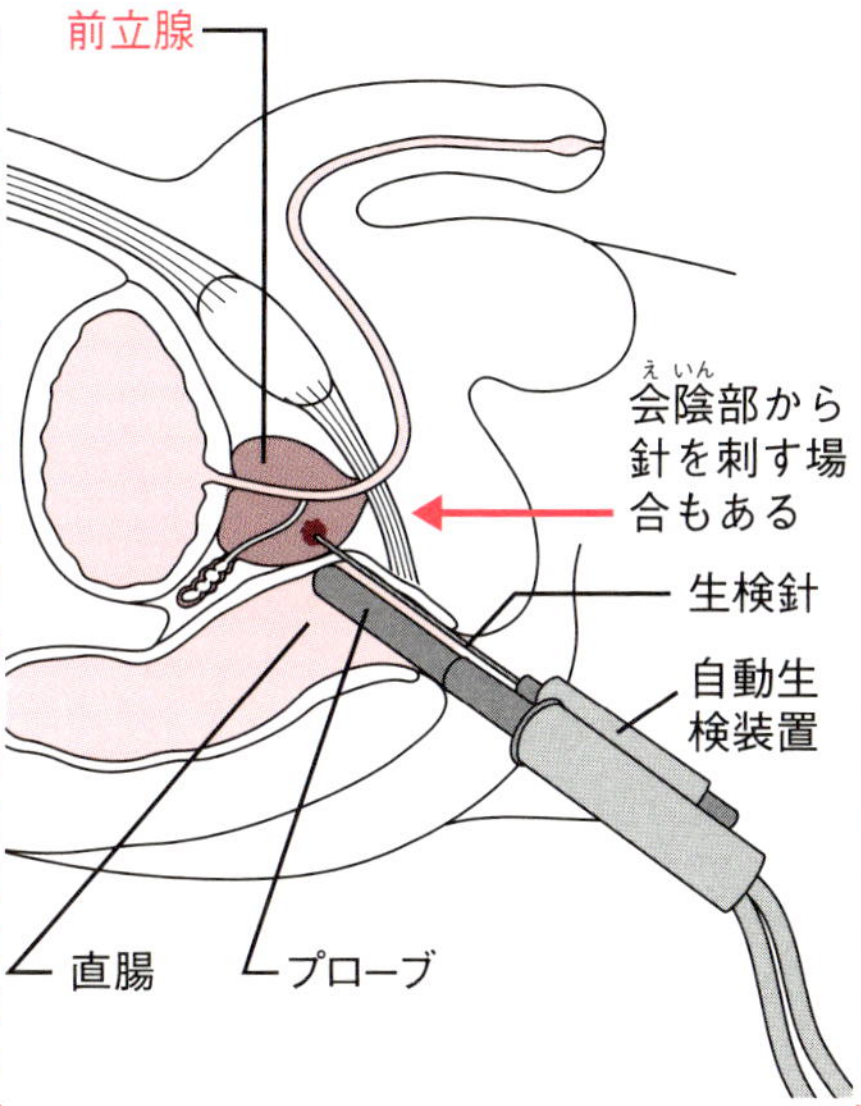

患者さんには生検前に、感染症を防止するため抗菌薬を服用してもらいます。直腸から針を刺す方法では、肛門から超音波プローブを入れて前立腺を観察しながら、自動生検装置によって前立腺に針を刺し、組織を採取します。局所麻酔をするので、検査時に痛みの心配はありません。

前立腺やその周囲は血流が多く、直腸にも比較的太い静脈が走っています。このため、検査後に直腸出血や血尿がみられることがあります。また、感染症によって前立腺が腫《は》れ、尿が出にくくなったり、発熱したりすることがあります。ただし、いずれも対処可能なものです。

生検によって採取した組織は、病理医が顕微鏡で観察して、がんであるかどうかを判断します。結果が出るまでに2〜3週間かかります。

顕微鏡で観察した際に、それ自体はがんではないものの、がんが存在することを疑わせる組織構造がみられることがあります。その場合は、再度、生検を実施し、前立腺がんかどうかを見極める必要があります。

3 悪性度と広がりを判定

採取した組織の顕微鏡検査から悪性度を、画像検査や直腸診から、がんの広がりを調べ、治療法選択のための情報を得ます。

グリソンスコアで悪性度を見極める

がん細胞の組織構造は、正常な状態に近い1から、悪性度の高い5まで5段階に分けられ、グリソンパターンとして点数化されています（次ページ図参照）。

生検で採取した組織を顕微鏡で観察する際にこのパターンに照らし合わせ、細胞の組織構造によって、がんの悪性度（がんの性格）を点数化してランクづけします。これをグリソンスコアといいます。

もっとも面積の広い組織構造パターンの数字と、2番目に面積の広い組織構造パターンの数字を足した数字が、グリソンスコアになります。したがって、グリソンスコアには2（1＋1）～10（5＋5）の9段階があります。

画像検査や直腸診で病期を確かめる

CT、MRI、経直腸エコーといった各種画像検査や直腸診によって、病期（がんの広がり）を確認する必要があります。

前立腺がんには多くの治療法がありますが、治療方針を決めるにあたっては、がんが次の三つのどの状態であるかを、まず確かめることが大切です。

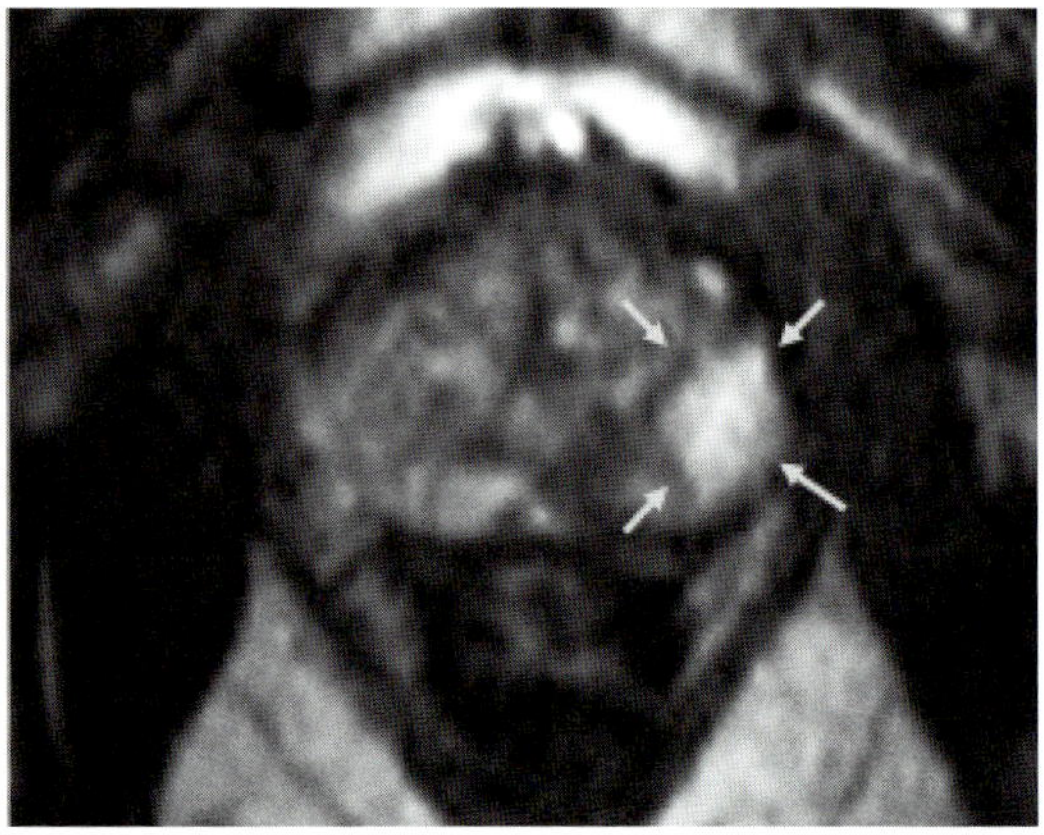

MRI 画像：矢印内の白い部分ががん

写真提供：東北大学病院泌尿器科

- **限局がん**：がんが前立腺内にとどまっている
- **被膜外浸潤《しんじゅん》**（局所進行がん）：がんが前立腺表面の膜を破って広がっている
- **転移がん**：がんが近くのリンパ節やほかの臓器にまで広がっている

病期の分類には、ほかのがんでもよく使われるTNM分類が使われています。Tは原発巣《げんぱつそう》（がんが最初にできた臓器におけるがんのかたまり）に関する状態を示すものです。

●グリソンスコアで悪性度を判定する

グリソンパターン

治療方針を決めるための重要な指標。生検で採った前立腺組織を顕微鏡で調べ、組織構造をグリソンパターンに当てはめる。もっとも広い面積を占めるパターンと2番目に広いパターンの数値を足したものがグリソンスコア。6以下は悪性度が低く、7が中間、8以上は悪性度が高いと判定される。

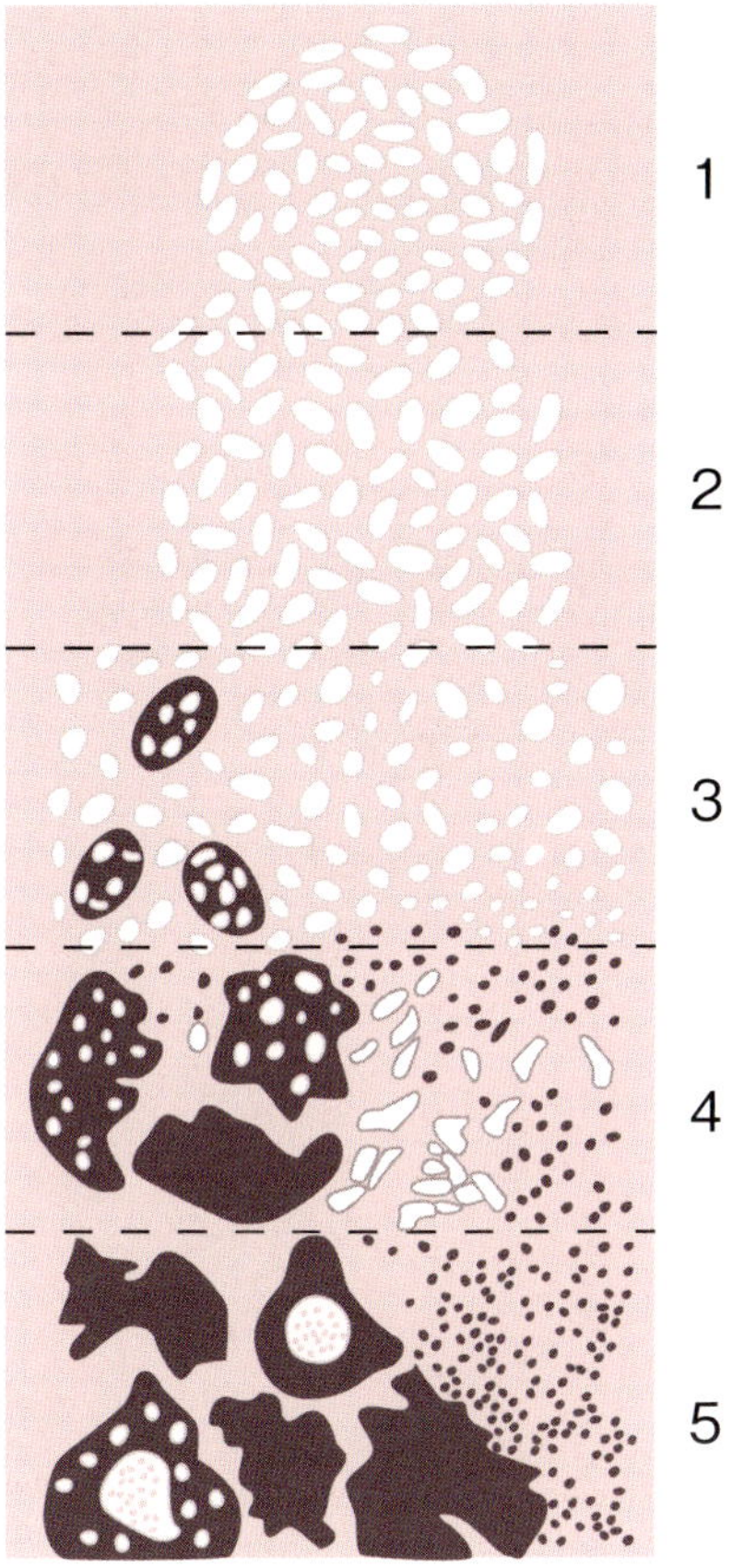

生検組織の顕微鏡写真

グリソンスコア
6(3+3)

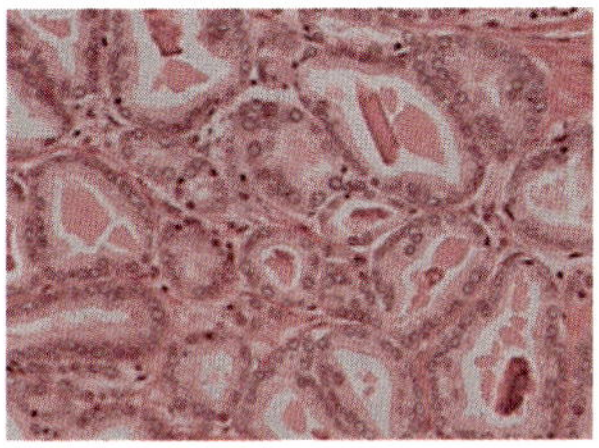

グリソンスコア
7(4+3)

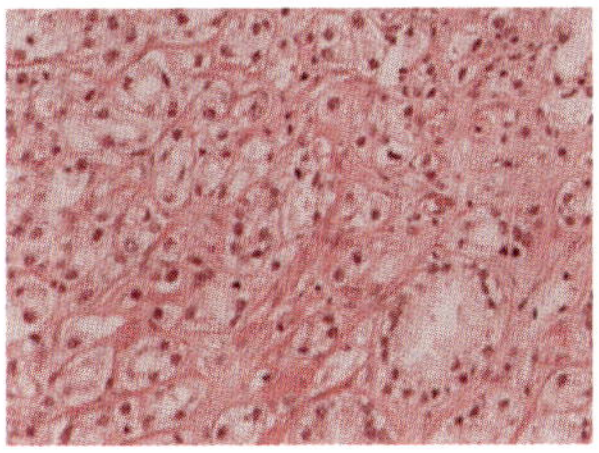

グリソンパターン：
Epstein JI:Am J Surg Pathol, 29, 1228, 2005.
「前立腺癌取扱い規約」第4版
(金原出版)より作成
組織写真提供：
東北大学病院泌尿器科

原発巣の大きさと進展度を4段階に分けて表記します。

Nは所属リンパ節（原発巣のある臓器とつながりのあるリンパ節）への転移を示すものです。

Mは遠隔転移（原発巣とは別の臓器への転移）の有無を示すものです。

TNM分類はいろいろながんについて使われていますが、前立腺がんの場合は次ページの表のように定められています。

前立腺がんの治療でとくに大切なのは、がんが前立腺内にとどまっている限局がんかどうかです。これによって、治療方針が大きく変わります。限局がんなら、さまざまな治療法による根治が可能です。

被膜外浸潤（局所進行がん）がみられる場合は、根治できることもありますし、根治できなくても、可能な治療法を選択し、うまく病気をコントロールしていけば、健康な人と同じように生活していくことができます。

遠隔転移がみられる場合は、根治は難しくなります。そこで、病気と

●TNM分類でがんの広がりを確認する

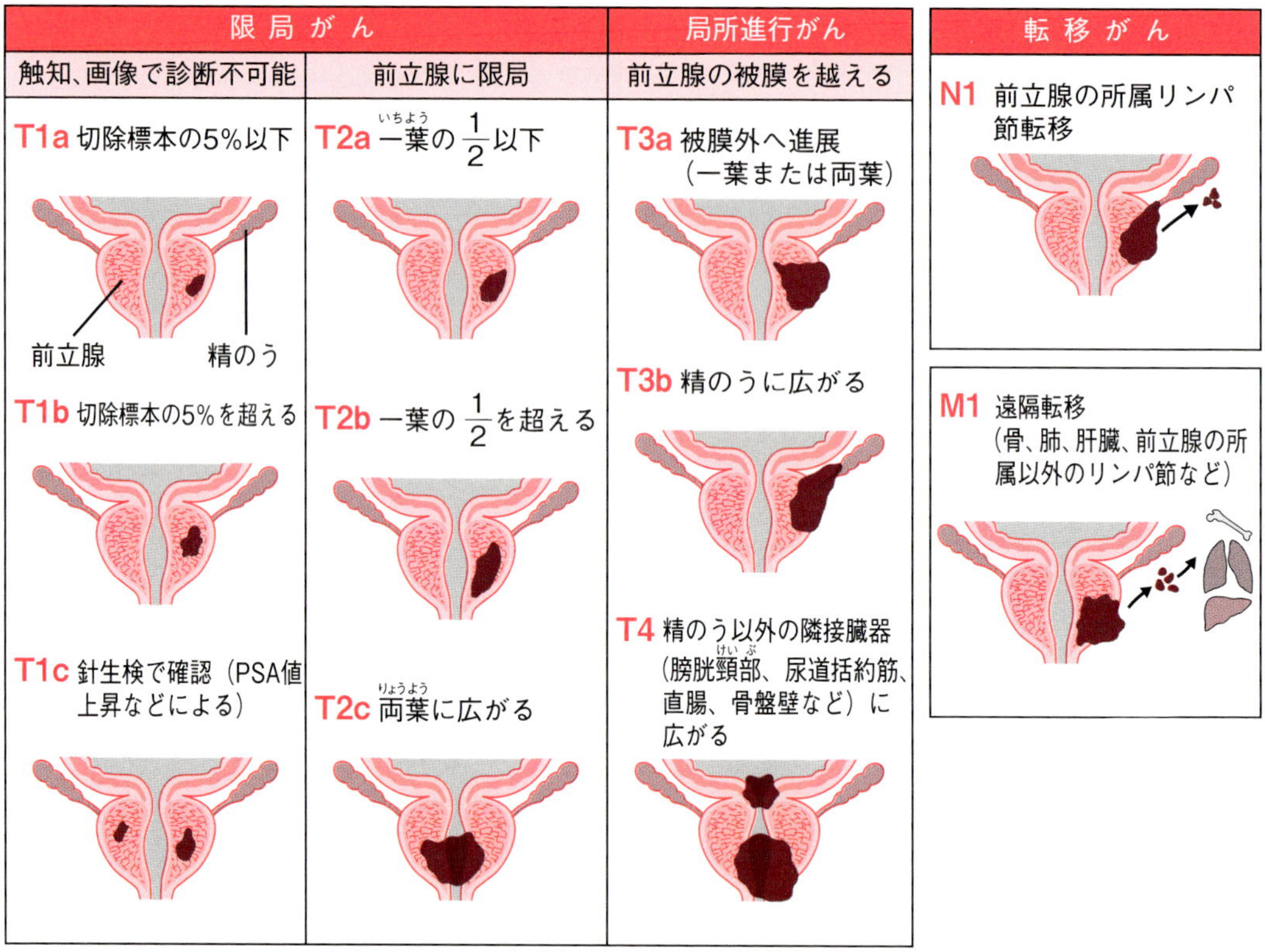

TNM 悪性腫瘍の分類改訂第７版（2009 年）：「前立腺癌取扱い規約」第４版（金原出版）より作成

●病期別５年生存率の目安

●がんが前立腺内に限局	70 ～ 90%
●前立腺周囲に広がっている	50 ～ 70%
●リンパ節転移がある	30 ～ 50%
●骨などに遠隔転移がある	20 ～ 30%

東北大学病院泌尿器科 HP より

うまくつきあいながら、いかに寿命を延ばしていくかを考えます。前立腺がんの場合、病気の進行がゆっくりしているので、遠隔転移がみられても、適切に治療することにより天寿をまっとうできることもあります。

前立腺がんは骨に転移しやすい性質があり、転移がみられた場合は痛みを緩和するための治療が必要です。また、精神面のケアも大切になってきます。

骨シンチグラフィで転移の有無を確かめる

前立腺がんは骨に転移しやすい性質があります。そこで、骨転移の有無を調べることのできる骨シンチグラフィと呼ばれる検査を実施します。

この検査は、放射線を放出する性質のある薬剤（放射性薬剤）を静脈から注射し、骨に集まった放射線を測定するしくみです。放射性薬剤は、がん細胞に取り込まれる性質があるため、全身の骨のどの部分にがん細胞が転移しているか、画像によって確認することができるのです。

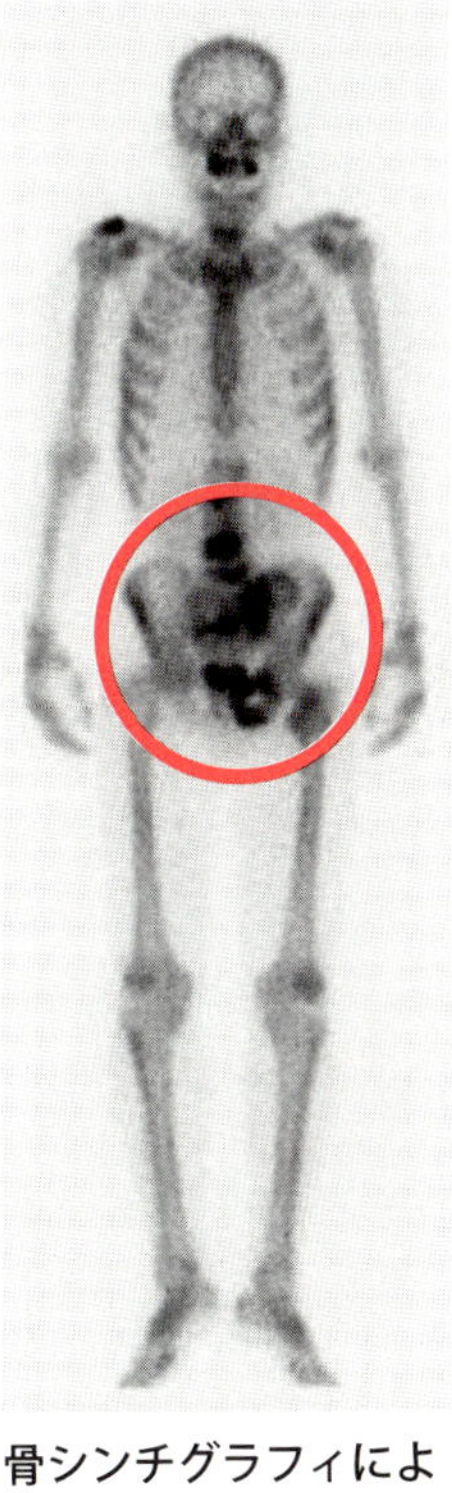

骨シンチグラフィによる画像：黒く写っている部分が骨に転移したがん

写真提供：東北大学病院泌尿器科

●論争に終止符！

PSA検診は前立腺がんの死亡率低下に有効

以前、PSA検診は必ずしも前立腺がんの死亡率を減らさないのではないか、という指摘がなされたことがあります。２００７年に厚生労働省の研究班が、「PSA検診が前立腺がんによる死亡率を下げている科学的な根拠はなく、公費を支出して検診を実施する必要はない」という趣旨のことを発表したのです。日本泌尿器科学会は、以前からPSA検診の大切さを強調してきていたので、論争となりました。

この論争の背景には、PSA検診を受けた人と受けていない人を比べたところ、前立腺がんによる死亡率に差がなかったという、アメリカの研究結果がありました。

しかし、ほぼ同時期のヨーロッパの研究では、PSA検診を受けた人のほうが、前立腺がんによる死亡率が20～30%程度低いという結果が出ていました。

PSA検診で前立腺がん死亡率が40%も低下

二つの研究になぜこのような大きな差が出たのでしょうか。それは、アメリカではPSA検診が早くから普及していたため、治療が必要な人はすでに治療を受けてしまっていたからです。一方、ヨーロッパではアメリカほどPSA検診が普及しておらず、こうした現象がおこりませんでした。

論争に決着をつけたのが、本文でも紹介したスウェーデンでの研究結果です。２０１０年8月に発表されたこの論文では、PSA検診を受けることによって、前立腺がんによる死亡率が約40%も低下することが示されました。

治療法の選択

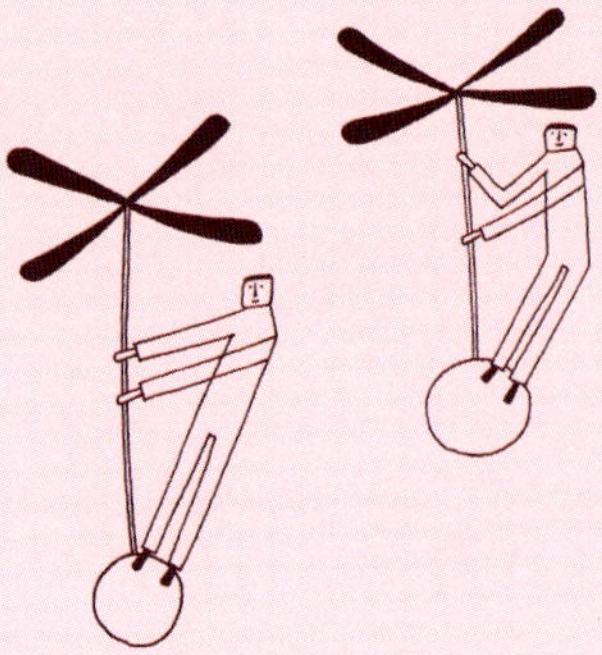

がんの特徴や状態を知って検討する リスク分類と治療法の選択

病期と、ＰＳＡ値、グリソンスコアに基づくリスク分類は、治療法選択の目安になります。早期なら治療法の選択肢が多いことが、このがんの特徴です。

聖路加国際病院
がん診療特別顧問（泌尿器科）
鳶巣賢一
（とびす・けんいち）

加齢とともに発生し、近年は日本人にも増えている

前立腺がんは、前立腺の精液を分泌する細胞から発生するがんです。

一般に加齢とともに発生することが知られていて、70～80歳の男性の約4分の1に、また、80歳以上の男性では、少なくとも3分の1に、小さながんが発生していると報告されています。

従来は、欧米人に多く、アジア人には少ないがんとされてきました。しかし、近年、日本でも多く発見されるようになり、２００６年の調査では、男性では、肺がん、胃がん、大腸がんに次いで多いがんとなっています。

各種検査に基づきがんのリスク分類を行う

前立腺がんの治療法には大きく分けて、手術療法、放射線療法、薬物療法などがあります。各療法はさらにいくつかの種類に分かれます。

●前立腺がんの進行度とさまざまな治療法

限局がん	局所進行がん	転移がん
がんが前立腺のなかにとどまっていて、前立腺の外に出ていない	がんが前立腺の被膜を破っているが、それ以上遠くまでは進展していない	リンパ節、あるいは骨や肺などに転移が確認される

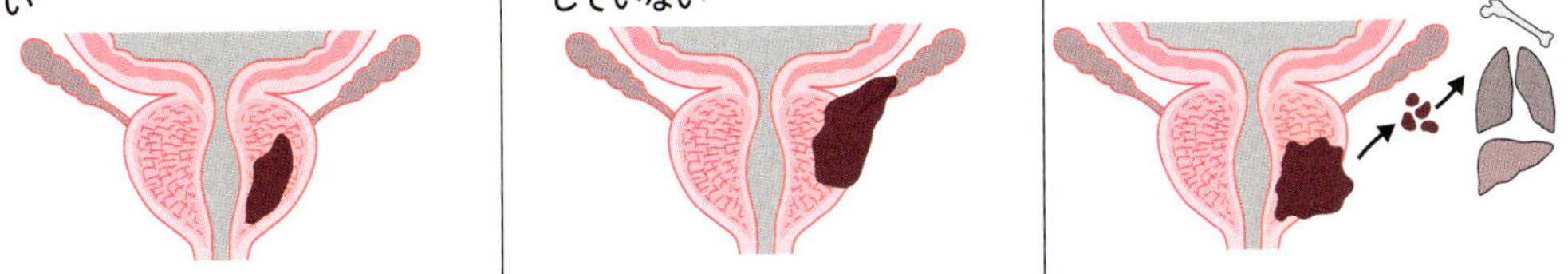

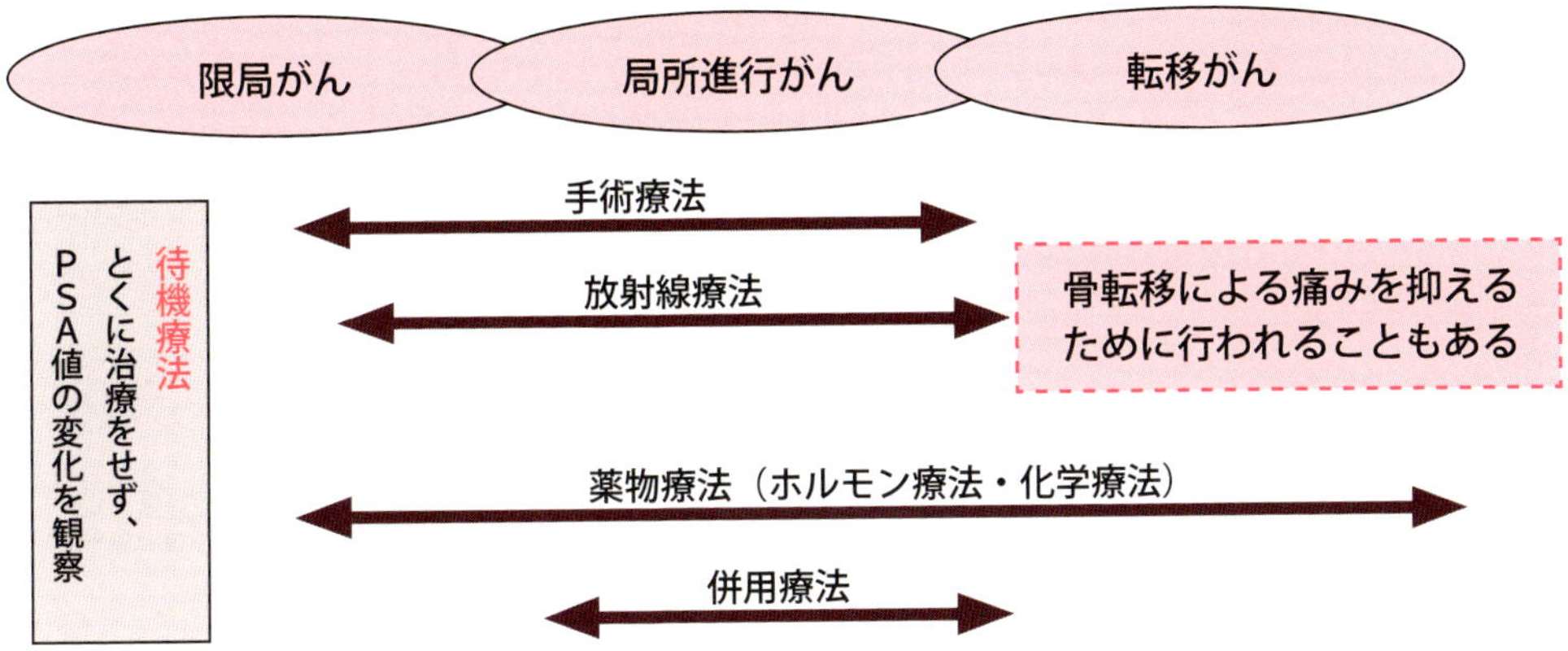

各種の検査を受け、前立腺がんであるという診断が確定すると、これらの治療法から、それぞれの患者さんに合った方法を選択することになります。

診断を確定していくなかで、患者さん一人ひとりのPSA値（がんの進行度／14ページ参照）、グリソンスコア（前立腺がんのたちの悪さ・悪性度／18ページ参照）が明らかになりますが、そのほか骨シンチグラフィ（21ページ参照）、CTやMRIの画像検査の結果を踏まえて、病期を推定します。

病期というのは、がんの進行度・広がりぐあいで、およそ次の三つに分類します（詳しくは20ページ参照）。

1　**限局がん**：がんが前立腺のなかにとどまっていて、前立腺の外には出ていないと判断される。

2　**局所進行がん**：がんが前立腺の被膜（輪郭）を破っているが、それ以上遠くまでは進展していない。

3　**転移がん**：リンパ節、あるいは骨や肺などに転移が確認される。

限局がん、あるいはT3aまでの

局所進行がんの場合、治療法の選択に当たっては、この病期分類と、ＰＳＡ値、グリソンスコアの三つの情報をもとに、患者さんごとにリスク分類といわれる分類（病状の評価）を行います（左の表参照）。

リスク分類は、低リスク、中リスク、高リスクの三つに分けられ、それを基準にして治療方針を決める方法が普及しています。

　低リスクは病巣が小さく、がん細胞の性質もおとなしく、急いで治療をしなくても、すぐには進行しないと推定されるグループです。

　一方、高リスクは、病巣がある程度大きく、がん細胞の性質も悪い、あるいはＰＳＡ値が非常に高いなど、すでにある程度進行しているグループです。

　このグループは、手術療法、放射線療法、薬物療法などの治療法においても、低リスクのグループと比べると単独では治療成績が劣るので、これらの治療法を２種類以上組み合わせて用いることが多くなります。

　中リスクは、二つの中間に分類されるグループです。

　治療法の選択にあたっては、まず前立腺がんという病気をよく知り、その性質を理解しておく必要があります。そのうえで、自分のリスク分類と照らし合わせ、さらに体力・健康状態、年齢、人生観や価値観をも加味し、焦らず、じっくりと検討することが大切です。

　そのために、まず、前立腺がんという病気の大まかな特徴について説明しておきましょう。

●治療法選択のためのリスク分類

各治療法を適用することができるかどうかを判断するためによく用いらているリスク分類には、次の２つがある。

● D'Amico のリスク分類

	低リスク	中リスク	高リスク
病　期	T1c-T2a	T2b	T2c
グリソンスコア	2- 6	7	8 -10
ＰＳＡ値（ng/mℓ）	10 以下	10 <、20 以下	20 <

（Cancer,2002,95:281-286）

● NCCN ガイドラインのリスク分類

	低リスク	中リスク	高リスク
病　期	T1-T2a	T2b-T2c	T3a
グリソンスコア	2- 6	7	8 -10
ＰＳＡ値（ng/mℓ）	10 >	10 -20	20 <

（2011 年　V1）

前立腺がんの特徴を知る

非常にゆっくりと進行するので、治療法をじっくり考える余裕がもてます。ＰＳＡ値が診断や再発の指標となります。

前立腺がんの特徴として非常に重要なのが、まれな場合は除いて、とてもゆっくり進行していく、ということです。もし、転移のない段階で発見されたなら、その治療法を考える時間が比較的たっぷりとれるのです。前立腺内にとどまっている小さいがんが、徐々に大きくなり前立腺の外に転移するまでには、およそ10年かかると推測されています。

ＰＳＡ検診で早期発見すれば治療法選択の幅が広がる

最近、前立腺がんと診断される人が増えた理由として確実にいえるのは、ＰＳＡ値の測定で、前立腺がんが発生しているかもしれない人を選び出せるようになったことです。

ＰＳＡ検診が導入される前は、前立腺がんは転移のある進行がんの段階で発見されるのがほとんどでした。そのため、当時は全身のがんの進行を抑える薬物療法（ホルモン療法）しかできないというのが現実でした。

早期で発見される人が多くなった現在では、多数の選択肢から治療法を選ぶことが可能になっています。

●手術療法、放射線療法後のＰＳＡ再発（生化学的再発）

ＰＳＡ値は、診断の最初の手がかりであるとともに、病状の進行度、また、治療後の経過を確認するうえでも欠かせない指標です。

完全にがん細胞を取り除くことを目的として行う手術療法では、ＰＳＡを分泌している前立腺ごと摘出（前立腺全摘除術）してしまいますから、がん細胞が前立腺内だけにあるのなら、治療後は、ＰＳＡ値が0・1ng／mℓ以下（以下単位略）になるはずです。もし、0・1以下にならない、あるいは、いったん0・1以下になったのにまた上昇し始め、0・1を超えるようであれば、完全にがん細胞を取り除くことができていない可能性があります。

このような状態を、ＰＳＡ再発（生化学的再発）と呼びます。

一方、がん細胞を完全に死滅させることを目的とする放射線療法では、前立腺を摘出しているわけではないので、治療後もＰＳＡはわずかながら分泌し続け、非常にゆっくりと、2〜3年以上かけて下がります。その下がりきった状態が維持されればよいのですが、あるとき上昇し始めて、最低だった値から2・0上がった場合にPSA再発と定義する考え方が普及しています。

PSA再発は、必ずしもがんが再発しているとは限らないのですが、その可能性が非常に高い状態といえます。

そうしたPSA再発とは別に、臨床的再発といわれる状態があります。これは画像や触診で確認される再発のことです。たとえば、新たに局所の病巣の出現、リンパ節への転移や骨転移などが、画像や触診で確認された場合です。

●PSA再発とは

治療により低下したPSA値が再度上昇する場合は、再発が確認されているわけではないが、再発の可能性が非常に高い。PSA再発を目安に再発への対応を考慮する。

	治療後	PSA再発
手術療法（前立腺全摘除術）	PSA値が0.1以下に低下	0.1 以下にならない、またはPSA値が再度上昇し 0.1 以上になった場合
放射線療法	2～3 年かかって低下	下がりきった状態（最低値）から 2.0 上昇した場合

（PSA 値の単位は ng/mℓ）

前立腺のどこにどのようながんがあるか特定できない

もう一つ、前立腺がんの重要な特徴は、前立腺という臓器の位置や解剖学的な特徴からくるものです。前立腺は、体の奥まったところに位置しているため、画像診断の技術がかなり進歩している現在でも、前立腺内のどこに、どのくらいの大きさのがん細胞が、どれだけ存在しているかは、推測に頼るしかありません。

そこで、手術療法でがん細胞を取り除こうと考える場合は、前立腺ごと摘出するしかありません。放射線療法にしても、がん病巣にピンポイントというわけにはいかず、前立腺全体にまんべんなく当てる工夫が必要です。

前立腺はたくさんの血管や神経に囲まれ、同時に重要な臓器に隣接しています。

そのため、それらにかかわる排尿や排便の機能、性機能などに影響を与えることなく、がん細胞だけをやっつけるのが非常に難しいという問題がおこります。

●前立腺は体の奥にあり、重要な臓器に隣接

前立腺に隣接して膀《ぼう》胱《こう》、うしろ側には直腸、中央を尿道が通っている。前立腺の直腸側には勃《ぼっ》起《き》神経を含む神経の束がはりついている。

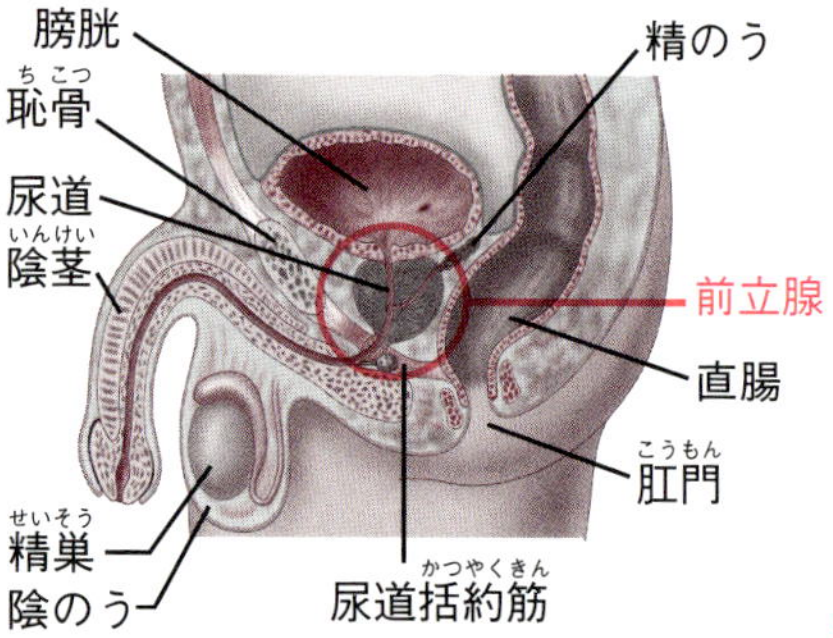

選択できる治療法は？

完全にがんを取り除く手術療法、がん細胞を狙って死滅させる放射線療法、進行を抑える薬物療法があります。

前立腺がんという病気の特徴がわかったところで、次に、選択できる治療法のそれぞれについて、概要をみていきます。

まず、治療の目的から考えてみると、完全にがんを取り除く、死滅させる場合には手術療法か放射線療法、がんの成長・進行を抑える場合にはホルモン療法や化学療法といった薬物療法、がんの症状である痛みなどを緩和する場合には放射線療法や薬物療法が目的にかなう治療法となります。

前立腺の内部にがんがとどまっているか、前立腺からのはみ出しが少しであれば、完全に取り除くことができますが、前立腺の外に大きく広がっている場合、リンパ節やほかの臓器に転移がある場合には、がんを完全に取り除くことは無理です。

また治療法によって費用や治療期間に違いがありますし、残念ながら、副作用・合併症などがまったくない治療法はありません。どの治療法を選ぶにしろ、その後の患者さんの生活には何らかの影響がみられます。ですから、患者さん自身にどの治療法がもっとも無理がない治療なのか、私はかなりの時間をかけて話し合うことにしています。その際、患者さんに留意してもらうのは、治療による効果と損失のバランスです。

●手術療法

手術療法には、開腹手術、腹腔《ふくくう》鏡《きょう》手術、ロボット支援手術があります。どの術式も、目的はがん細胞をすべて取り除くことであり、そのためには、がん細胞が前立腺内にとどまり、転移がない（限局がん）ことが条件となります。また、前立腺の外にがんの病巣が少しはみ出している（局所進行がん）と思われたときには、ホルモン療法を行ってから手術をすることもあります。

本当にがん細胞が前立腺のなかにしかないのであれば、理論的には、もっとも確実にがんを完治させる方法といえます。ただし、取り残しや、画像では確認できない小さながんの芽がすでに全身のどこかに存在している可能性は否定できません。

ＰＳＡ値は、手術後の経過を判定する重要な目安になります。ＰＳＡ値が再び高くなってきても、しばらくそのまま経過をみますが、ＰＳＡ値が0・2〜0・4以上に上昇してきたら、何らかの対応を考慮します。

手術療法を行った患者さんの場

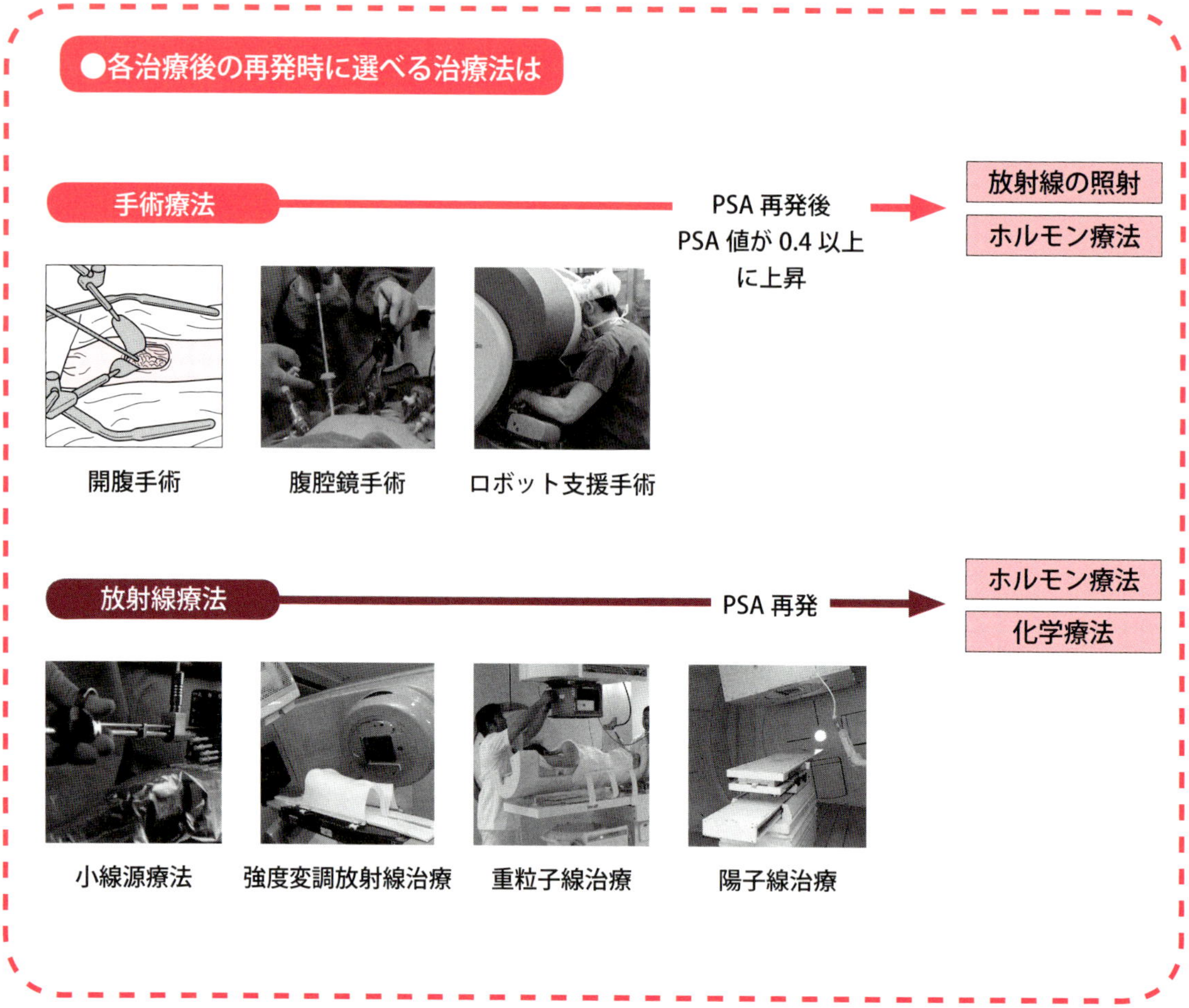

合、次の治療法の候補は、前立腺を摘出した部分に対する放射線の照射、ホルモン療法のいずれかとなります。

●放射線療法

前立腺がんに対する放射線療法にはいくつかの種類があります。体の外から放射線を当てる「外照射」として、①X線の外照射（3次元原体照射、強度変調放射線治療など）、②粒子線療法（重粒子線治療と陽子線治療）が挙げられます。

一方、体のなかからがん細胞に放射線を当てる「組織内照射」、つまり前立腺のなかに直接放射線を発する線源を挿入する方法があります。最近では、小線源療法が普及しています。

放射線療法は、前立腺がんが前立腺内に限局している（限局がん）ときに、がん細胞をすべて死滅させることをめざして行われます。局所進行がんの場合でも、ホルモン療法と併用しながら行われることがあります。

そのほか、再発や転移に対しても効果的な治療法となり、転移がんの場合、骨転移による痛みを抑えるために行われることがあります。

放射線療法の治療経過を判定するにもPSA値の測定が有効です。PSA再発がみられた場合には、前立腺内での再発、周囲のリンパ節、骨やほかの臓器への転移を疑います。

再発や転移が確認された場合、あるいは、継続的にPSA値が上昇したときには、次の治療法を開始します。放射線療法後に選択可能な治療法は原則としてホルモン療法、化学療法だけになります。

ただし、放射線療法後のPSA値上昇については、ときに再発のサインではなく、自然に低下する現象が知られています。したがって再発であるかどうかを慎重に判断することが大切です。

●薬物療法──ホルモン療法・化学療法

手術療法や放射線療法が完治をめざすのに対して、ホルモン療法は、がん細胞の増殖をできるだけ抑えようという方法です。ホルモン療法は当初はとても有効な治療法ですが、がん細胞をすべて死滅させるほどの効果はなく、また、一定期間たつと効きが悪くなってしまうという問題があります。その期間は数カ月から10年以上と、患者さんによって非常に差があります。

ホルモン療法はいろいろな状況で行われます。前立腺がんが転移がんでみつかった場合には、第一選択となります。局所進行がんの場合は、手術療法や放射線療法の補助的な治療として用いられます。

手術療法や放射線療法を選択できる限局がんの場合でも、ホルモン療法を行うことがあります。患者さんのなかには、年齢や健康状態などを検討したうえで、積極的な治療ではなく、ホルモン療法を選ぶ人も少なくありません。ホルモン療法で治療を開始しておき、途中で手術療法や放射線療法を受けることもできます。

ホルモン療法の治療経過についても、目安はPSA値になります。転移がんの場合は、一定の期間が過ぎると、一度は下がっていたPSA値が上昇に転じ、痛みなどの自覚症状が再発したり、画像検査によって病巣が大きくなっているのが確認されたりする状態が訪れます。薬を変えるなどの工夫によって効果の持続を試みますが、いずれは、どの薬にも反応しない時期が来てしまいます。

その後は、抗がん薬による化学療法が行われます。

●待機療法──何もしないという選択

本書では、治療法としては紹介していませんが、ヨーロッパで、比較的普及している考え方として、待機療法があります。これは、がんの病巣が非常に小さく、あわてて治療しなくても手遅れになる可能性がきわめて低いと推定される場合には、あえて何もせず、当座は3〜6カ月に一度PSA値を測定し、その変化を注意深く観察するというものです。

PSA値が考えていたより速く上

昇するなど悪化が考えられる場合には、治療方針を検討し、タイミングを逃さずに治療を開始できます。

また、病巣が小さいという最初の推定が過小評価になっていないかどうかを再確認するために、1～2年後に、針生検（17ページ参照）を行うことが推奨されています。ここで、病気の状態が治療の必要な段階であると判断されれば、適切な治療法を検討します。

待機療法の治療方針とは、一生涯何も治療しないわけではなく、状況に応じて積極的に治療を開始することといえます。この方針が可能なのは、前立腺がんに比較的ゆっくりと進行する性質があるからです。

●最適の治療法を選択するために

●説明する内容

- 治療効果は？
- 合併症、副作用は？
- 治療後の問題は？
- 治療に要する期間、費用は？
- その後の通院の頻度は？
- 再発の可能性は？
- 再発後の治療は？

●選択のポイント

治療後にどうなるのか？
どれくらい元気に生きることができるか？

人生における価値観から納得のいく選択を

私は、このように前立腺がんの特徴と治療法について患者さんに十分説明したあとで、その選択については、患者さん自身に決めてもらうことにしています。それに必要な情報であれば、私や私以外のスタッフが協力してできるだけ提供するようにします。しかし、最終的には、患者さんがご自身の価値観、人生観、死生観と向き合い、納得した選択をすることが大切だと思っています。

年齢によっては、病気を完治するということにこだわらずに、共存しながらつきあって一生を終えるという考え方もあるでしょうし、経済的な条件や、社会的な立場などで、今は治療にかける時間がないという人もいるかもしれません。

幸い、前立腺がんの特徴とともに、治療法の進歩によって、多くの選択肢のどれもが安全で効果的な治療法となっています。もちろん、副作用や合併症はゼロといった夢の治療法はありませんが、どの治療法も、さまざまな工夫や改善によって、安心して受けていただけます。

担当の医師と相談を重ね、本書の治療法の解説もぜひ参考にして、納得のいく治療法を選んでください。

今後に大きく期待 高密度焦点式超音波療法（HIFU・ハイフ）

限局がんの低～中リスクの患者さんを対象に、高密度焦点式超音波療法（HIFU・ハイフ）という治療法（164ページ参照）が行われることがあります。現在の時点では、その有効性についてのデータが十分ではなく、世界的には研究段階にある治療法と考えられています。体に与える侵襲は比較的小さく、放射線療法とは異なり、再度治療ができるという長所があります。今後、さらに治療実績を重ねていくことで、有効な治療法の一つとして確立される可能性が高いといえます。

●病期・リスク別　選択できる治療法

がんの進行度を示す病期とリスク分類に基づき、選択できる治療法を挙げました。各治療法には、本誌に掲載されているページ数を付記してあります。最適な治療法選択の際の情報としてご活用ください。

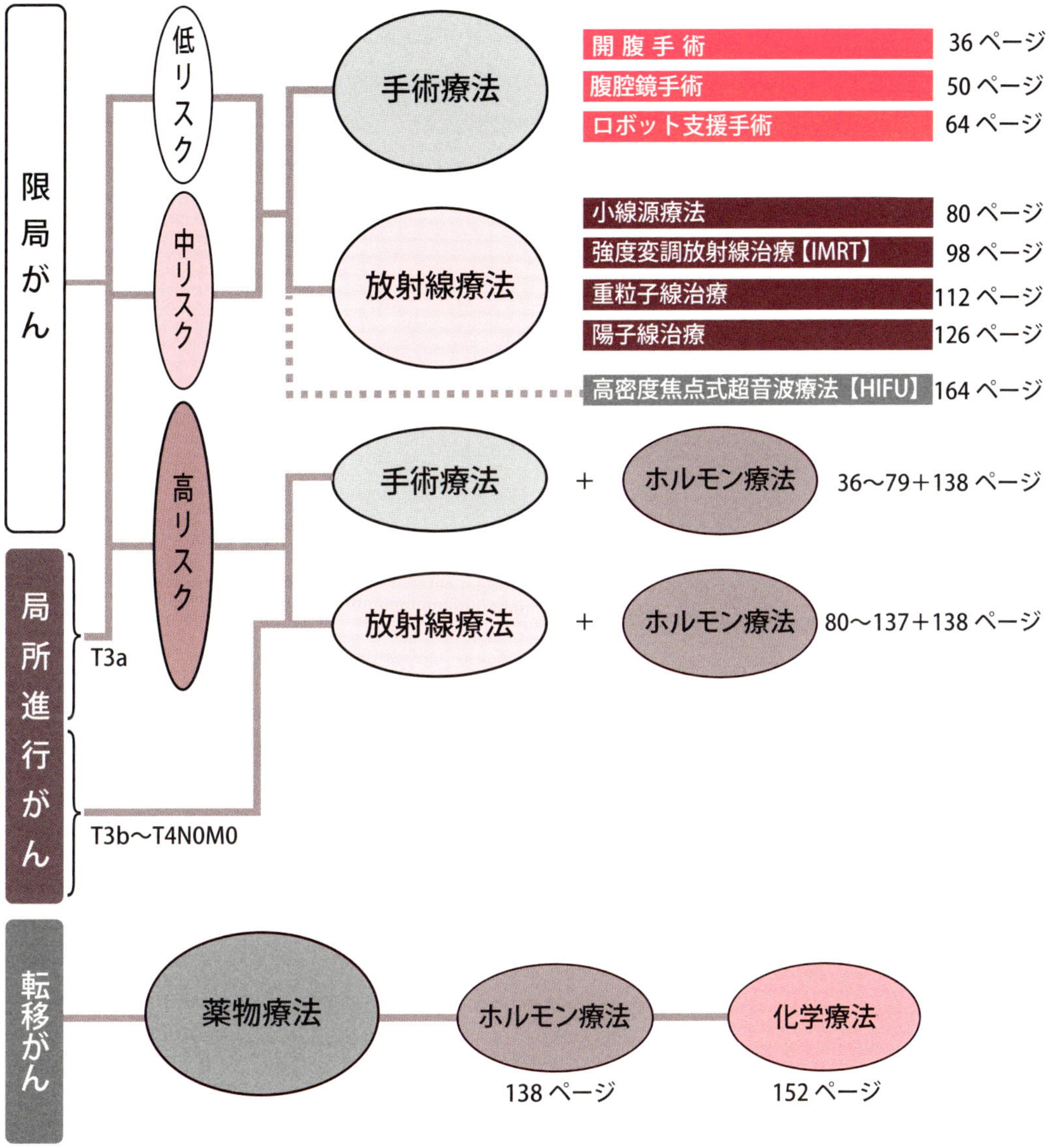

※骨転移による痛みを抑えるために放射線療法が行われることもあります。

鳶巣賢一（とびす・けんいち）

聖路加国際病院　がん診療特別顧問
（泌尿器科）

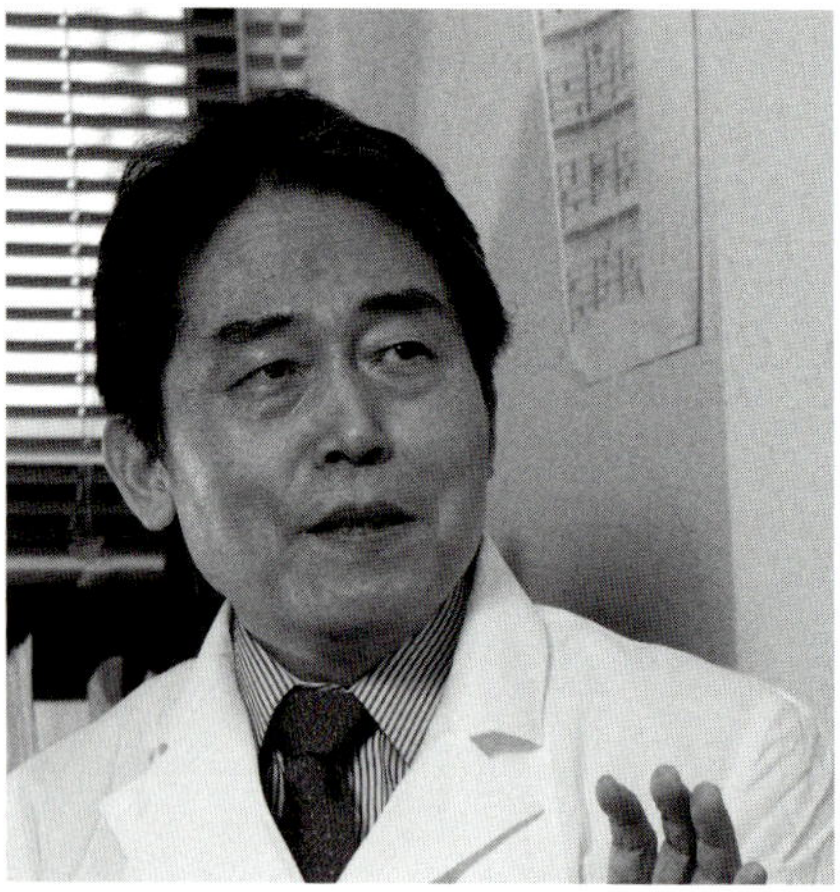

病気が人を変える現場で
患者さんの生きざまに向き合う。
そこで大切なのは優しさだけ。

「患者さんにも覚悟が必要、そのためには、自分でとことん考えてほしい」

鳶巣先生は一貫して医療を受ける側の主体性を強調してきました。それは、「勝手にしなさい」と患者さんを突き放すことではなく、患者さんが自分らしい人生を送ることに、医療者が寄り添い、協力できる信頼関係を築くためです。一人の人間として患者さんを尊重し、その人生の一端をともに担う、そうした人間対人間のふれ合いには、互いの「責任」が欠かせないのです。

「人の心と接するチャンス。生きざまを実感する機会を得られるから、この世界に飛び込んだのです」

医師をめざし、泌尿器科を選ぶまでの鳶巣先生の道のりはきわめてユニークです。70年代、学生運動のただなか、鳶巣青年は「既存の価値観を壊し、世界を変える」ために闘っていました。しかし、ある日、思索の矛先が自分の内側に向かうようになったのです。「正しい価値観とは？この世に普遍的な正義、教えはあるのか？」内省の殻に閉じこもるように、引きこもり同然の生活をしながら、あらゆる哲学、宗教を疑う日々。

「いわゆる、うつだったのかもしれませんね」

外出もせず、食事も満足にとらず、やせ細った鳶巣青年は、下宿のおばさんに、裏の柿の実を取ってくれないか、と声をかけられました。フラフラしながら柿の木に登り、柿の実を一つ、また一つ取るうちに、不意にその柿の実に食いつきたくなったそうです。

「あの味は忘れられません。本当にうまかった。生きているという実感。こんなにうまいものがあることを、何で自分は忘れていたのだろう。涙が知らずに流れてきました」

生の実感、それは積み重ねられた書物のなかにではなく、一つの柿の実に凝縮されていました。生の実感を得られる世界を求め、「優しいことがすべて。優しさに勝るものなど何もない」を信条に、職業を模索します。医学部入学前には、いったん一般企業で働いたこともありました。そして、「生きざまに本音で向かい合う。それで社会が変わるかもしれない」と思い、医療の道を選びます。

泌尿器科を選んだのも、学生運動を通しての縁。僻地《へきち》の病院にでも行こうかなと思っていた鳶巣先生に声をかけてくれたのが、当時の団交の相手側の教授でした。その教授が泌尿器科だったそうです。

「立場は敵対していましたが、実は、私という人間をきちんと評価し、信ずるに足る人間と思ってくれていました」

その後は、東京・築地《つきじ》の国立がんセンター、静岡県立静岡がんセンターで、臨床はもちろん、すぐれた管理者としての腕を発揮し、がんという病気を契機に、人があたかも生まれ変わったかのように変わる現場を、多く目撃してきました。とくに静岡では、思いを共有するスタッフに恵まれ、めざす医療の一つの形を提供できたのではないかといいます。

そして、今年、もう一度臨床の現場に立ち返りたいとの思いで、聖路加国際病院に。

「がん診療特別顧問という立場から、がん診療の質を高める役割を果たし、東京という地の特殊性を考慮したうえで、チーム医療や周辺地域との連携、医療資源の効率的な配分を考えていきたいのです。本音は、じっくり患者さんと向き合うことに専念したいんですけどね」

前立腺がんの患者さんにひとこと。

「説明を受けたら、自分なりにじっくり考えて。どの治療法も効果と安全性は確立されています。それでもリスクや予想外の展開は必ずあり得ます。だからこそ、腹の据わりがよい方法をみつけてほしいのです」

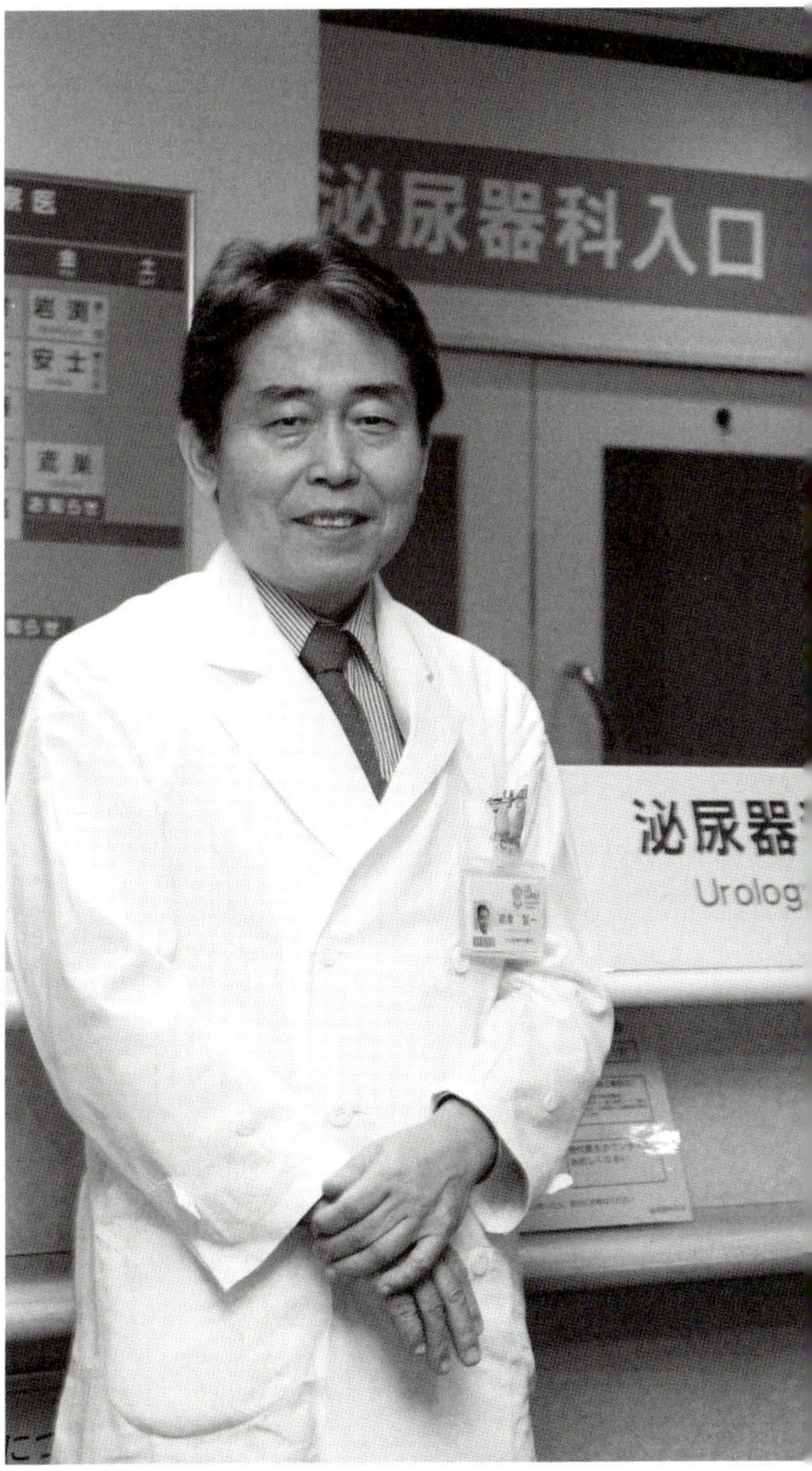

鳶巣賢一（とびす・けんいち）

1949年、兵庫県生まれ。京都大学経済学部経営学科卒業、日本電信電話公社（現NTT）入社。その後、京都大学医学部入学、卒業。同大泌尿器科研修医、滋賀県成人病センター泌尿器科を経て、国立がんセンター病院泌尿器科。2002年4月より静岡県立静岡がんセンター院長。2011年1月より現職。

第2部
名医が語る治療法のすべて

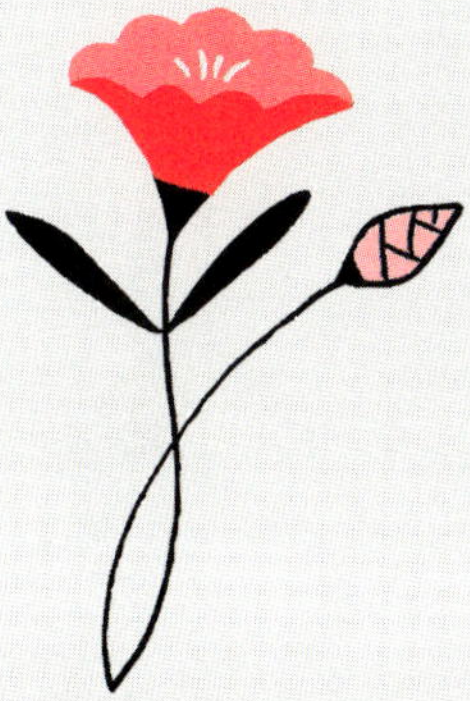

手術療法

開腹手術

下腹部を切開して前立腺を切除する

東北大学病院泌尿器科教授
荒井陽一（あらい・よういち）

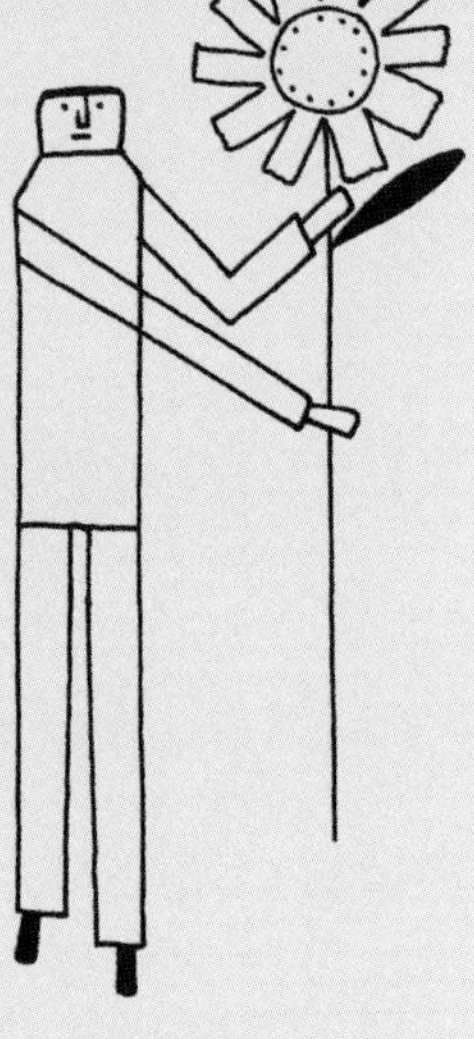

荒井陽一先生は日本で最初に新しい手術方式に取り組み、前立腺がん開腹手術の基本的術式を確立させた第一人者。開腹手術の方法や流れ、治療成績、さらに、術後の生活の質を高める術後合併症の治療法などをうかがった。

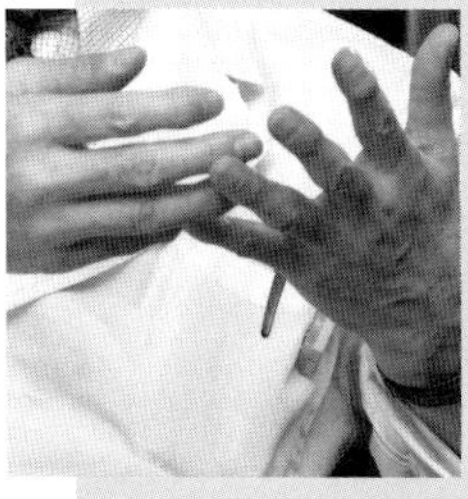

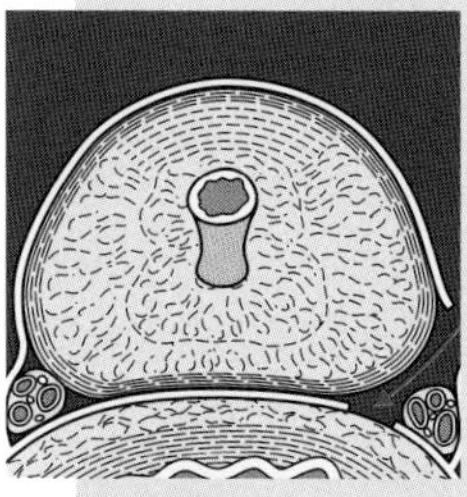

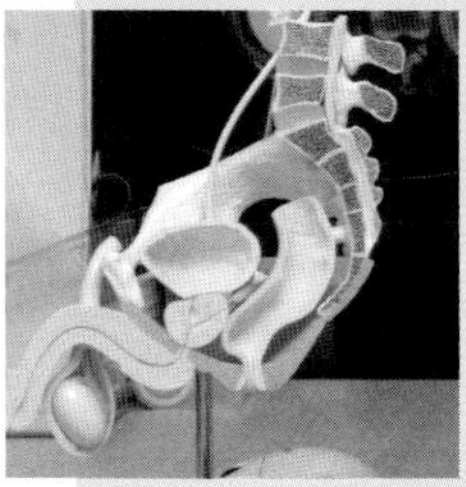

どんな治療法ですか？

下腹部を切開し、前立腺をすべて切除する治療法（前立腺全摘除術）です。30年以上の歴史があるポピュラーなもので、確実な効果が見込めます。

長く行われている オーソドックスな治療法

　前立腺がんの手術には、開腹手術のほかに、腹腔鏡《ふくくうきょう》を使ったり、ロボットを使ったりする手術法があります。いずれも開腹手術を基本として発展したもので、原点は開腹手術にあります。

　前立腺がんの手術では、前立腺をすべて切り取る前立腺全摘除術を行います。現在の検査機器では、前立腺のどの部分にがんがあるのか正確にわからないため、すべて取り去るしかないからです。腹腔鏡やロボットを使った手術の場合も、すべて前立腺全摘除術となります。

　開腹手術には、おなかを切る傷口を小さくしたミニマム創内視鏡下手術という手技もあり、ここでは15㎝ほど切開する従来の手術法とミニマム創内視鏡下手術の両方を解説します。

　私が泌尿器科の医師として診療を始めたのは１９７０年代の後半ですが、当時日本では前立腺がんの手術はほとんど行われていませんでした。前立腺がんの治療といえば、事実上、ホルモン療法のみでした。

　１９８０年代の初頭になり、米国ジョンズ・ホプキンス大学のウォルシュ教授によって、前立腺がんの新しい手術方式が開発されました。私は幸運にもウォルシュ教授の手術を直接勉強する機会を得、本格的に前立腺がんの手術を始めました。この時期が日本での前立腺がんの手術のあけぼのであり、その後、細かな改良や工夫はなされていますが、この基本的な術式はいまもそのまま継承されています。

●前立腺全摘除術・手術法の特徴

開腹手術	従来の手術法	15cmほど切開。直視下に直接手で手術
	ミニマム創内視鏡下手術	6〜9cm切開。内視鏡を入れ、モニターを見ながら手術器具を挿入して手術
腹腔鏡《ふくくうきょう》手術		5カ所ほど小さい穴をあけ、腹腔鏡（カメラ）、長い手術器具を挿入して体外で操作
ロボット支援手術		6カ所に小さな穴をあけ、腹腔鏡（カメラ）、手術器具を挿入し、コンピュータ、ロボットを介して操作

局所進行がんまでが適応、転移がんは適応にならない

手術をする、しないは、患者さんの状況と病気の状況を考え合わせて決めています。

患者さんの状況としては、年齢、ライフスタイル、合併症、社会的な背景などを考慮します。

手術に年齢制限はありませんが、80歳を超える患者さんに勧めることは原則としてありません。ただし、患者さんが希望すれば手術をすることはあります。実際、私の患者さんのなかには、80歳を超えて手術を受け、その後、元気に海外旅行に出かけている人もいます。

病気の状況としては、限局がんがいちばんの適応となります。進行がんでも広がりが前立腺被膜外までの局所進行がんは、手術が可能な場合もあります。ただし、手術後にＰＳＡ値（14ページ参照）の経過をみて、補助療法（放射線療法かホルモン療法）が必要になることがあります。転移のある進行がんの場合、手術療法は適していません。

リスク分類（24ページ参照）でいうと、低リスクが手術のいちばんの適応です。中リスク、高リスクの場合は、患者さんの状況なども考え合わせて対応することになります。

開腹手術のメリットは、ほかの治療法に比べて歴史があり、たくさんのデータから、安全性が高く確実な治療効果を見込めることです。また、おこりうる有害事象もあらかじめわかっています。放射線療法の場合は、治療後数年を経てからみられる有害事象もあるため、まだ長期的な成績がわからないこともあります。

前立腺がんにはさまざまな治療法がありますが、限られた施設でしか受けられないものもあります。しかし、開腹手術は前立腺がんを扱う泌尿器科医なら、誰でも手がけることのできるオーソドックスな治療法であることも、大きなメリットといえるでしょう。

●手術を受けられるがんの状態

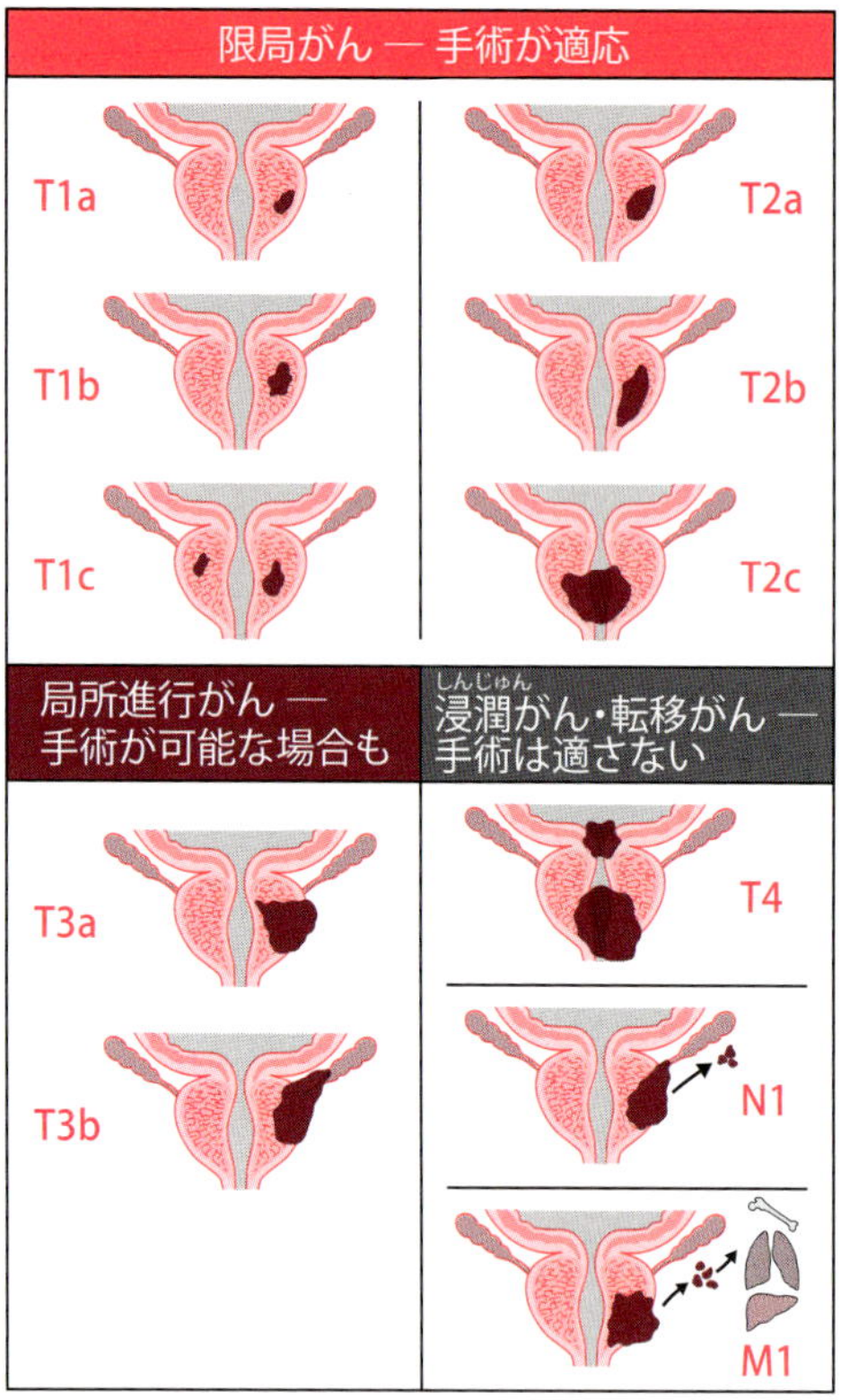

治療の進め方は？

血流の多い場所なので、自己血輸血を準備。下腹部を15cmほど切開する手術法と、6〜9cm切開して内視鏡を用いる手術法があります。

前立腺をすべて取り去る手術で入院は2週間程度

前立腺がんの開腹手術を受ける場合、2週間程度の入院が必要です。

●手術の手順

1. 下腹部を切開する
2. 鼠径《そけい》ヘルニア防止措置をする
3. リンパ節を郭清《かくせい》する
4. 前立腺の恥骨《ちこつ》側を通る背静脈群を処理、切断する
5. 神経血管束（勃起《ぼっき》神経）を前立腺からはがす
6. 前立腺と尿道を切り離す
7. 前立腺後面を直腸部からはがす
8. 精のうをはがす
9. 前立腺と膀胱《ぼうこう》を切り離す
10. 前立腺、精のうを摘出する
11. 膀胱と尿道をつなぐ
12. カテーテル、ドレーンを留置し、切開部を縫合する

手術時間は3〜5時間で、麻酔の導入から麻酔が醒《さ》めるまでを含めると、5〜6時間となります。麻酔は全身麻酔と硬膜外麻酔（下半身麻酔）を併用します。硬膜外麻酔は術後の痛みをやわらげるためにも使います。

前立腺がんの手術では、ある程度の出血が避けられません。前立腺の周囲は血流の多い場所で、血管をまったく傷つけずに前立腺を切り取ることはできないからです。

そこで、希釈式自己血輸血法によって、輸血を行います。これは手術直前に患者さん自身の血液を採取して、血液量が減った分を輸液の点滴で補い、手術終了後に、採取した自己血を元に戻す方法です。手術中は血液が薄まった状態になるため、出血の影響もその分抑えることができます。たいていの場合はこれで対応できますが、血液製剤での輸血が必要になることもあります。

手術では下腹部を15cm程度、縦に切開します。鼠径《そけい》ヘルニア（脱腸）防止措置をしたあと、リンパ節を郭《かく》清《せい》します（すべて取り除きます）。転移の可能性の高い骨盤内のリンパ節を切り取るわけです。ただし、諸検査の結果からリンパ節転移の可能性がきわめて低いと考えられる場合は、省略することもあります。

次に前立腺を切り取って、残った膀胱《ぼうこう》と尿道をつなぎ合わせます。前立腺の両側には勃起《ぼっき》機能に関連する神経が走っているため、これを傷つけないように注意して手術をします。東北大学病院では、勃起神経の温存率が約95％で、これは全国トップクラスの数字です。

ただし、状況によっては、勃起神経の温存が難しいこともあります。実は勃起神経のある領域は、がんができやすい部位でもあるのです。がんが勃起神経の近くにあり、浸潤《しんじゅん》が疑われる場合は、勃起神経を含む広い範囲での切除が必要になります。

前立腺の摘出が終わったら、尿道に管（カテーテル）を留置して、腹部の切開部分を縫い合わせます。出血やリンパ液などを体外に排出するための管（ドレーン）も留置します。

手術の翌日から、食事や歩行を開始します。手術後5～7日目に尿道の管を抜き、スムースに排尿できるかを調べます。手術後7日目に縫い合わせた腹部の糸を抜糸します。入院から約2週間で退院となります。

小さく切開、内視鏡を用いる手術法が主体に

一般に開腹手術では下腹部を15㎝程度、縦に切開しますが、傷口を小さくする工夫をしたミニマム創内視鏡下手術も普及しています。ミニマム創内視鏡下手術の場合は、下腹部を縦に6～9㎝切開します。切開する傷口が小さくてすむため、傷口の痛みが小さく、回復もそれだけ早くなります。

基本的な手術の流れは従来の開腹手術と同じですが、内視鏡で手術部分を拡大し、モニターを見ながら手術を進めていくので、より精密な手術ができるといえるでしょう。また、万一のときには、下腹部の傷口を広げるだけで、ただちに通常の開腹手術に移行できるので、安全性も高い方法です。東北大学病院泌尿器科では、前立腺がんの前立腺全摘除術の場合、主にこのミニマム創内視鏡下手術を用いています。

●開腹手術の方法

切開する位置の違いで、「恥骨後式」と「会陰《えいん》式」があるが、「恥骨後式」が一般的で、東北大学病院でもこの方式をとっている。

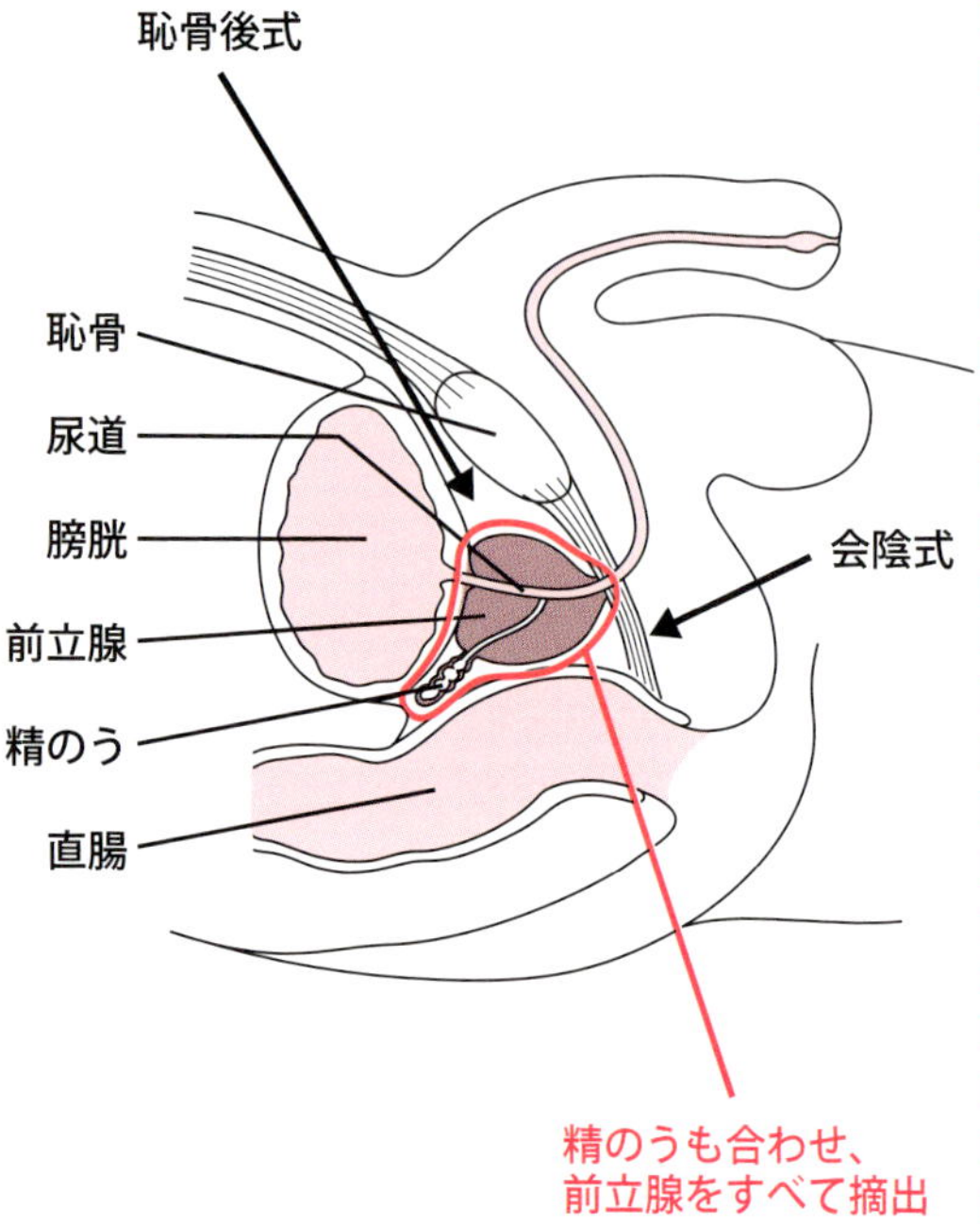

●手術室のセッティングと手術の流れ

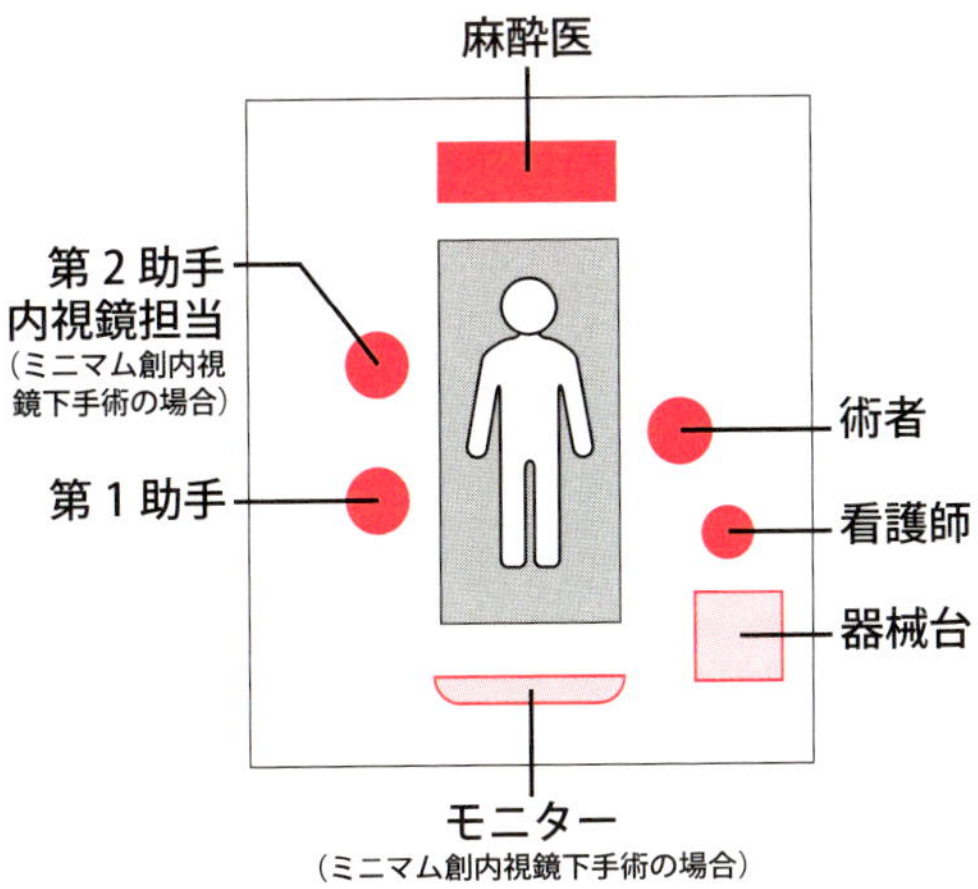

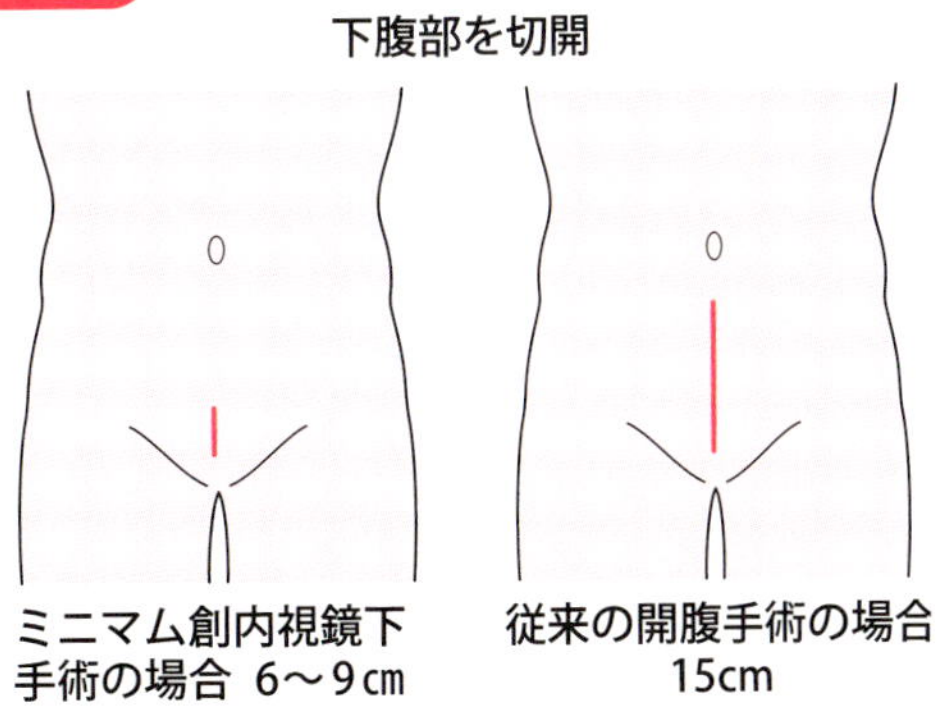

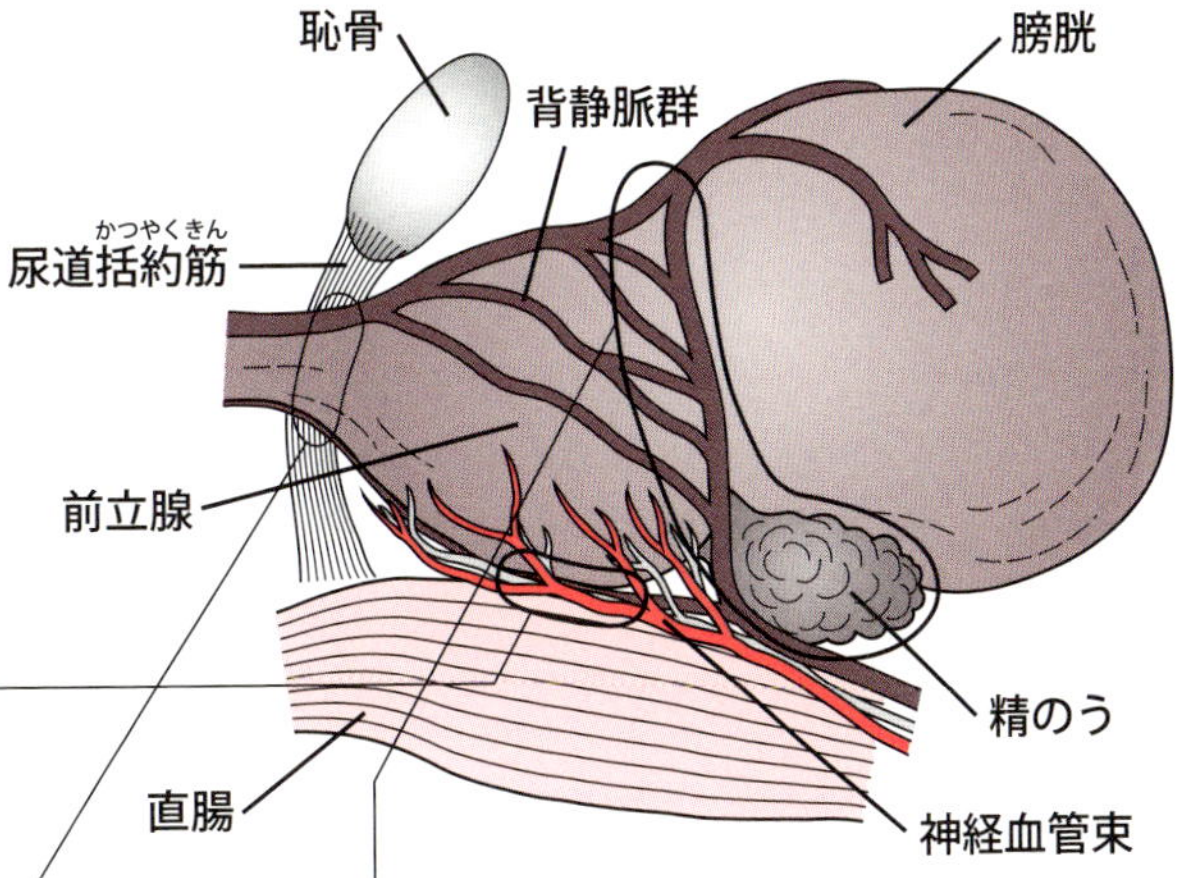

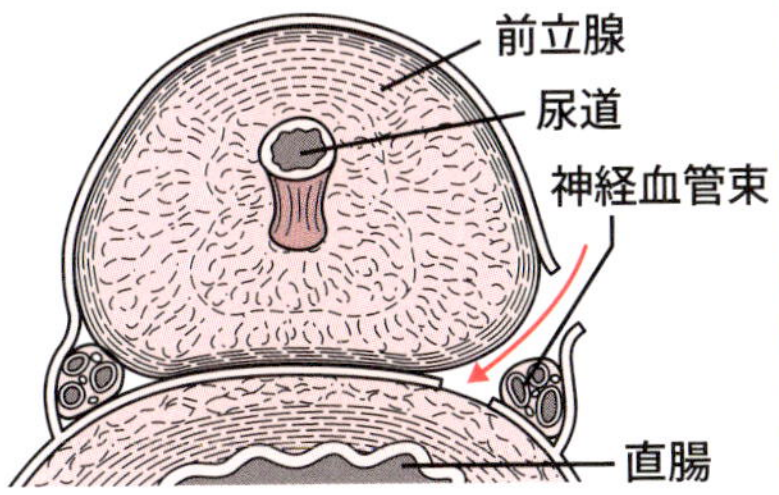

神経血管束には勃起神経が通っている。前立腺からはがして温存

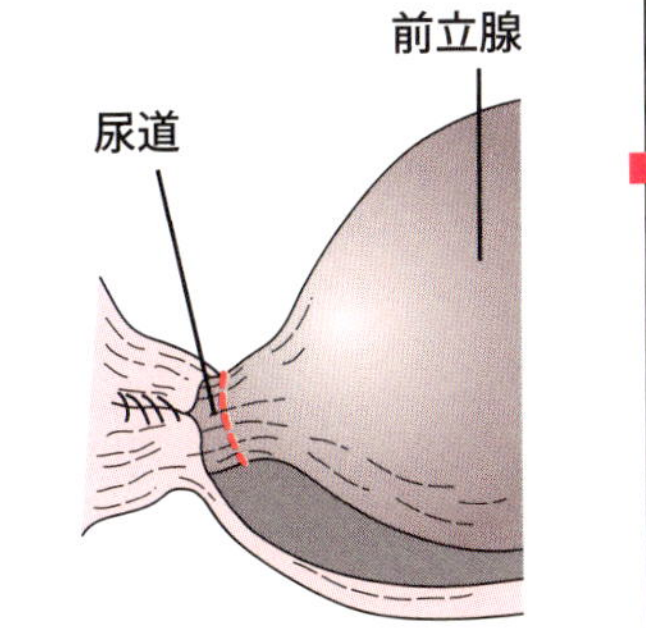

前立腺と尿道を切り離す

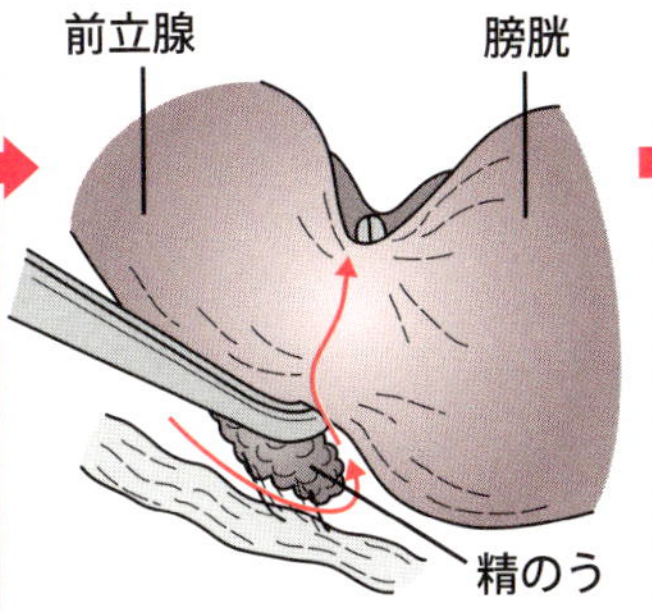

前立腺と膀胱を切り離し、精のうごと摘出

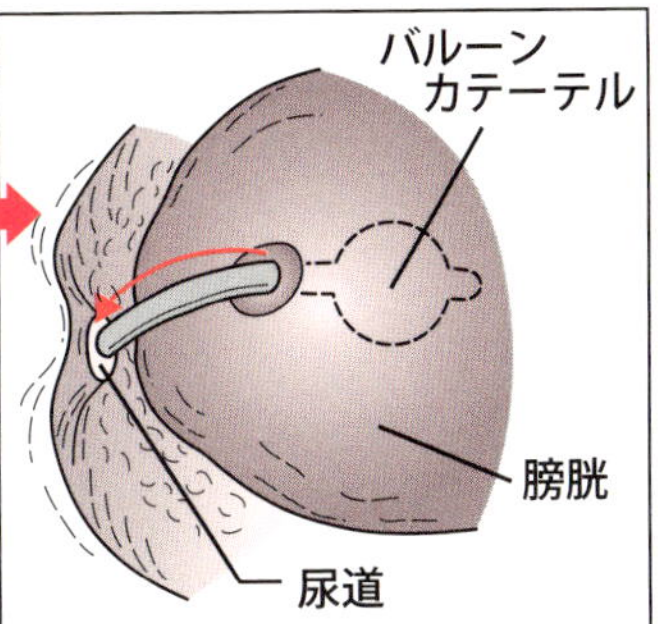

膀胱にバルーンカテーテルを入れて尿道の先端から引き寄せ、膀胱と尿道を縫合

ミニマム創内視鏡下手術とは

　前立腺がんのミニマム創内視鏡下手術（ミニマム創内視鏡下前立腺全摘除術）は、開腹手術と腹腔鏡手術のメリットをあわせもった治療法です。東京医科歯科大学泌尿器科の木原和徳教授が開発した手術法で、東北大学病院泌尿器科でも取り入れています。前立腺がんの手術に使う場合は、２００８年から健康保険も適用されています。

　前立腺全摘除という手術の基本的な部分は従来の開腹手術と同じですが、傷口は6～9㎝ですみます。これは切除した前立腺を取り出すのに必要な最小限の大きさに当たります。

　医師は内視鏡を通したモニターで拡大して手術部位を見つつ、肉眼でも確認しながら手術を進めることができ、腹腔鏡手術よりも医師にとって取り組みやすい方法です。多くの場合、輸血をせずに手術を終えることができます。

　おなかには手術器具のみで手を入れないため、清潔を保ちやすく、腹腔鏡手術のように炭酸ガスでおなかをふくらませることもないので、そのための合併症の心配もありません。過去に開腹手術を受けたことのある人にも使える治療法で、手術時間は3～4時間程度です。

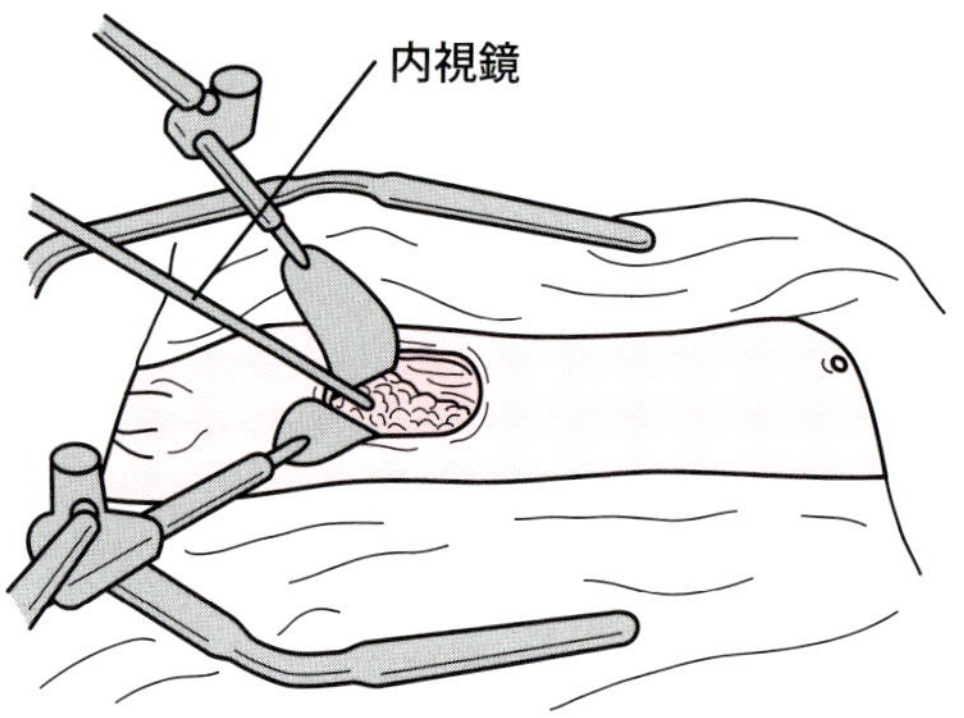

小さく切開した部分を器具で引いて広げ、そこから内視鏡、手術器具を挿入する

●入院から退院まで

入院 手術前日	・尿の勢いをチェック ・残尿測定 ・採血など術前検査、準備 ・21時以降、飲食禁止
手術当日	・手術着、ストッキング着用 ・手術室に入る。麻酔開始 ・手術 ・点滴、酸素吸入 ・尿道に管（カテーテル） ・傷付近に管（ドレーン） ・背中に痛み止めのための管 ・飲食禁止、ベッド上で安静
手術後1日目	・廊下歩行可、飲食可 ・点滴継続 ・状態をみてドレーンを抜く
手術後2日目以降	・行動制限なし ・５～７日目にカテーテルを抜く。入浴可 ・７日目に腹部の抜糸
退院（手術後約10日）	・今後の治療方針の説明 ・次回外来の予約

東北大学病院の場合

治療後の経過は？

治療成績は非常にすぐれています。リスクは術中に出血しやすいことと、術後に尿失禁、性機能障害をおこす可能性があることです。

●前立腺全摘除術の根治率は高い

東北大学病院泌尿器科で行った前立腺全摘除術による治療成績。

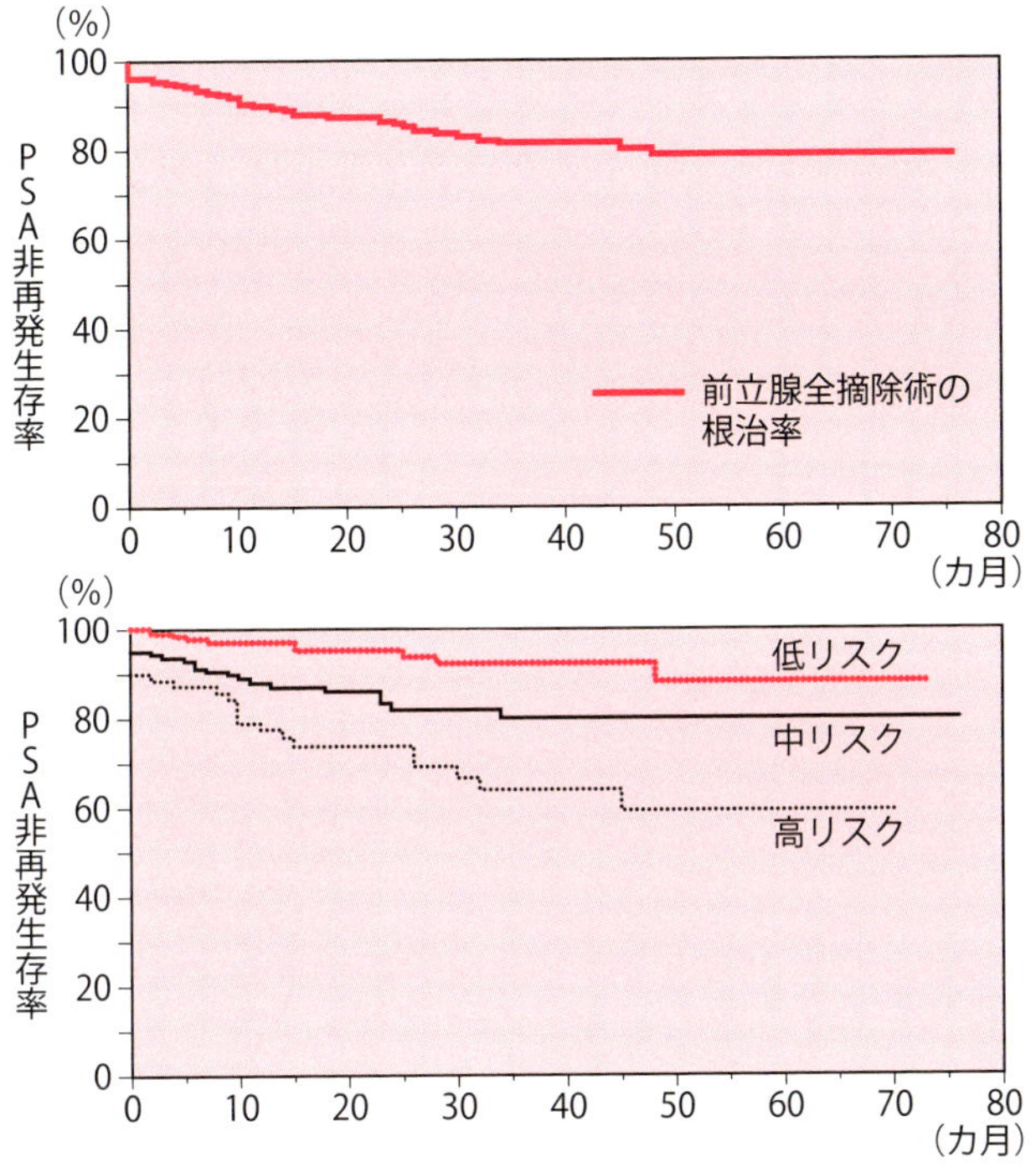

東北大学病院泌尿器科のデータより

根治率は90％以上、尿失禁がおこりやすい

●治療成績

手術療法の治療成績は、非常にすぐれています。東北大学病院では、限局がんの場合、手術による根治率（PSA非再発生存率）は90％以上です（術後約1年までの場合）。リスク分類別では、低リスクの根治率が高く、次に中リスク、高リスクの順となります（上のグラフ参照）。

治療には健康保険が適用されます。入院費を含めて約１００万円程度で、健康保険3割負担の人の場合は、30数万円の自己負担になります。

●尿失禁

手術でおこりやすい合併症の一つが尿失禁（尿もれ）です。尿失禁は自分の意思とは関係なく、オシッコがもれてしまうことをいいます。前立腺全摘除術を受けると、ほとんどの場合で尿失禁がみられますが、１～6カ月で生活に支障がない程度に回復します（44ページのグラフ参照）。

●尿失禁は手術後におこりやすい合併症

いろいろなタイプの尿パッドが市販されている

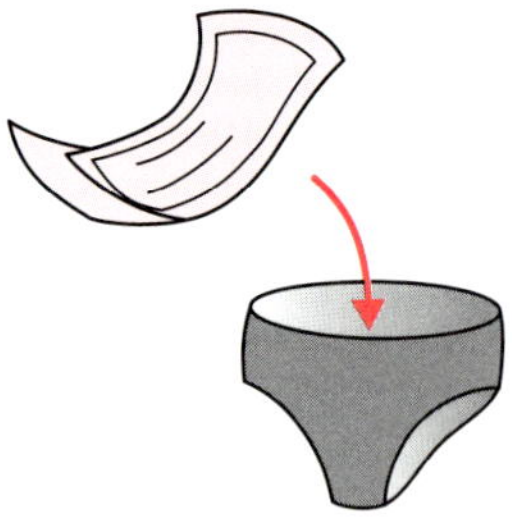

ブリーフに入れて使用する紙製のパッド

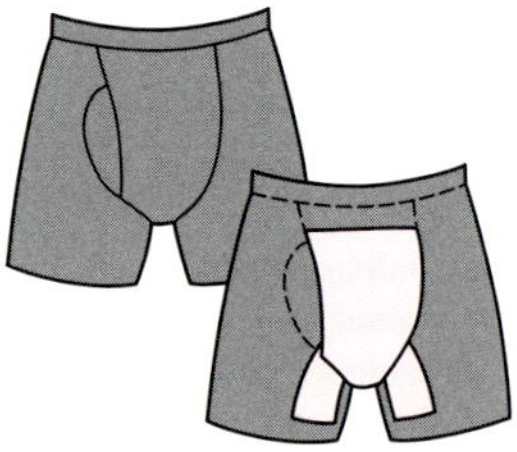

裏に吸水パッドのついたパンツ

●尿失禁の状態

ほとんどの場合、尿失禁がみられるが、半年後には日常生活に支障がないくらいまで回復する。

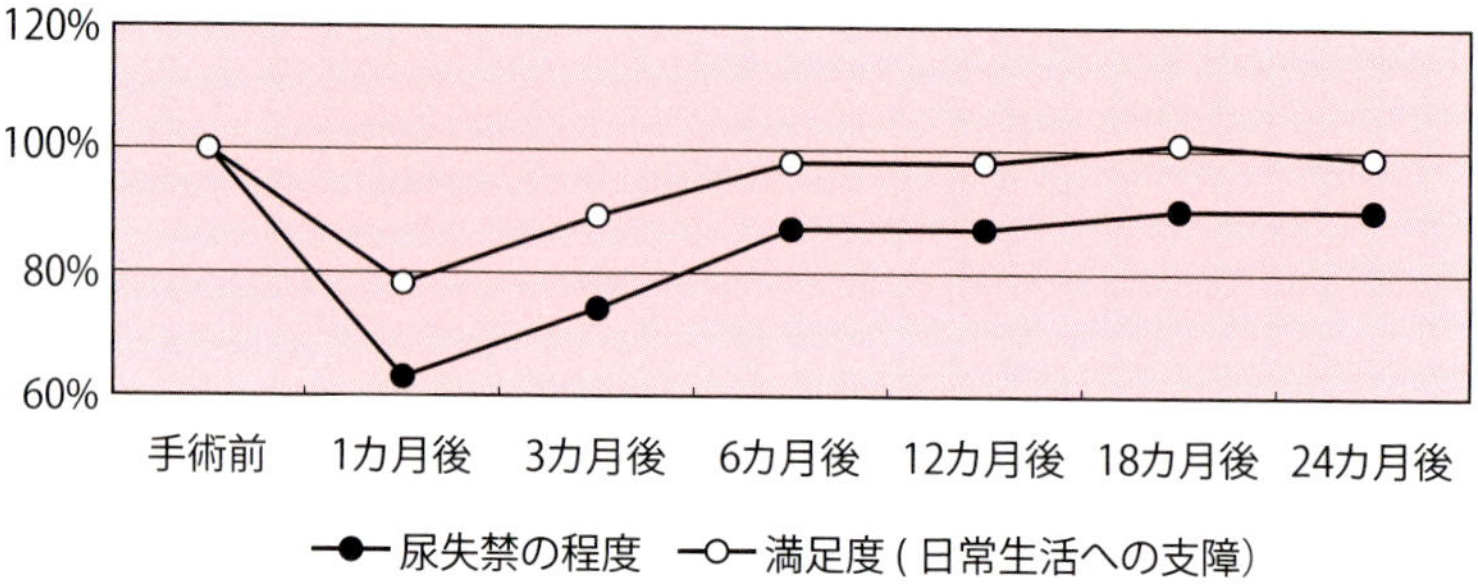

●術後の尿パッドの必要性

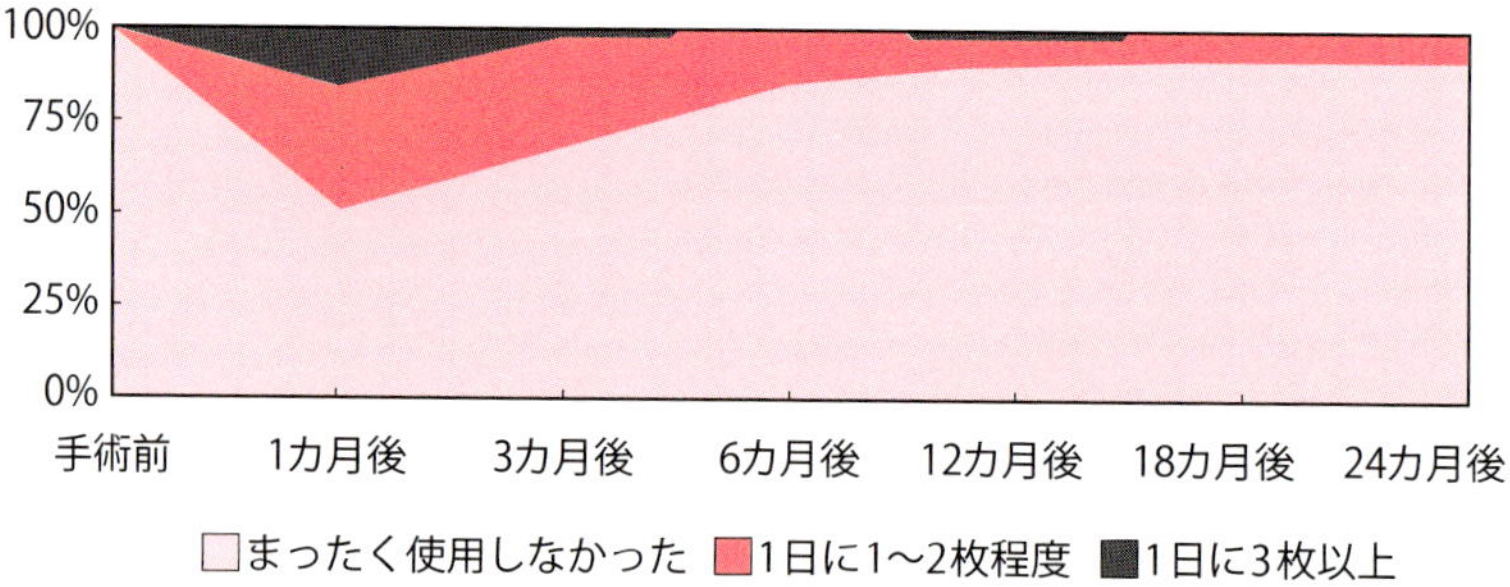

東北大学病院泌尿器科のデータより

尿失禁がみられる場合は、尿失禁に対応したパッドを使います。手術からの時間経過とともにパッドが必要となる人の割合は減っていきます。術後3カ月で60～70%、6カ月で約80%、1年で約90%の人がパッド不要となります。

重い尿失禁が続く場合、改めて人工尿道括約筋《かつやくきん》埋め込み手術（47ページコラム参照）をすると、もれる心配はなくなり、QOL（生活の質）は大きく改善します。

また、膀胱と尿道のつながり方がうまくいかず、尿がもれることがあります。この場合は、縫合した部分の粘膜が再生してうまくつながるまで、排尿のためのカテーテル留置を数日間延長して対応します。

一方、これは合併症ではなく手術の副次的な効果ですが、前立腺全摘除術を行うと、前立腺肥大症に伴う頻尿や排尿困難といった症状が、すっきりと治ることがあります。20代のころのように、勢いよくオシッコが出るようになります。

●勃起障害の回復には神経の温存が影響する

前立腺のがんが神経に近いと判断されれば、神経は残せない。がんが神経から離れていれば、片側、または両側の神経を残すことができる。

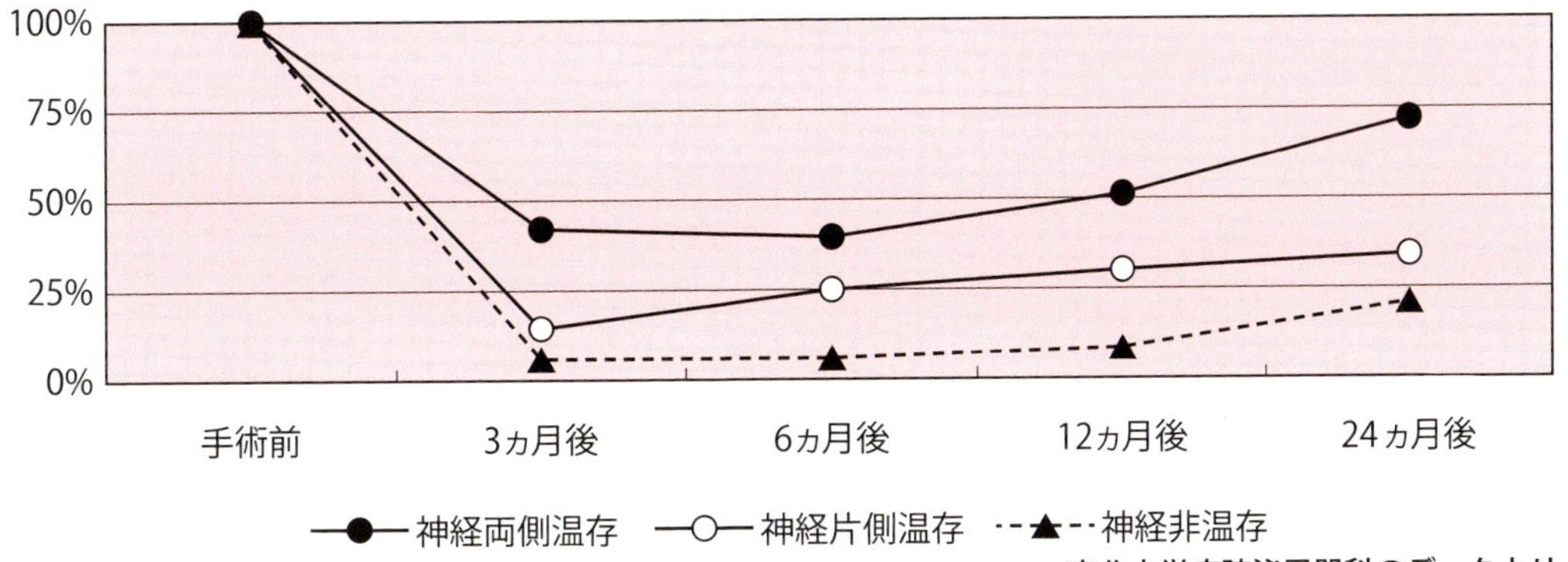

東北大学病院泌尿器科のデータより

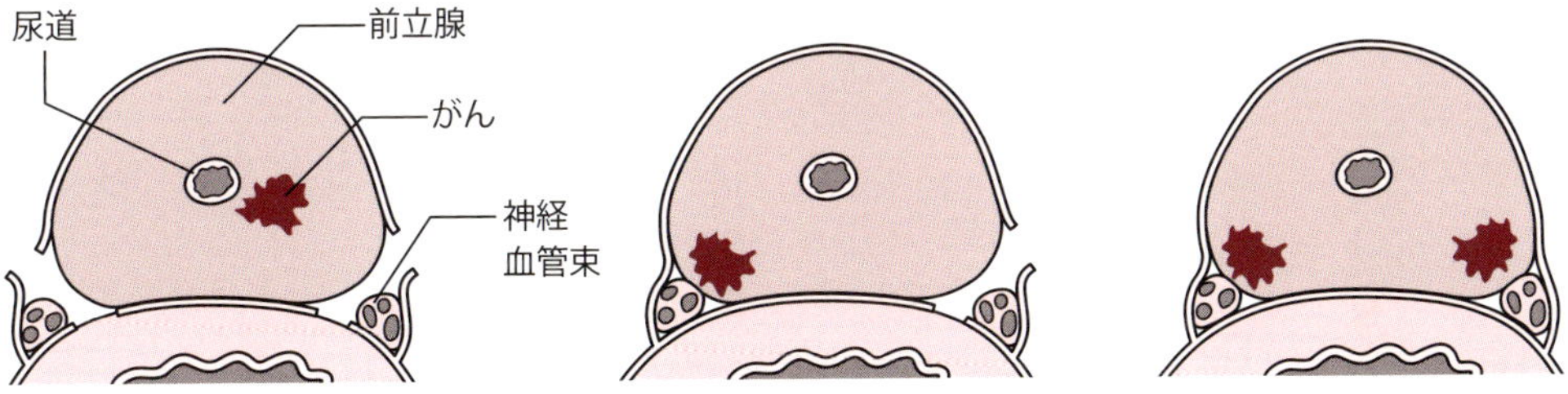
両側の神経を残せる
片側の神経のみ残せる
神経を両側とも取る

●性機能障害（勃起障害＝ED）

手術直後はほとんどの場合、性機能障害がおこります。その後、時間の経過とともにゆるやかに回復していきますが、どの程度まで回復するかは、神経温存の程度、年齢、術前の勃起の状態などによって個人差があります。両側の神経が温存できた場合は、性機能の回復も良好となります（上のグラフ参照）。

神経が温存されている場合は、ED治療薬を服用することで、勃起機能の改善を促進することが可能です。東北大学病院泌尿器科では、前立腺全摘除術後の患者さんに対して、医師の側から働きかけて、ED治療薬の服用を積極的に勧めています。患者さんからは相談しにくいようですが、医師の側からもちかけると、ほとんどの人が服用を希望されます。

なお、前立腺全摘除術を受けると、射精の感覚は残りますが、精液は出なくなります。また、射精の感覚と同時に軽い尿もれがみられることもあります。

●その他の合併症

手術後の合併症では尿失禁が多いのですが、逆に尿が出にくくなること（排尿困難）もあります。排尿のためのカテーテルを抜いた直後におこる場合は、炎症によるものが多く、カテーテルを再留置して炎症がおさまるのを待ちます。

術後数カ月して排尿困難となる場合は、膀胱と尿道をつないだ部分が狭くなっていると考えられるので、尿道を拡張する措置をとります。

前立腺のすぐうしろに直腸があるため、がんの広がりなどによっては、ごくまれに直腸を傷つけてしまうことがあります。その場合は修復術をしますが、一時的に人工肛門《こうもん》になったり、絶食が必要になったりすることがあります。

手術では鼠径ヘルニアの防止措置をしますが、それでも鼠径ヘルニアになってしまった場合には後日、ヘルニア修復術を行います。

まれに下肢にできた血栓が肺に流れて肺の血管に詰まる肺塞栓《そくせん》がおこります。このほか、リンパ節郭清後の陰部浮腫《ふしゅ》、リンパのう腫などもみられます。

出血、感染、痛みなど、どんな手術療法でもみられる合併症もあり、それぞれに対応していきます。

●開腹手術の基本情報

全身麻酔＋下半身麻酔
所要時間――――3～5時間
入院期間――――約2週間
費用――――技術料　約50万円（検査、入院費等別。健康保険適用、高額療養費制度適用）

（東北大学病院の場合）

●再発した場合は

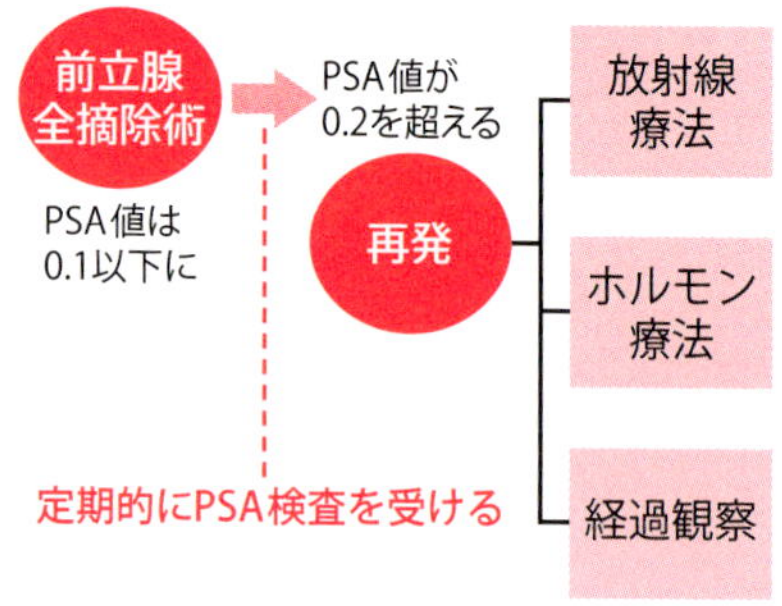

退院後もＰＳＡ検診を続け、再発の有無をチェックする

手術で摘出した前立腺は病理医が顕微鏡で観察して、がんの広がり具合を調べます。結果が出るまでに１、２カ月かかります。

前立腺全摘除術を受けたあとは、ＰＳＡ値は測定限界以下（０・１以下）にまで低下します。定期的にＰＳＡ値を測り、再発の有無を調べる必要があります。ＰＳＡ値が０・２を超えた場合は、ＰＳＡ再発（生化学的再発）と考えます。

ＰＳＡ再発となった場合は、術後の病理検査の結果、年齢、ＰＳＡ再発の時期、ＰＳＡ値上昇のスピードなどを考慮し、放射線療法、あるいはホルモン療法をするか、経過観察にとどめるかを検討することになります。

重度の尿失禁には人工尿道括約筋が役立つ

前立腺がんの手術後に、重度の尿失禁となった場合は、人工尿道括約筋の埋め込み手術をすると、尿失禁の悩みから解放されます。人工尿道括約筋は、尿道をリング状の器具（カフ）で閉め、陰のうのなかに埋め込んだコントロールボタンを押すと、カフがゆるんで尿が出るしくみの器具です。一定の時間（約3分）がたつと、自動的にカフが閉まります。

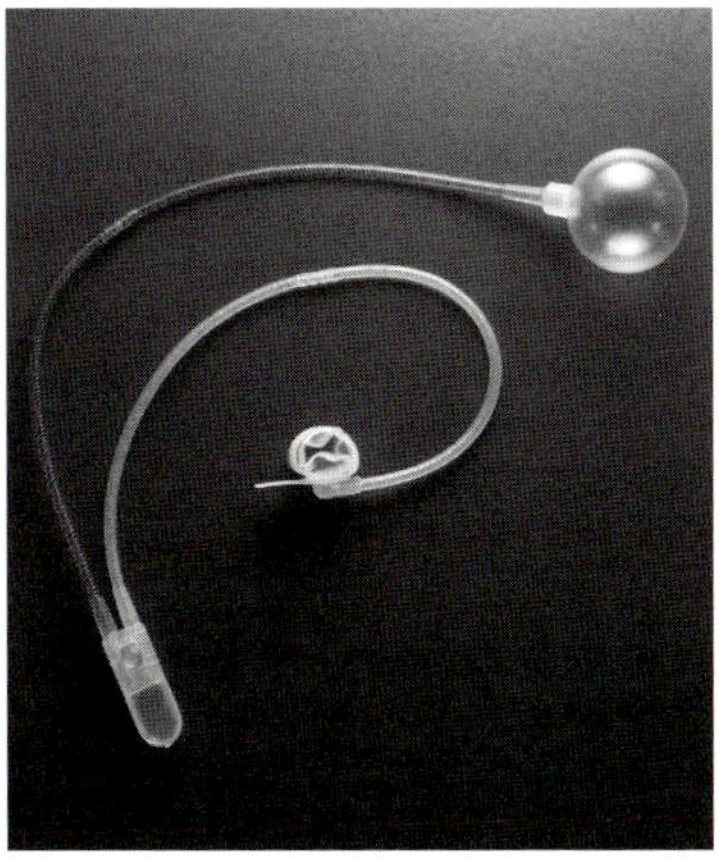

シリコン樹脂製の人工尿道括約筋。体内に埋め込み、排尿を調節する

写真提供：タカイ医科工業株式会社

人工尿道括約筋の埋め込み手術は、手術そのものは自己負担で約150万円かかりますが、先進医療として認められているので（2011年4月現在）、検査や入院費などには健康保険が使えます。

尿もれパッドやおむつを毎日交換することを考えると、必ずしも高額とはいえず、何よりQOL（生活の質）は大きく向上します。

なお、なんらかの病気や事故で救急病院に運ばれた際に、尿道が人工的にふさがっている状態であることを救急の医師に伝える必要があります。救急現場では、しばしば尿道にカテーテルを入れるのですが、人工尿道括約筋で尿道が閉まった状態だと、カテーテルがうまく入らないのです。コントロールボタンを押してカフを広げれば、問題ありません。

こうした注意点を書いた携帯用の小冊子が用意されています。患者さんが海外旅行に出かけることも想定して、5カ国語に対応しています。

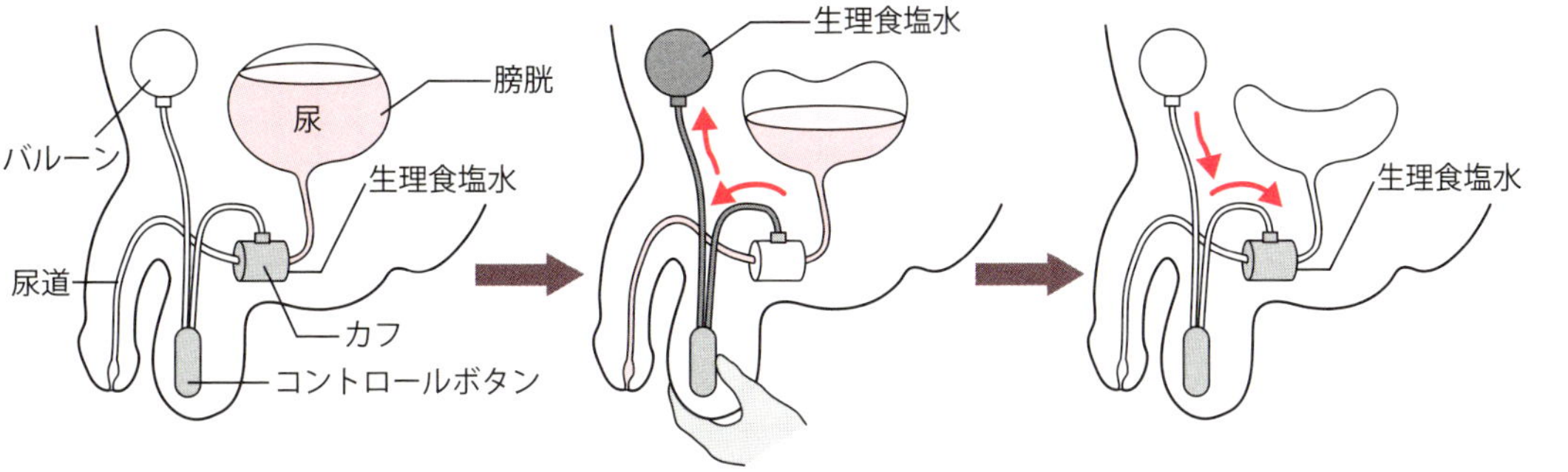

尿道に巻きつけたカフに生理食塩水を満たすことで、尿道を締めつけ、尿もれを防ぐ

膀胱に尿がたまって尿意をもよおしたら、陰のうに埋め込んだボタンを押す。カフ内の水がバルーンに移り、尿道が開いて排尿できる

バルーンの水は3分ほどで自動的にカフに戻り、再び尿道を閉める

荒井陽一

（あらい・よういち）
東北大学病院泌尿器科教授

患者さんのこだわりに配慮し、術後の生活の質の向上に真剣に取り組んでいます。

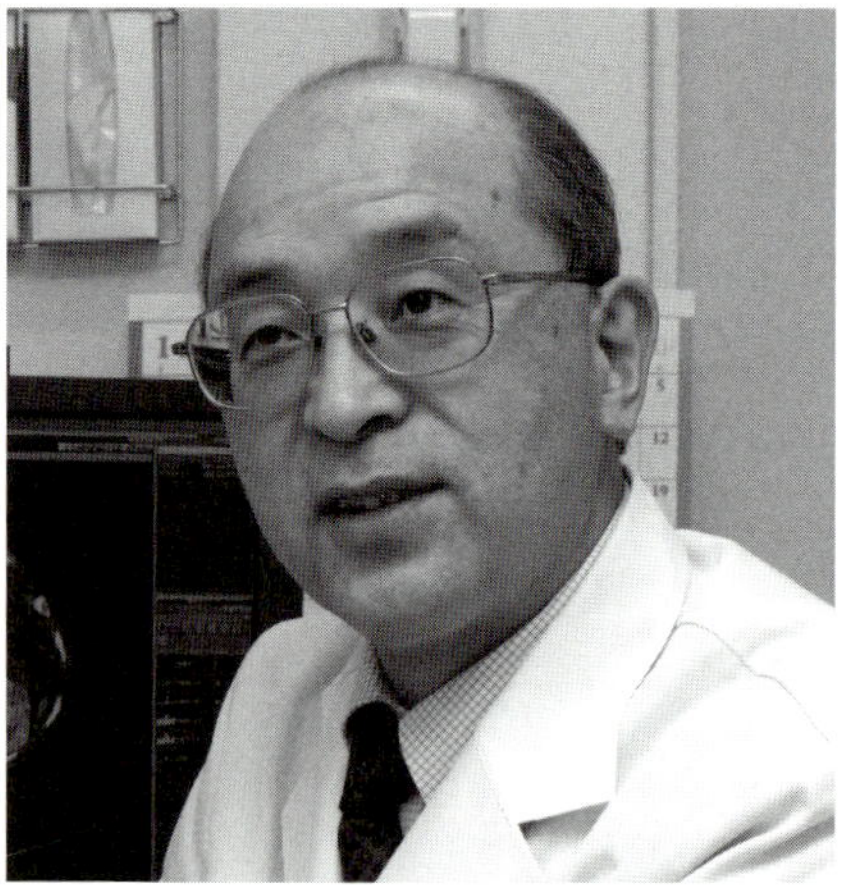

「泌尿器科の医師は、尿失禁とか、性機能障害とか、他人には相談しにくいプライベートパートを担当しています。だから、優しい人が多いですよ」

と荒井先生はいいます。学生にも「泌尿器科は人間の尊厳を科学する臨床科だ」と強調しているそうです。

前立腺がんの手術に取り組むことになったきっかけは、荒井先生が医師になった当時の日本では、前立腺がんが早期にみつかることは少なく治療といえばホルモン療法しかなかったことに疑問を感じたからです。

「例外的に行われていた手術は恥骨をはずして行う大がかりなものでした。私もトライしたことがありましたが、非常に難しい手術でした」

とても多くの患者さんを対象に行える手術とはいえませんでした。

「当時アメリカでは、どんどん新しい手術が行われていたのです。日本でもそうした手術ができるはずだ、という思いが募っていました」

1982年、荒井先生は米国メイヨー・クリニックのマイヤーズ先生から、直接、手術の手ほどきを受ける機会を得ます。そこで学んだことを生かして、早期の前立腺がんの患者さんには、積極的に手術を行っていったのです。その後、85年には前立腺全摘除術を確立した米国ジョンズ・ホプキンス大学のウォルシュ先生の手術を直接見て勉強しました。

「日本人でいちばん最初に見学に行きました。先生は、すでに神経温存手術を行っていました。それまでの私の手術では尿失禁や性機能障害を克服できていなかったので、非常に勉強になりました」

その後、荒井先生は倉敷中央病院で、多くの患者さんに対応できる前立腺がんの早期診断システムを立ち上げます。前立腺がんが疑わしい人をスムーズに見つけ出し、生検で確定診断していくしくみです。

「データベースの管理システムを整備し、医師の負担を減らして、手術に集中できる環境を整える工夫をしました。患者さんが集まり、手術数が増えて、若手の医師も活発に学会発表できるようになったのです」

そんな荒井先生にも、苦い思い出があります。80歳の患者さんを手術したところ、性機能を失った患者さんから猛抗議を受けたのです。

「まさか80歳の人が性機能にこだわるとは思わず、十分な説明をせずに手術をしてしまったのです。術後に『聞いていなかった』と猛烈に怒られました。デリケートな問題で、日本人はあまり口に出しませんが、多くの人が実は男性のアイデンティティとして、性機能にこだわっていることを痛感しました」

駆け出しのころのそんな経験があるからこそ、荒井先生は神経温存には細心の注意を払っています。手術中に神経に電気刺激を与え、神経温存ができているか確認する方法も導入しました。また、術後の尿失禁の問題にも、真剣に取り組んでいます。

「１００人手術をすると、１〜３人程度、重い尿失禁になります。そういう患者さんには、人工尿道括約筋を埋め込む手術をします。これを使うと、自分で排尿をコントロールできるようになり、ＱＯＬ（生活の質）が飛躍的に向上するのです」

前立腺がんの患者さんに、荒井先生はこうアドバイスしています。

「当施設では、手術以外の治療法にも取り組み、あらゆる成績をできるだけ詳しくホームページなどで公開しています。一方で、『治療法は医師に決めてほしい』と思う患者さんも少なくありません。そういう方には、『あなたにはこの治療法が向いている』と勧めます。治療法選択のポイントは、治療後のＱＯＬで、そこをよく考えることが大切ですね」

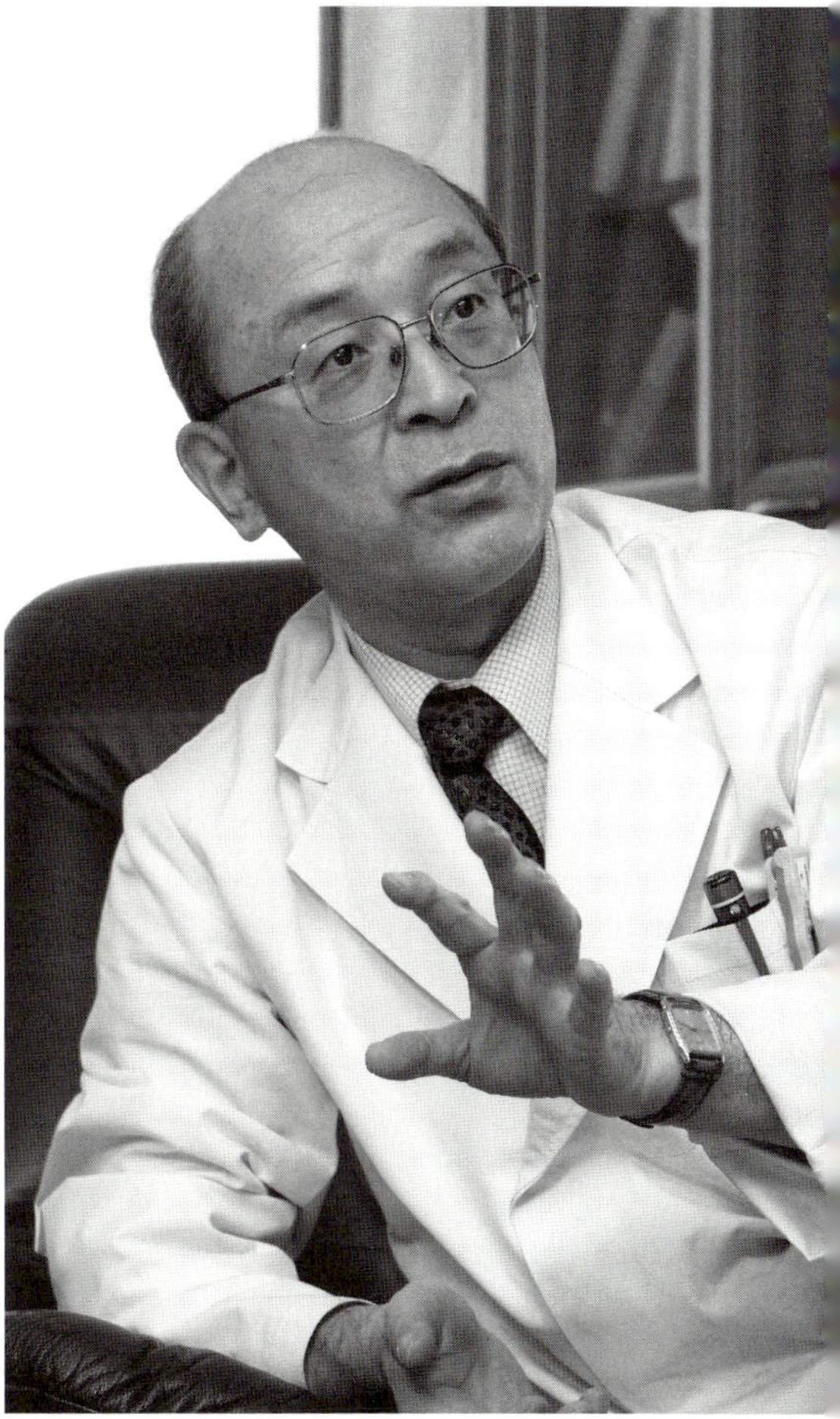

荒井陽一（あらい・よういち）

1953年山形県生まれ。京都大学医学部卒。公立豊岡病院泌尿器科医長、京都大学医学部附属病院泌尿器科講師、倉敷中央病院泌尿器科主任部長を経て、2001年東北大学大学院医学系研究科・泌尿器科学分野教授。2003年東北大学病院長特別補佐、2004年東北大学病院副病院長。

手術療法

小さな傷口ですみ、治りが早い
腹腔鏡手術

東海大学医学部外科学系
泌尿器科教授
寺地敏郎（てらち・としろう）

内視鏡の一種である腹腔鏡《ふくくうきょう》を使うため、おなかの傷口が小さくてすむ腹腔鏡手術。前立腺がんの腹腔鏡手術を日本で開始した寺地敏郎先生に、この治療法のすぐれているところや、合併症について語っていただいた。

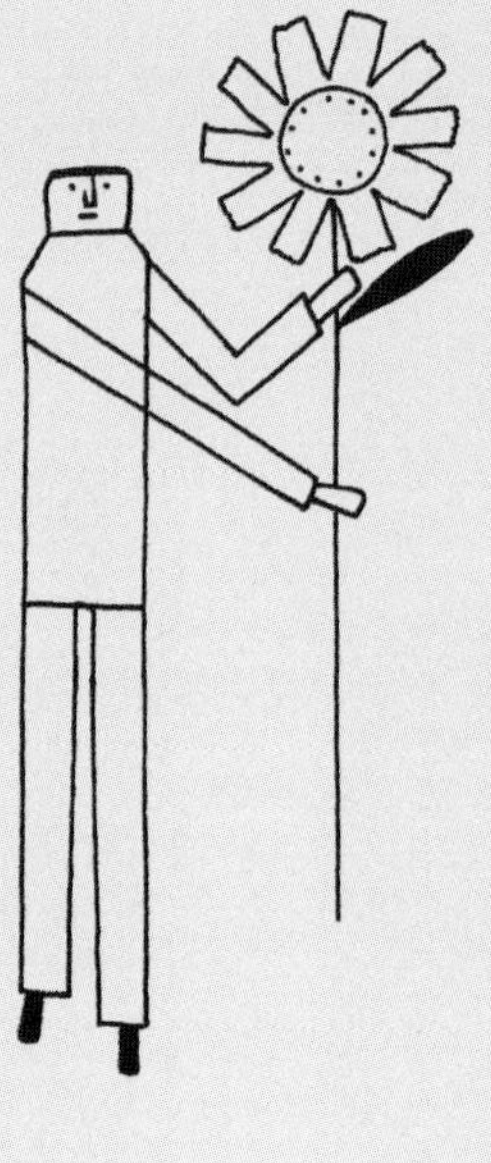

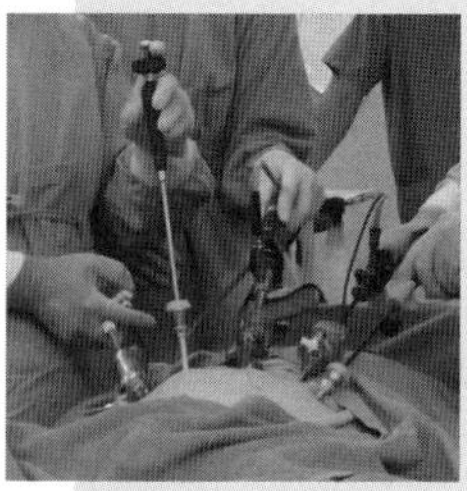

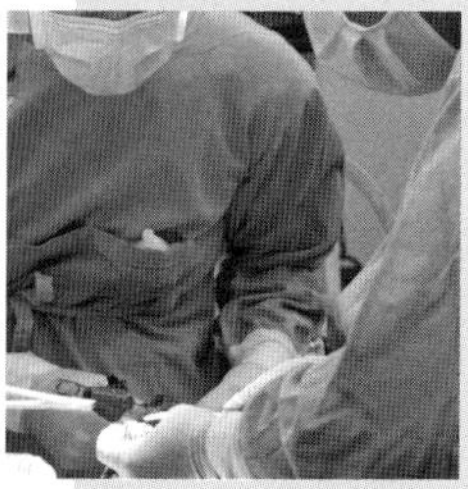

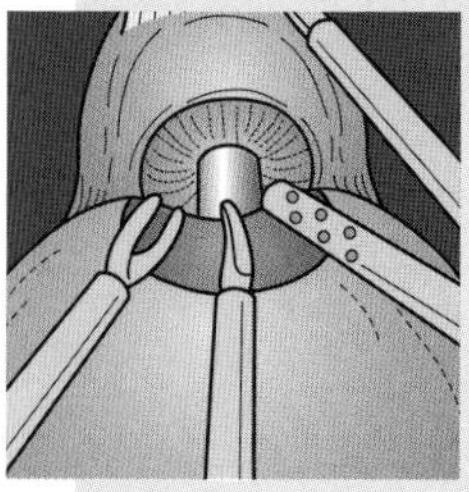

どんな治療法ですか？

腹腔鏡を使い、医師がおなかの内部を画面で見ながら、専用の器具を動かして行う手術です。傷口が小さくてすむので、回復が早くなります。

●おなかの内部を映す腹腔鏡

●モニター

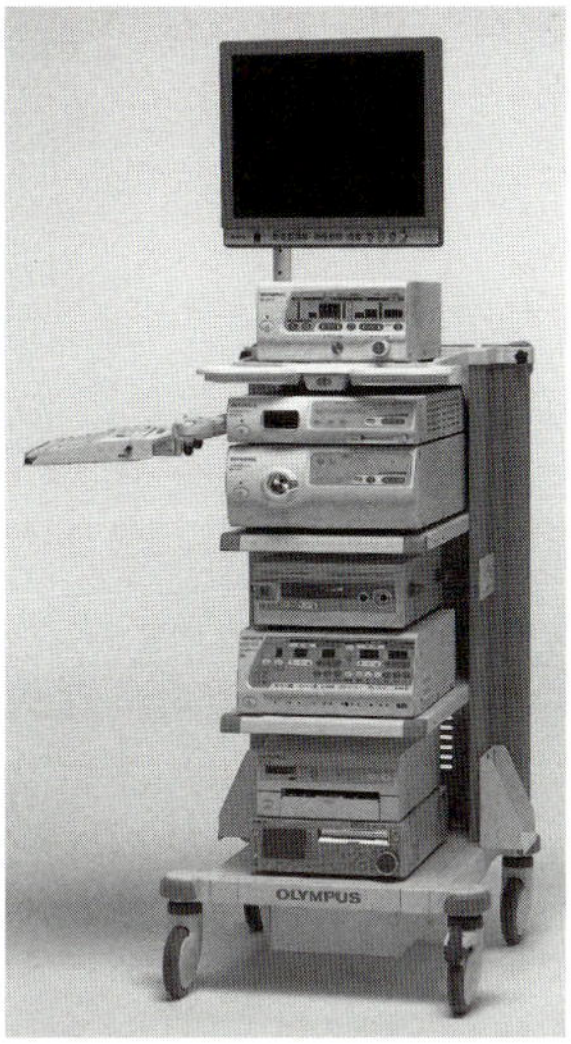

おなかの内部の鮮明な画像を映し出す。この画像を見ながら手術を行う。

写真提供：
オリンパスメディカルシステムズ株式会社

●腹腔 鏡《ふくくうきょう》

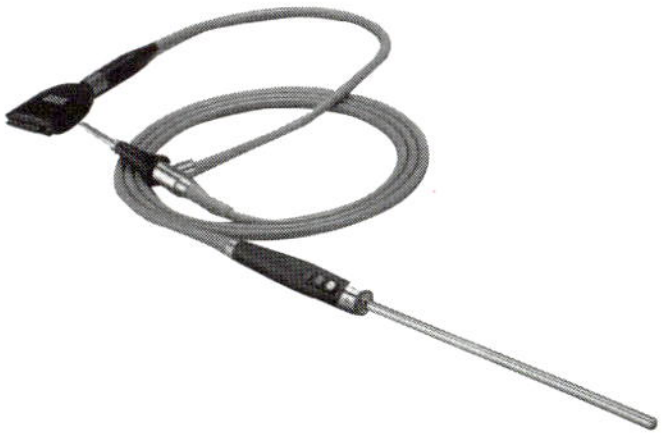

先端に超小型の高性能カメラが組み込まれている。腹部の穴から挿入し、内部を動画撮影。

●腹腔鏡手術の特徴

- ●手術の傷口が **小さい**
- ●傷口の治りが早く、痛みが **軽い**
- ●手術の翌日から **楽に歩ける**
- ●出血を **少なくできる**
- ●入院期間が **短くてすむ**

傷口が小さく痛みも軽い 入院も開腹手術より短い

腹腔鏡は内視鏡の一種で、腹腔（おなかの内側）のようすを映し出すために開発された専用のカメラです。細い管の先に小さなビデオカメラが取りつけられていて、そこで撮影した動画が、モニターに映し出されます。手術をする医師や助手は、そのモニターを見ながら専用の器具を操作して手術を行います。

腹腔鏡手術（腹腔鏡下前立腺全摘除術）は、この腹腔鏡を用いて前立腺を全部切り取る手術です。前立腺を全部切り取るという点では開腹手術と基本的に同じことをするわけです。ただ、腹腔鏡を使うことによって、おなかの傷口が小さくてすみ、傷口の治りが早く、痛みも軽くなります。

腹腔鏡を使った手術の場合、患者さんは手術の翌日から、楽に歩くことができます。どんな手術でも、寝たきりのまま体を動かさないと、深《しん》部《ぶ》静脈《じょうみゃく》血栓症《けっせんしょう》といって、静脈に血

扉写真提供：医療情報研究所

栓（血のかたまり）ができ、それが肺の血管を詰まらせる（肺塞栓《そくせん》、いわゆるエコノミークラス症候群）をおこす危険があります。

そこで、手術後、なるべく早い時期から体を動かすことが勧められますが、患者さんが自分で歩くことができれば、いちばんよいわけです。手術の翌日から楽に歩けるということは、術後のＱＯＬ（生活の質）が高くなるのはもちろんですが、血栓の予防という意味でも大きなメリットがあるといえます。

また、腹腔鏡手術では、開腹手術に比べて出血を少なくすることができます。腹腔鏡では手術部位を拡大して観察できるので、細部を確認しながら手術ができます。また、腹腔内を炭酸ガス（二酸化炭素）でふくらませて手術をするため、この圧力で出血しにくいという面もあります。

回復が早いため、入院期間も開腹手術が２週間程度であるのに対し、腹腔鏡手術では８～10日程度ですみます。この結果、治療費の総額は開腹手術より安くなります。

熟練を要する難しい手術で10年以上の歴史を重ねる

前立腺がんに対する腹腔鏡手術は、１９９２年にアメリカで始まりましたが、技術的に難しく手術時間が長くかかるため普及せず、始めた医師も97年にやめてしまいました。その後、アメリカで行われた方法とは少し違う術式により、98年にフランスで、前立腺がんの腹腔鏡手術が始まりました。

私自身はそれまで副腎《ふくじん》や腎臓の手術で腹腔鏡を使っていて、開腹手術にはない大きなメリットがあると考えていました。おなかを大きく切る手術では、どうしても患者さんに重い負担をかけます。おなかを大きく切ると、それだけ痛みも強く、数日間ほぼ寝たきりになるので治りも遅くなります。その点、腹腔鏡手術は劇的に回復が早いのです。前立腺がんの腹腔鏡手術がフランスで行われたというニュースを知り、すぐに自分も手がけてみようと思いました。

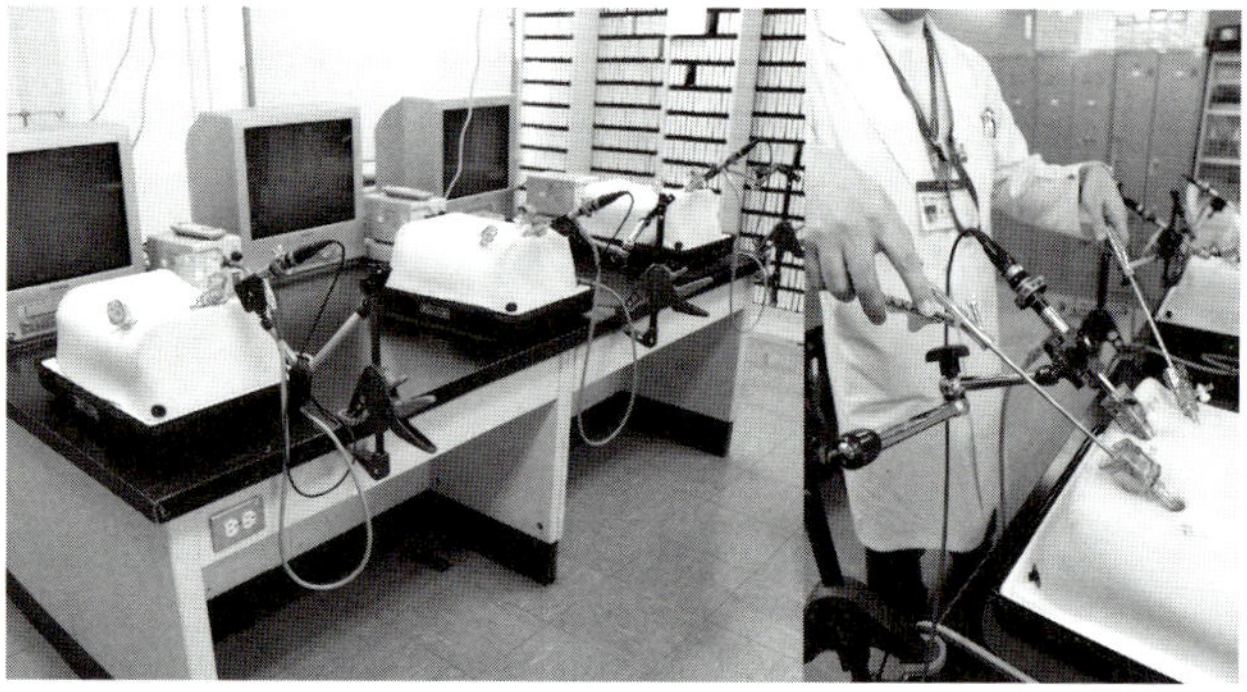

腹腔鏡とモニターがセットされたトレーニングボックス。実際の手術に使用する鉗子《かんし》を用いてトレーニングを積む

写真提供：医療情報研究所

99年12月、当時勤めていた京都大学医学部附属病院で国内第一例を試み、２０００年から勤務した天理よろづ相談所病院で、本格的に手がけるようになりました。以来、これまで10年以上の歴史を積み重ねてきたことになります。

前立腺がんの手術は、泌尿器科のなかでも副腎や腎臓に比べて、もともと非常に難しい手術といわれています。前立腺は膀胱《ぼうこう》や尿道括約筋《かつやくきん》とつながっているので、これらを切り離したり、前立腺を取り去ったあとに膀胱と尿道をつなげて再建したりする必要があります。また、前立腺の周囲を取り巻く神経を傷つけないように手術をするのは簡単なことではありません。前立腺の形や大きさも、患者さん一人ひとり違うのです。

　私もフランスで手術を見学したあと、技術の習熟に努めましたが、腹腔鏡手術では熟練者の指導のもとで、しっかりしたトレーニングを受ける必要があります。私の勤務する東海大学医学部付属病院では、私を含めて3人の医師が前立腺がんの腹腔鏡手術を手がけていて、さらに若い医師たちが、手術を手伝いながらトレーニングを積んでいるところです。

限局がんがもっとも適している腹腔鏡手術

　開腹手術と同様に、腹腔鏡手術も限局がんがいちばん適しています。とくにＰＳＡ値（14ページ参照）が10未満、グリソンスコア（18ページ参照）が7以下であれば理想的です。

　ＰＳＡ値が20以上だったり、グリソンスコアが8以上だったり、あるいは局所進行がんだったりした場合は、患者さんの年齢や術後のＱＯＬ（生活の質）などを考えて、腹腔鏡手術をするかどうか、慎重に検討することになります。

　前立腺が非常に大きい場合（100gを超える）、または逆に非常に小さい場合（20g未満）も、腹腔鏡手術は避けるのが一般的です。前立腺が大きすぎたり小さすぎたりすると、開腹手術でも手術が難しくなるのですが、腹腔鏡手術ではなおさら困難になるのです。

　また、ＢＭＩが30を超えるような肥満の患者さんの場合も、脂肪がじゃまをして腹腔鏡手術が難しくなることがあります。ＢＭＩ（ボディ・マス・インデックス）は（体重kg）÷（身長m）÷（身長m）で求める数字で、日本肥満学会ではＢＭＩ25以上を肥満としています。ＢＭＩ30はかなりの肥満といえます。

●腹腔鏡手術を受けられるがんの状態

適している	限局がん とくに PSA 値 10 未満、 グリソンスコア 7 以下
慎重に検討	PSA 値 20 以上、 または グリソンスコア 8 以上、 または局所進行がん

●こんな場合は腹腔鏡手術は難しい

●前立腺が非常に大きい（100 g を超える）
●前立腺が非常に小さい（20 g 未満）
●ＢＭＩが 30 を超える肥満

治療の進め方は？

おなかに小さな穴を5カ所あけ、腹腔鏡や手術器具を出し入れして手術。医師はモニターで動画像を見ながら手術器具を操作します。

基本は開腹手術と同じで前立腺をすべて切り取る

術前には必ずカンファレンス（症例検討会）を開き、胸部X線検査、腹部CT検査など各種検査結果をもとに、腹腔鏡手術が適しているかどうかを検討します。

手術開始前に感染防止のための抗菌薬と、血液を固まりにくくする薬剤を点滴します。麻酔は全身麻酔で行いますが、術中の麻酔のコントロールと、術後の痛みを緩和するために、下半身の硬膜外麻酔を併用します。

腹腔鏡手術では、最初に、おへその下あたりに直径20㎜程度の穴をあけ、そこから腹腔鏡を入れます。また、手術する医師が器具を操作するための穴を2つ（12㎜と5㎜）と、助手が器具を操作するための穴を2つ（12㎜と5㎜）あけます。合計5つの小さな穴を、おなかにあけるわけです。

穴をあけた部分には、トロカーと呼ばれる内側が空洞になった円筒状の器具をはめ込みます。トロカーを通して、腹腔鏡や鉗子《かんし》（組織をつまむための器具）など手術に必要な器具を出し入れします。

次に炭酸ガス（二酸化炭素）を腹腔内に送り込みます。これはおなかをふくらませて、前立腺が腹腔鏡でよく見えるようにし、手術のスペースを確保するためです。

手術する医師は、モニターを見ながらトロカーから入れた器具を操作します。2人の助手は吸引したり、手術の視野をつくるために腸管を押さえたりする役割と、腹腔鏡のカメラの操作を、それぞれ受けもちます。

まずリンパ節を郭清《かくせい》し、膀胱と前立腺の間を切り離します。前立腺と連続している臓器である精のうもはがします。

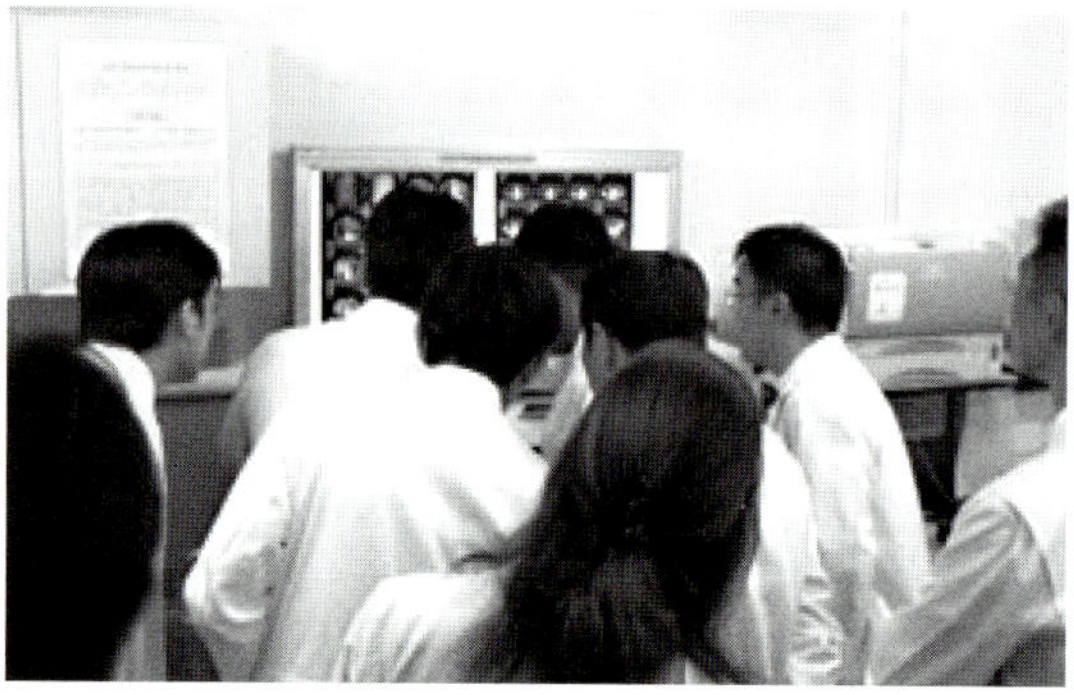

各種の検査をもとにカンファレンス（症例検討会）を開き、腹腔鏡手術が適しているかどうかを検討

写真提供：医療情報研究所

直腸と前立腺をはがし、前立腺と前立腺の両側にある神経や血管が集まっている束（神経血管束・勃《ぼっ》起《き》神経を含む）を露出させます。神経温存が可能な場合は、前立腺とそこにくっついている神経血管束をはがしていきます。神経温存をしない場合は、神経血管束と直腸をはがしていきます。

次に前立腺と尿道を切り離します。前立腺と精のうをトロカーを通して体外へ取り出し、膀胱と尿道を縫い合わせます。尿道に管（カテーテル）を入れ、出血や体液などを体外に排出するための管（ドレーン）を留置し、おなかにあけた穴を縫って閉じ、手術を終えます。

手術の翌日から歩いたり飲食ができる

手術の翌日から水を飲んだり、歩いたりすることができます。順調なら食事もとることができます。回復の状況によって、術後3～5日で尿道のカテーテルを抜き、自力で排尿できるようになります。また、術後4～6日でドレーンを抜くことができます。

東海大学医学部付属病院では、入院から退院まで、8～10日程度ですが、施設によっては10日～2週間程度の入院が必要なところもあります。

退院の1カ月後、3カ月後、その後は3カ月ごとにＰＳＡ検診をして、術後の経過をみていきます。

腹腔鏡を使った手術では、何か異常があった場合、すぐに開腹手術に移行することになっています。ただし私自身の手がけた腹腔鏡手術では、開腹手術への移行が必要になったことは一度もありません。

●入院から退院まで

入院	・手術、麻酔の説明
手術前日	・剃毛《ていもう》、シャワー ・21時以降、飲食禁止（翌朝手術の場合）
手術当日	・浣腸《かんちょう》 ・弾性ストッキング、手術衣着用 ・手術前に点滴 ・手術室に入る。麻酔開始 ・手術 ・点滴、酸素吸入 ・尿道に管（カテーテル） ・傷付近に管（ドレーン） ・背中に痛み止めのための管 ・飲食禁止、ベッド上で安静
手術後1日目	・歩行可、飲食可 ・点滴継続
手術後2日目以降	・行動制限なし ・3～5日目にカテーテルを抜く ・4～6日目にドレーンを抜く ・シャワー可
退院（入院から約1週間）	・今後の治療方針の説明 ・次回外来の予約

東海大学医学部付属病院の場合

●腹腔鏡手術器具と手術法

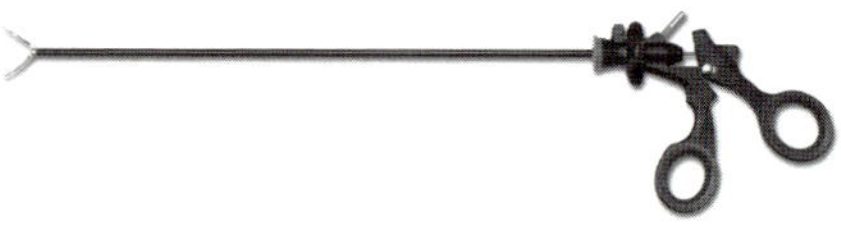

先端に種々の鉗子をつけておなかの内部に挿入し、手術を行う

はさみ鉗子：切開や切除に用いる

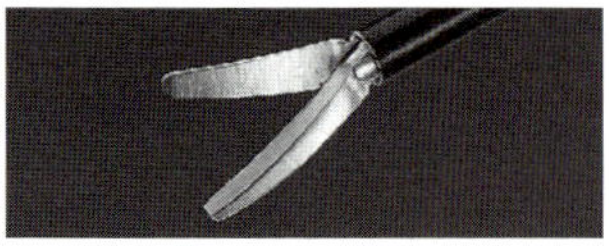

バイポーラー鉗子：電気を使って切開、止血などを行う

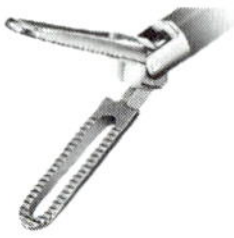

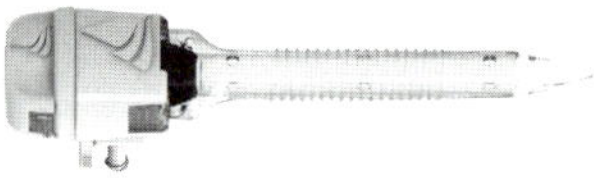

トロカー：腹部にあけた穴にはめ込む。トロカーを通して腹腔鏡や手術器具を出し入れする

●5カ所に小さな穴をあける

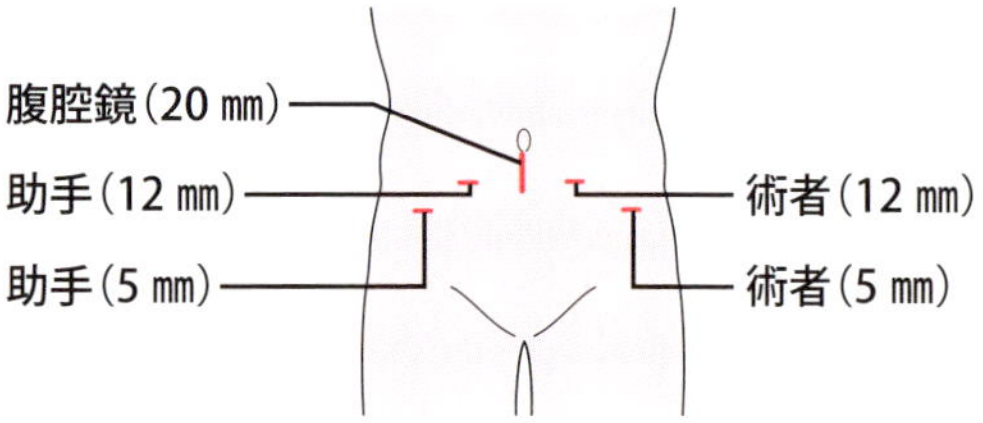

●腹腔鏡、手術器具をトロカーを通して入れる

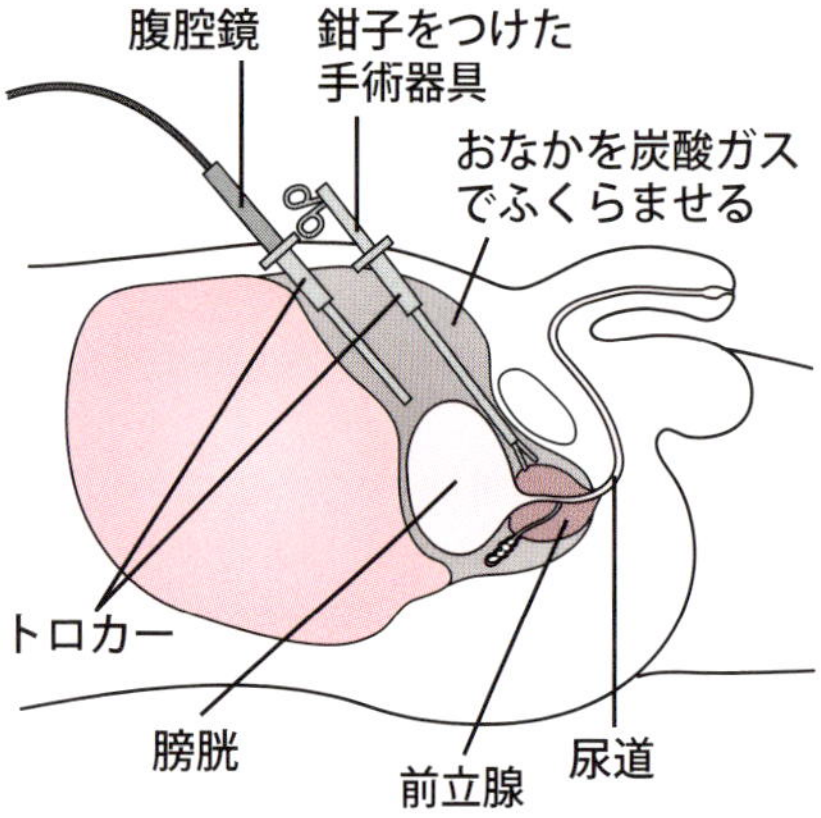

●手術の手順

腹部に穴をあけ、腹腔鏡を入れる

▼

器具操作のための4つの穴をあける

▼

炭酸ガスでおなかをふくらませる

▼

リンパ節を郭清《かくせい》する

▼

膀胱《ぼうこう》と前立腺を切り離す

▼

精のうをはがす

▼

神経血管束（勃起《ぼっき》神経）をはがす

▼

前立腺と尿道を切り離す

▼

前立腺、精のうを摘出する

▼

膀胱と尿道をつなぐ

▼

カテーテル、ドレーンを留置し、穴を縫合する

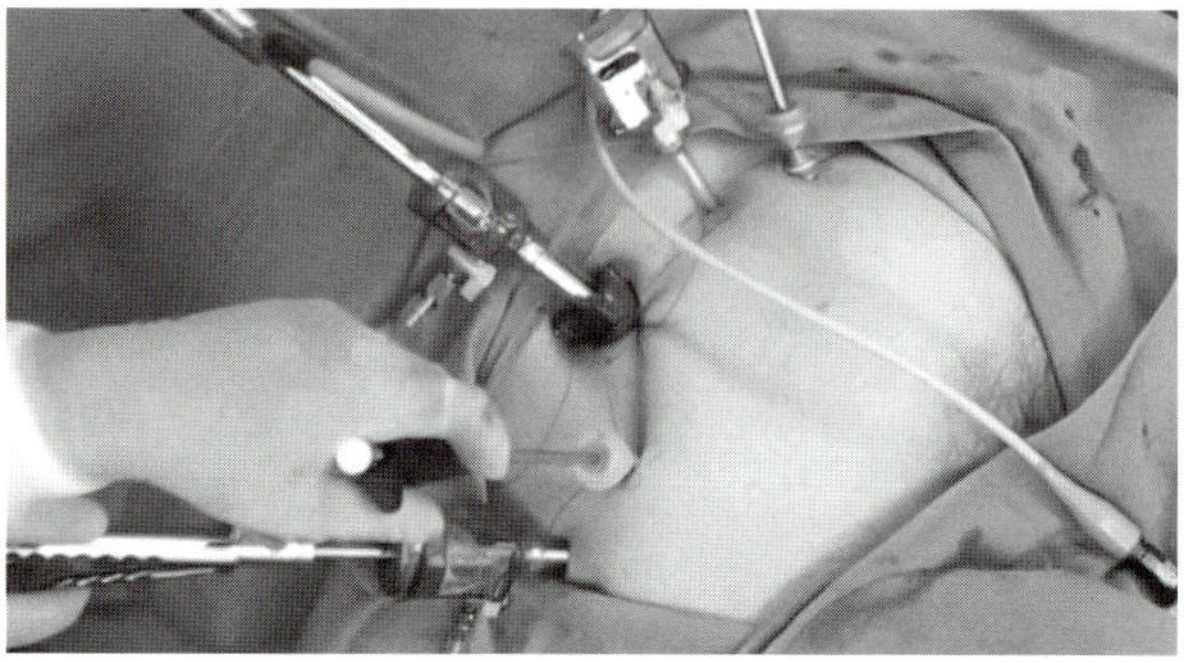

P56、P57 手術写真提供：医療情報研究所　器具写真提供：オリンパスメディカルシステムズ株式会社

●手術室のセッティングと手術の流れ

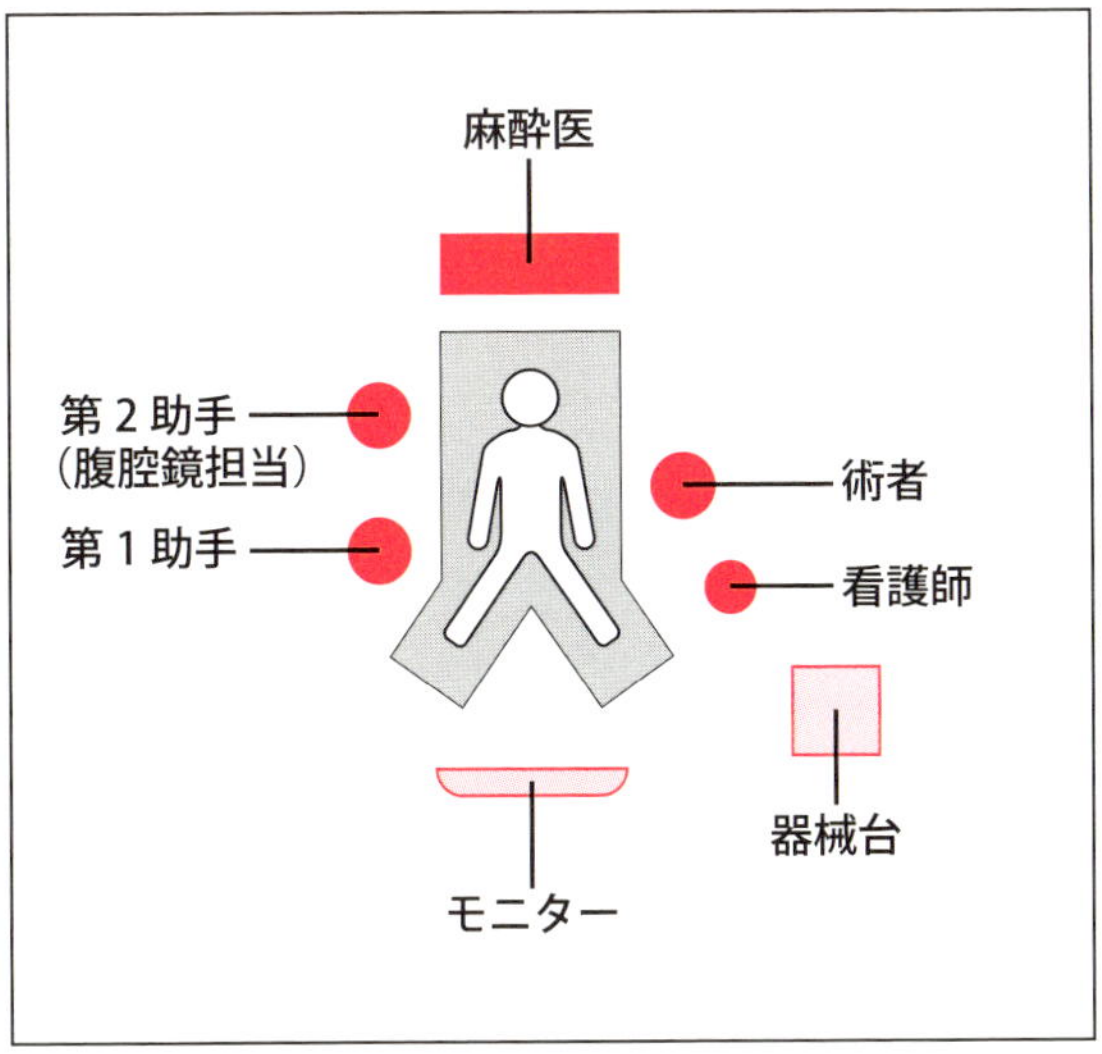

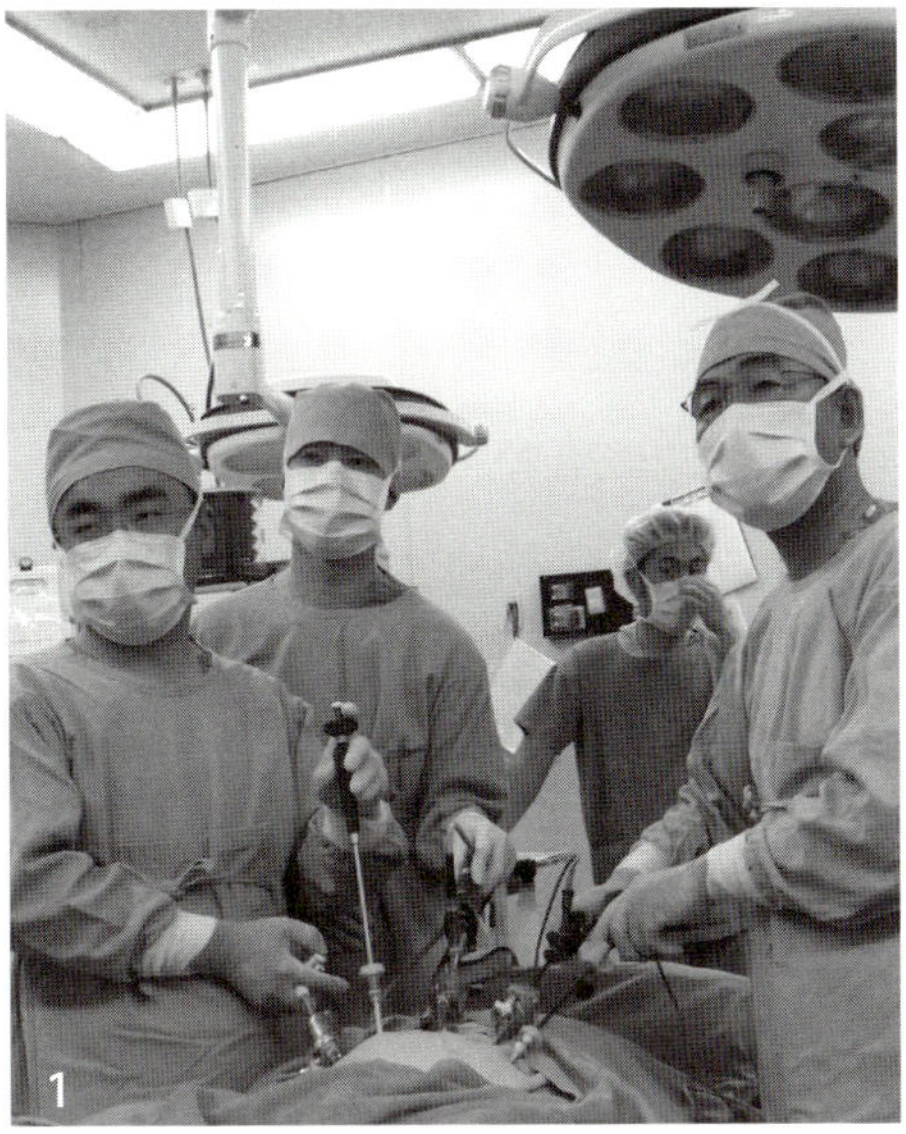

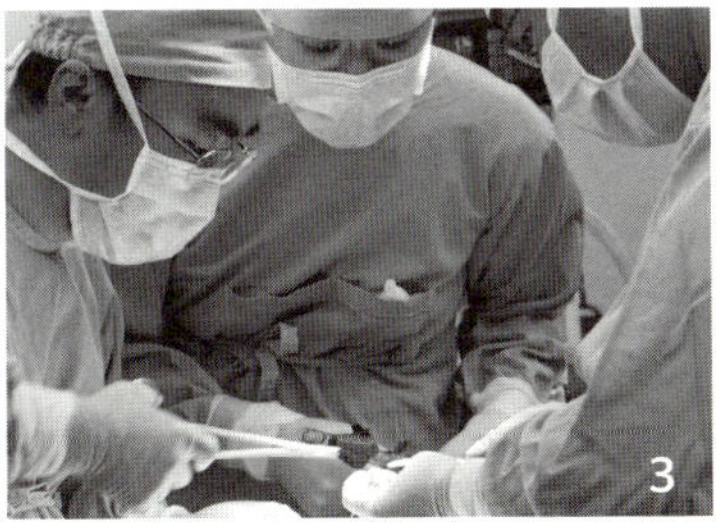

1・2　全員がモニターを見ながら手術を進める

3　切り離した前立腺をカメラ用トロカーの穴を通して取り出す

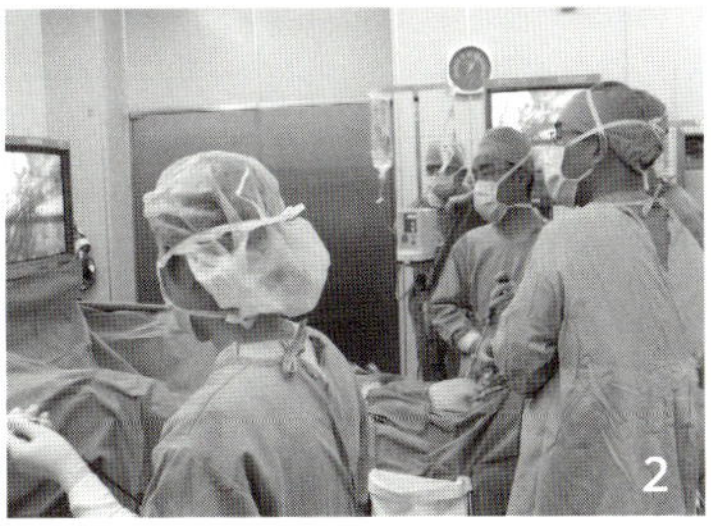

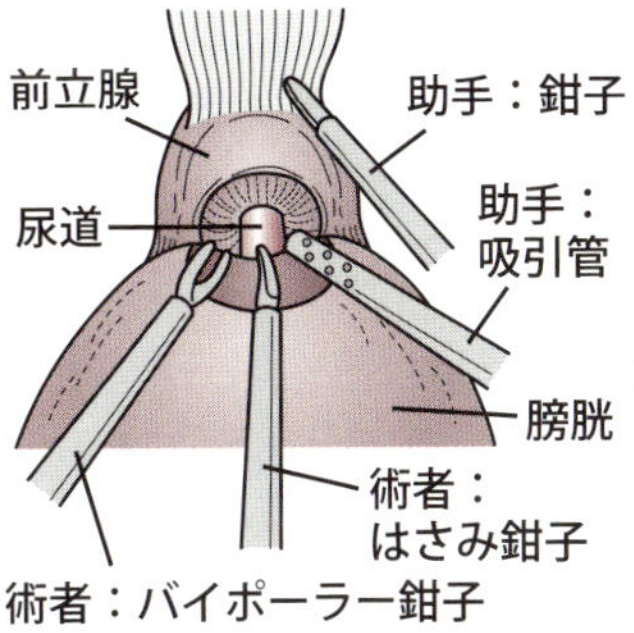

術者の右手の鉗子が膀胱と前立腺を切り離す

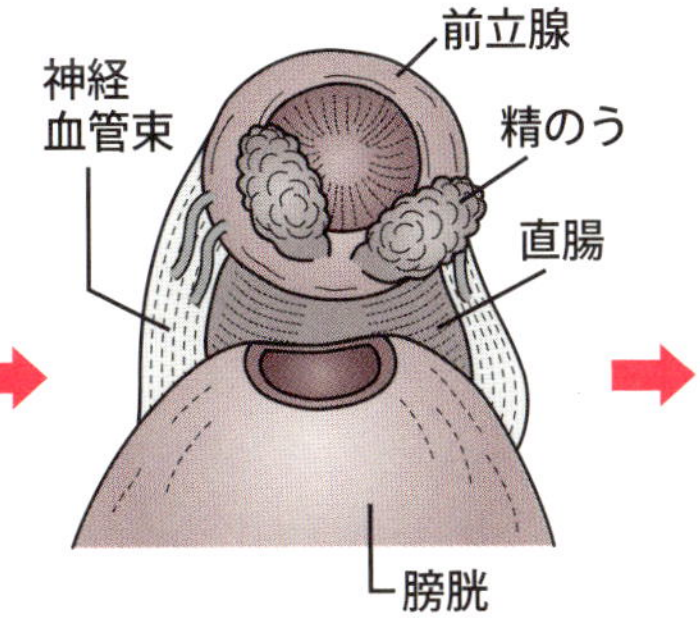

前立腺とともに神経血管束を持ち上げる。神経を温存するなら前立腺からはがし、前立腺とともに摘出するなら直腸からはがす

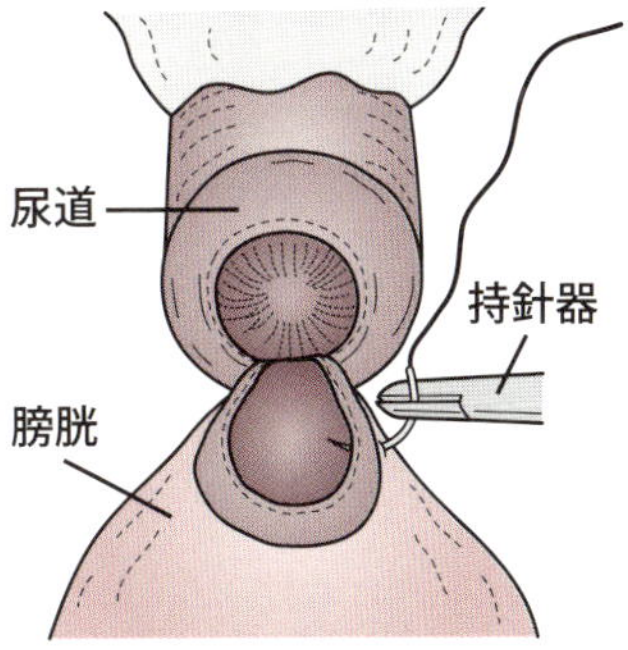

尿道を切断して前立腺を摘出する。残った尿道と膀胱を縫い合わせる。

治療後の経過は？

がんが治る割合、術後の排尿や性機能の障害は開腹手術と同レベルです。健康保険は適用されますが、この手術ができる施設は限られています。

開腹手術と同程度に根治し術後３年で90％が根治

前立腺がんの腹腔鏡手術は、２００９年に全国で１２１７件行われました。このうち、私の勤務する東海大学医学部付属病院泌尿器科では、83件行っています。

当施設の場合、前立腺がんの腹腔鏡手術をこれまで４００例以上手がけてきて、その数も年々増えています。また、腎臓や副腎などの腹腔鏡手術も多数行っています（次ページのグラフ参照）。

腹腔鏡手術では開腹手術とほぼ同じ程度にがんの完治が可能です。

前立腺がんの腹腔鏡手術を行った１００例で調べた調査では、完治の割合（ＰＳＡ非再発生存率）が術後３年で約90％でした。ただし、局所進行がんの場合をみると、15％以上は再発と診断されるレベルまでＰＳＡ値が上昇しています。

また、限局がん３７１例について、開腹手術と腹腔鏡手術を比べた成績では、断端《だんたん》陽性率がどちらも18・９％で同じでした。断端陽性率とは、手術で切り取った端の部分に、がんが残ってしまう割合のことです。

開腹手術では多くの場合、輸血を必要とするので、輸血を必要とする割合が低いのは腹腔鏡手術のメリットの一つです。

腹腔鏡手術を行った際の合併症については、当施設の場合、直腸損傷など治療を必要とする例は１・３％とごくわずかにとどまっています。

また、腹腔鏡手術では、炭酸ガスを腹腔に送り込んでおなかをふくらませ、腹腔鏡のカメラで観察しやすいようにするのですが、この炭酸ガスが皮膚の下にたまり、痛みをおこすものを皮下気腫《ひかきしゅ》といいます。ただしこれは一時的なもので、たまった炭酸ガスは自然に抜けていくので、退院までに痛みはおさまります。

尿失禁、性機能障害も開腹手術と同程度おこる

前立腺全摘除術では、多くの場合、一定期間、オシッコがもれてしまう尿失禁が避けられません。これは開腹手術も腹腔鏡手術も同じで、多くの場合、1年以内に日常生活に支障ない程度にまで回復するところも変わりません。ただし、術後1カ月に限っていえば、開腹手術のほうが尿失禁の程度が軽い印象があります。

●おもな腹腔鏡下の手術件数

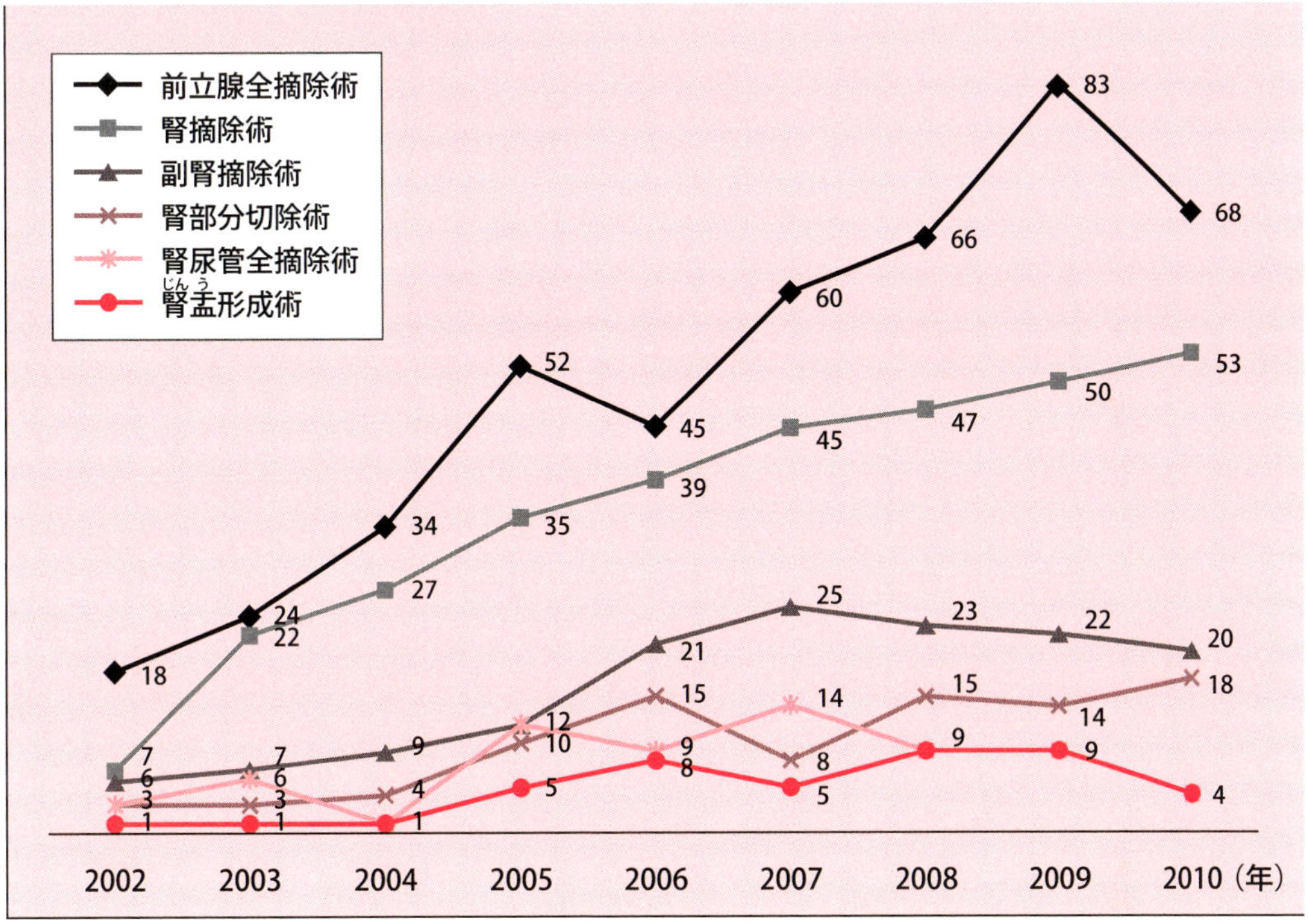

東海大学医学部付属病院泌尿器科調べ

●東海大学泌尿器科の腹腔鏡手術実績

(年)	2002	2003	2004	2005	2006	2007	2008	2009	2010
腹腔鏡下 前立腺全摘除術	18	24	34	52	45	60	66	83	68
前立腺全摘除術 (開腹手術)	16	16	12	8	5	6	3	1	0

東海大学医学部付属病院泌尿器科調べ

性機能障害（勃起障害＝ＥＤ）についても、開腹手術と同じレベルでみられます。開腹手術と同様に腹腔鏡手術でも、神経温存が可能な場合は、できるだけ神経を残すように努めています。片側、もしくは両側の神経血管束を残して勃起神経を温存しても、必ず勃起機能が回復するとはいえませんが、数カ月から2年以内に50〜70％の人で回復が見込めます。ただし、神経を温存できなかった場合は、勃起機能の回復は望めません。

　このように、腹腔鏡手術による合併症は、総じて開腹手術と同じと考えられます。腹腔鏡手術では傷口が早く治るので、痛みが軽く、社会復帰もそれだけ早くできるところが最大のメリットといえるでしょう。

　退院の1カ月後、3カ月後、そのあとは3カ月おきに受診してもらい、ＰＳＡ検診など必要な検査をしています。

●腹腔鏡手術と開腹手術を比較する

	腹腔鏡手術は開腹手術に比べて
手術の傷口	小さい
術後の痛み	軽い
手術時間	長い
手術手技	習熟、高い技術が必要
手術視野	広い
輸血を必要とする割合	低い
治療成績（PSA 非再発生存率）	ほぼ同じ
断端《だんたん》陽性率	同じ
尿失禁	同じ。術後 1 カ月は程度がやや重い印象
性機能障害	同じ
社会復帰	早い

健康保険が適用されるが実施施設は限られる

　前立腺がんの腹腔鏡手術は、２００６年４月から健康保険が適用されています。

　開腹手術に比べて腹腔鏡手術のほうが、手術料金そのものは少し高く、健康保険が3割負担の人で約15万円です。ただし、入院日数が短いため、総額は腹腔鏡手術のほうが安くなります。なお、高額療養費制度も適用されます。

　前立腺がんの腹腔鏡手術は、高度な技術を必要とするため、厚生労働省が定める一定の基準をクリアした施設でしか認められていません。

　その基準は、次ページの表のように定められています。

　腹腔鏡手術を安全に実施するために厳しい基準が設けられているわけです。このため、この条件を満たす施設は全国に限られた数しかありません。施設については巻末の施設リスト、腹腔鏡手術の項を参考にしてください。

一定の技術と経験をもつ技術認定取得者が行う

また、日本Endourology・ESWL学会では、泌尿器腹腔鏡技術認定制度を設けています。技術認定取得者でなくても、前立腺がんの腹腔鏡手術をすることはできますが、技術認定取得者であれば、一定の技術と経験をもっていると考えられます。2004年~09年で計564名が認定を受けています。

なお、患者さんやご家族に対して、事前に医師から治療の必要性、腹腔鏡手術が適しているかどうか、考えられる合併症とその頻度、開腹手術への移行や輸血の可能性などについて、十分な説明をすることになっています。

治療の選択にあたっては説明をよく聞いて、納得したうえで決めていただければと思います。

●腹腔鏡手術の基本情報

全身麻酔＋下半身麻酔
所要時間――3～5時間
入院期間――8～10日
費用――治療費　約50万円 （検査、入院費など別。健康保険適用。高額療養費制度適用）

（東海大学医学部付属病院の場合）

●前立腺がんに対する腹腔鏡手術の施設基準

1	泌尿器科を標榜している病院であること
2	腹腔鏡下腎摘除術、および腹腔鏡下副腎摘除術を、術者として、合わせて20例以上実施した経験を有する、常勤の泌尿器科医師が2名以上いること
3	当該手術に習熟した医師の指導のもとに、当該手術を術者として10例以上実施した経験を有する、常勤の泌尿器科医師が1名以上いること
4	当該保険医療機関において、腹腔鏡下前立腺悪性腫瘍《しゅよう》手術が10例以上実施されていること
5	関係学会から示されている指針に基づき、適切に実施されていること

厚生労働省　2010年資料より作成

寺地敏郎

（てらち・としろう）
東海大学医学部外科学系
泌尿器科教授

手術翌日に、患者さんがニコニコしながら歩いているという感動。それが普及に挑むきっかけでした。

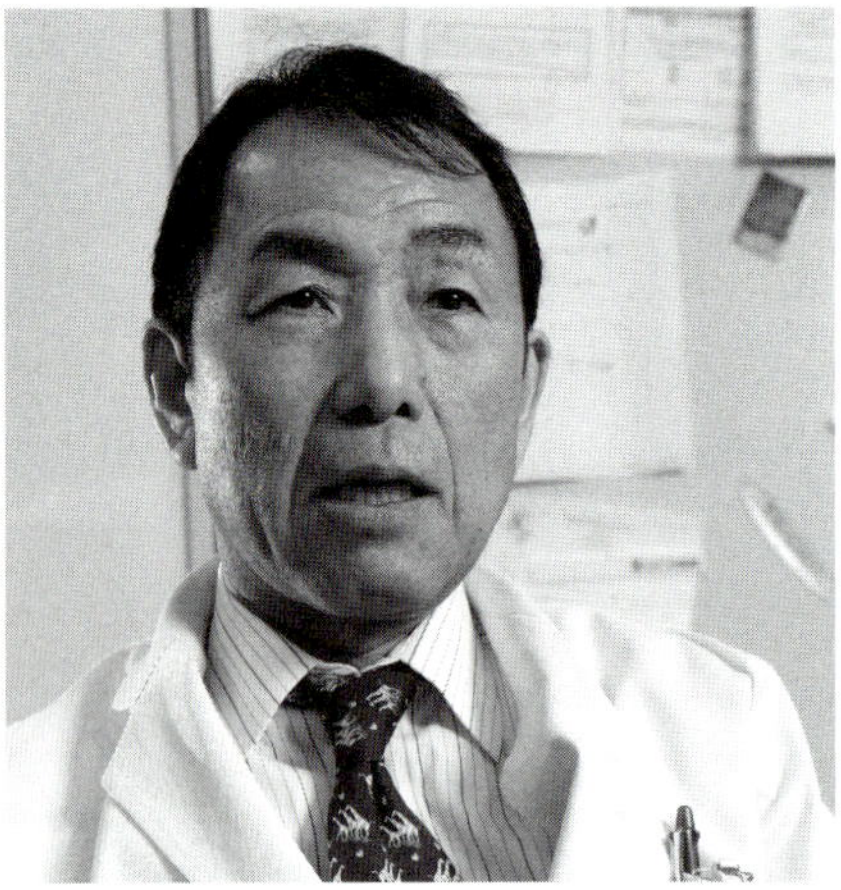

寺地先生は本書の「検査と診断」、「開腹手術」の項目を担当している荒井先生と大学の同級生です。泌尿器科を志したのは、早く手術をしたかったからだといいます。

「外科系の魅力は、手術によって患者さんを治しているという実感が得られるところ。当時は消化器外科は人気が高く、若手には手術の機会が少なかったので、たくさん手術ができそうな泌尿器科を選びました」

寺地先生がいちばん初めに腹腔鏡手術を手がけたのは１９９１年のことです。腎臓を取る手術でした。翌１９９２年には副腎を取る手術をしました。

「今では1時間もかかりませんが、このときは4時間半かかりました。でも、手術を受けた患者さんは、翌日からニコニコ笑いながら病院の廊下を歩いていました。その姿を見たときの感動は、今でも忘れられません。腹腔鏡手術は患者さんにとって大きなメリットがあるのだと実感しました。それまで副腎を取る手術といえば、おなかを30㎝くらい切っていたので、患者さんが翌日から歩くなど想像もできないことだったのです。なんとしても術式を確立し、腹腔鏡手術を日本で普及させたいと思いました」

そんななか１９９８年にフランスで、腹腔鏡を使った前立腺がんの全摘除術が確立されたというニュースを知り、寺地先生は日本での第一例に挑戦することになります。

「ビデオでしか見たことがありませんでしたから、全国から腹腔鏡手術を行っている先生や開腹手術で前立腺がんの治療をしている先生など12人に集まっていただき、みなさんに見てもらいながら、慎重に手術に臨みました。12時間がかりでしたね」

２０００年になり、寺地先生はフランスに飛び、前立腺がんの腹腔鏡手術を確立した先達の手術を見学したそうです。帰国後、京都大学から移った天理よろづ相談所病院で、本格的に前立腺がんの腹腔鏡手術を手がけることになりました。

「帰国後の2例目では、手術時間を

6時間に短縮することができ、2000年7月ごろからは、現在と同じ3時間でできるようになりました」

腹腔鏡手術を安全確実に行うには医師の技術が問われます。寺地先生も後進の育成に力を入れており、若い医師に多くの経験を積ませることに尽力しています。

前立腺がんにはさまざまな治療法がありますが、寺地先生が診察するのは前立腺がんの患者さんだけではありません。なかには治療法の確立していない病気の人もいます。

「厳しい状況でも、患者さんに、『この医者に会えてよかった』と思ってもらえるように全力を尽くす。そういう医者でありたいと思っています」

一方で、寺地先生は「日本人は自分なりの死生観をもつべきだ」とも指摘します。

「哲学や宗教を学び、死生観をもつことが、よりよく生きることにつながります。誰でも最後は死ぬわけですから、一人ひとり心構えをもつことは大切ですね」

多くの患者さんの生死を見つめてきただけに、重い響きがあります。

ところで、寺地先生の教授室にはダンベルが置いてあります。手術をする医師は体力が必要だという信念から、暇を見つけては鍛えているといいます。2007年9月には、3時間51分31秒のタイムでホノルルマラソンを完走。死生観を語る哲人にして、体力面でも鉄人です。

「前立腺がんはさまざまな治療法があるので、セカンドオピニオンを聞くのもよいでしょう。ただし、まず目の前にいる医師を信頼して、よく話を聞いてみることも大切です。患者さんから信頼されれば、医師も一生懸命応《こた》えようとするものですよ」

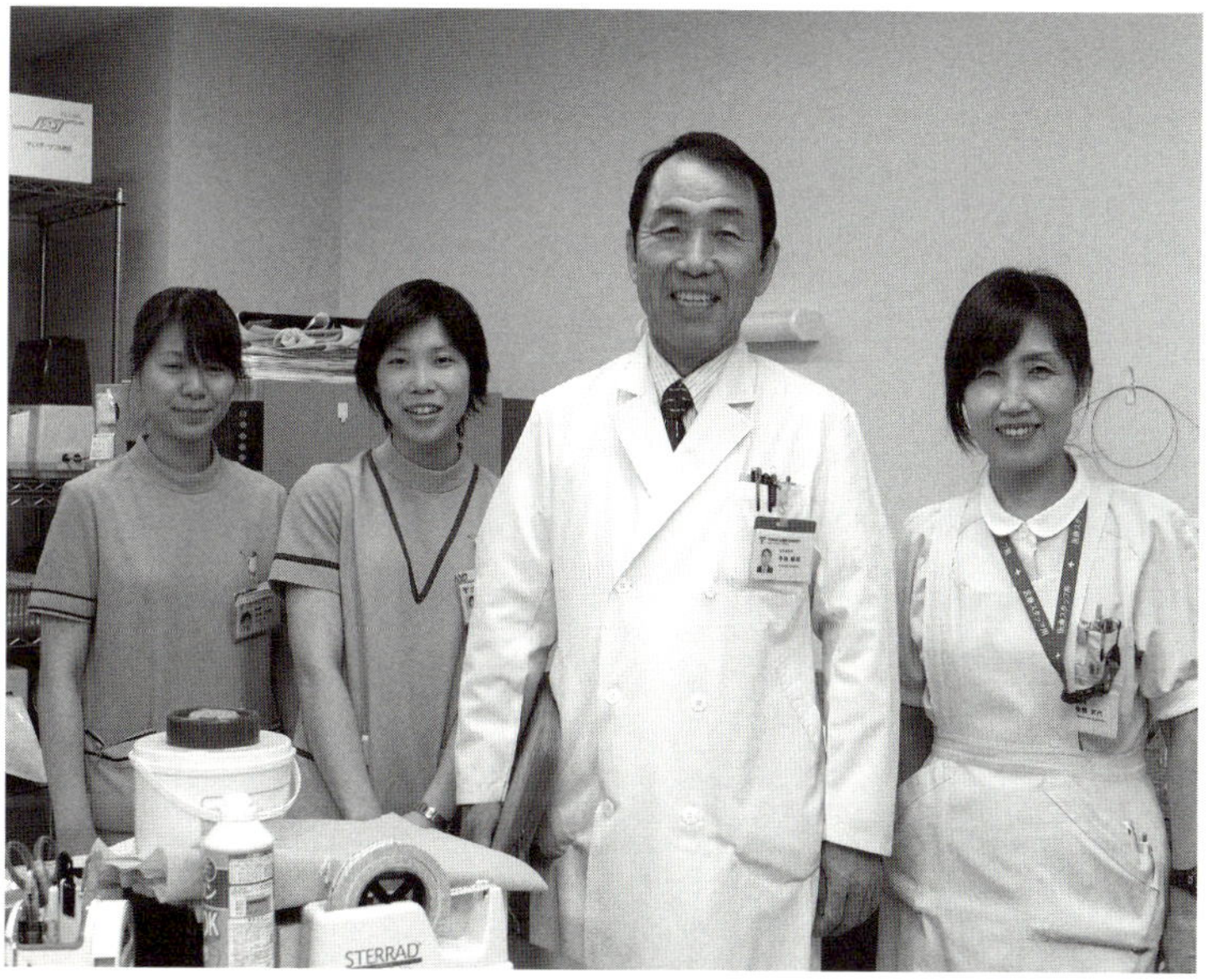

寺地敏郎（てらち・としろう）

1952年岡山県生まれ。京都大学医学部卒。倉敷中央病院に勤務後、99年京都大学大学院医学研究科泌尿器病態学助教授として、日本で初めて前立腺がんの腹腔鏡手術を手がけた。その後、天理よろづ相談所病院泌尿器科部長を経て、2002年から現職。腹腔鏡手術のスペシャリストとして知られる。

手術療法

人の手より細やかな動きを可能にした ロボット支援手術

東京医科大学病院
泌尿器科准教授
吉岡邦彦（よしおか・くにひこ）

アメリカでは前立腺がんの手術の85％以上がロボット支援手術に置き換わっている。出血が少なく、尿失禁の合併症も回復が早いロボット支援手術。日本のパイオニアの一人である吉岡邦彦先生にその特徴を語っていただいた。

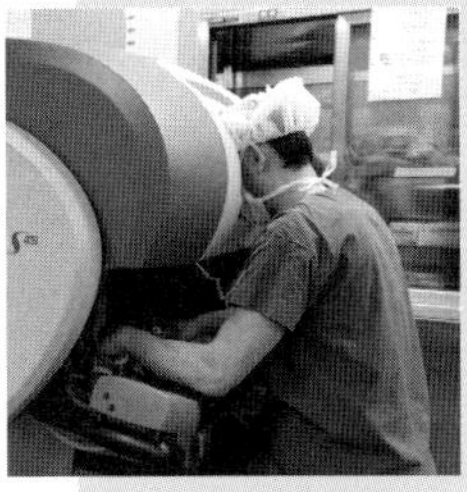

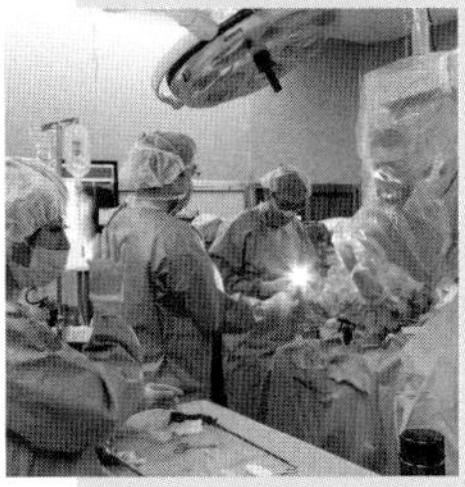

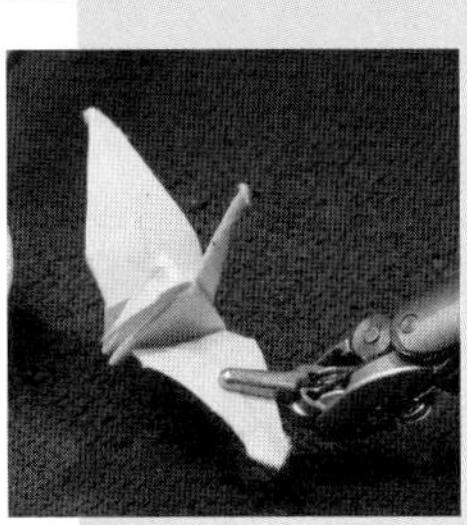

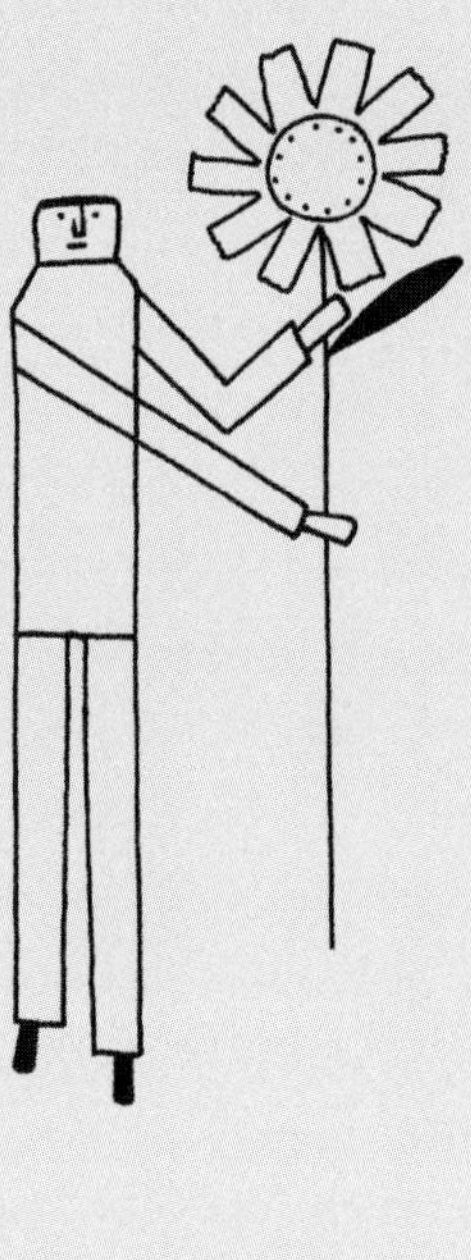

どんな治療法ですか？

手術支援ロボットは、医師の手の動きを忠実に反映しながら、より精緻な作業を可能にします。今後、本格的な普及が見込まれている治療法です。

●医師と一体化して動く手術支援ロボット

腹腔鏡《ふくくうきょう》や手術器具をコンピュータとロボットの手を介して操作する

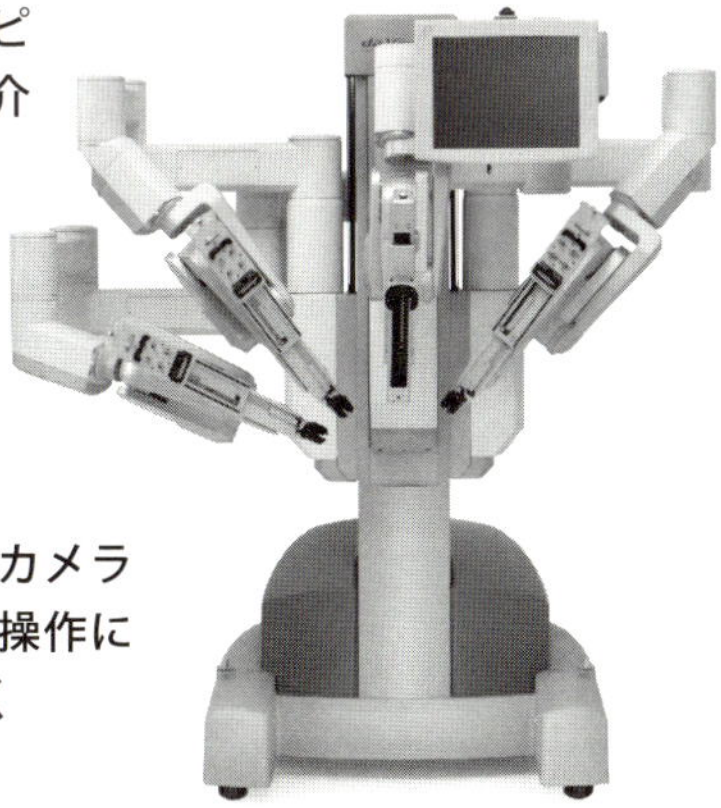

サージカルカート →
患者の脚元に設置され、カメラと３本のアームが医師の操作にしたがってなめらかに動く

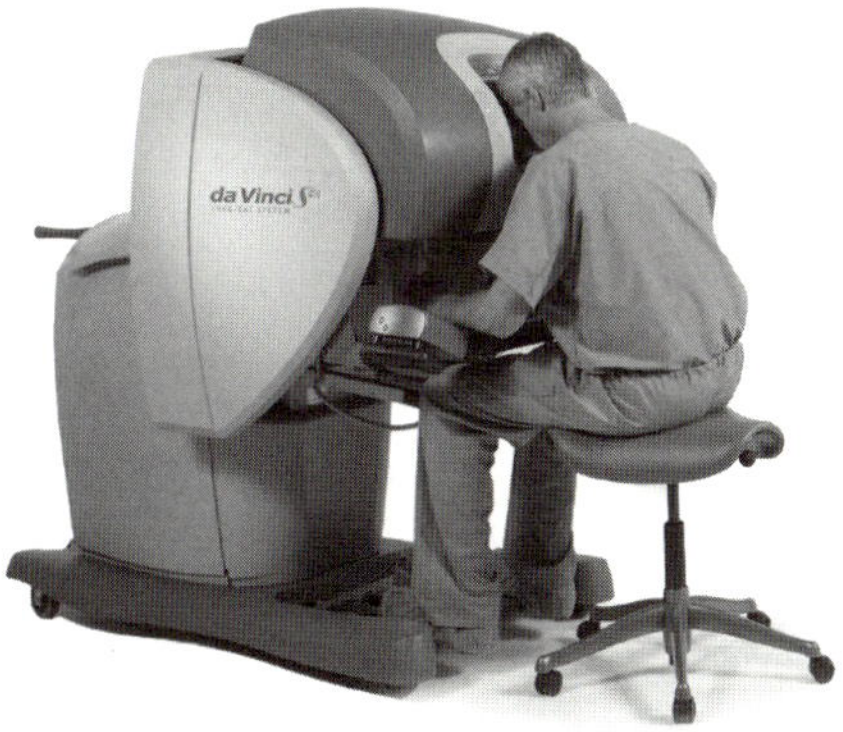

←サージョンコンソール
医師はこの機械で、３D（立体）動画像を見ながらアームを遠隔操作し、手術を進める

写真提供：Intuitive Surgical 社

●ロボット支援手術の特徴

- ●患部を 10 倍に拡大した３D（立体）動画像を見ながら手術できる
- ●医師は自分の手より多い 3 本のアーム(手) を操作できる
- ●アームは 200 度以上回転可能、手振れがない
- ●手術器具は手持ちより微細な動きが可能
- ●触覚がないのが 弱点

ロボット支援手術を行う施設は増えている

前立腺がんのロボット支援手術は、手術支援ロボットを使って前立腺をすべて切り取り摘出する治療法です。前立腺全摘除術を行うという意味において、開腹手術となんら変わりはありません。ただし、コンピュータを組み込んだハイテク機器である手術支援ロボットを道具として

●アメリカではロボット支援手術が85%以上

前立腺全摘除術の術式の変遷をみると、アメリカではこの10年間のうちにロボット支援手術が主流となっている。日本ではまだ開腹手術が主流だが、今後、ロボット支援手術の増加が見込まれている。

●アメリカ

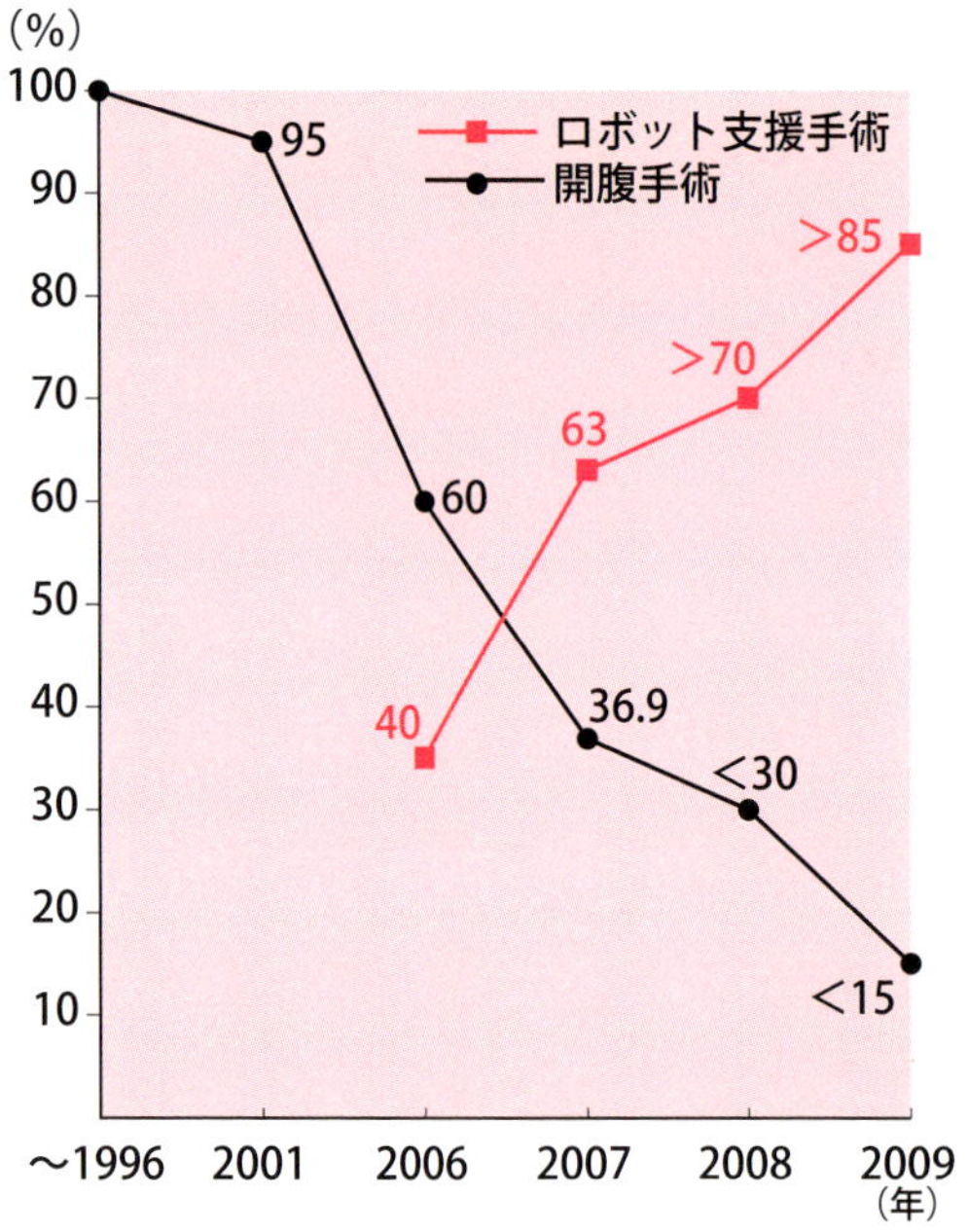

●日本

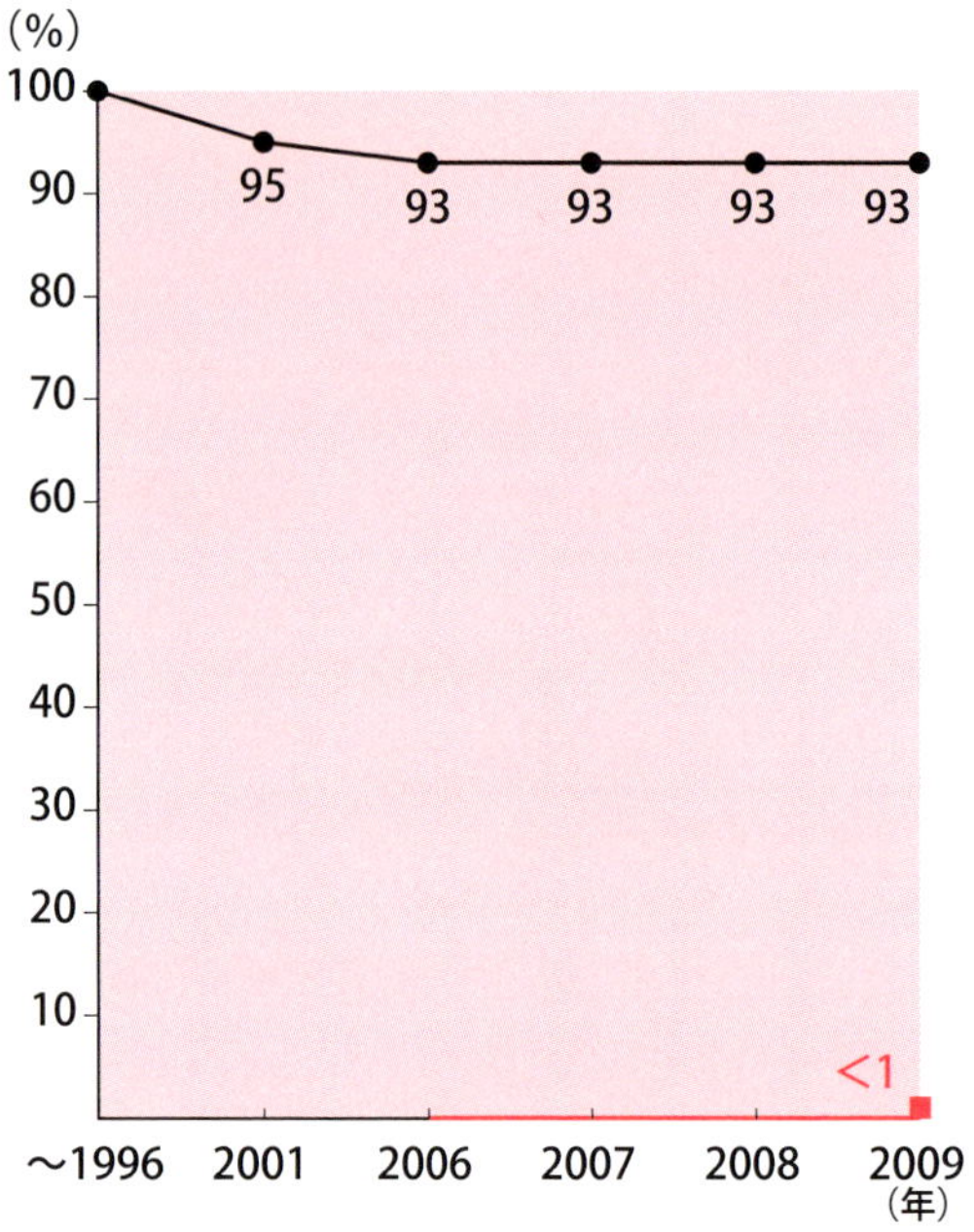

東京医科大学病院のデータより

使うところが異なります。傷口が小さく、出血も少ない腹腔鏡《ふくくうきょう》手術と、安全確実な開腹手術のメリットをあわせもった治療法といえます。

治療成績では、ロボット支援手術は開腹手術に比べて、断端《だんたん》陽性率（がんの取り残し）が低くなっています。また、手術中の出血も開腹手術に比べて非常に少なくてすみます。

多くの患者さんで術後に尿失禁がみられるところは開腹手術と同じですが、ロボット支援手術のほうが回復が早いこともわかっています。ただし、ロボット支援手術であっても、数%の人には尿失禁が残ってしまいます。この割合は開腹手術と変わりません。このほかの合併症については、開腹手術とほぼ同じレベルです。

日本では現在、手術支援ロボットを使って前立腺がんの手術を行っている施設は限られています。そのなかには、先進医療が認められている施設と、先進医療は認められていないが自由診療で使っている施設があります（左の地図参照）。

アメリカでは現在、前立腺がんの

手術の85％以上がロボット支援手術となっており、標準的な治療法としてすっかり定着しました。日本でも導入する施設が増えています。ロボット支援手術は、医師の手よりも微細な作業ができるので、熟練した医師が増えてくれば、将来的には開腹手術よりも合併症を少なくできる可能性が高いと考えられます。

全国にまだ十数台しかなく東京医大では年に１４６例

アメリカでは２００１年に、世界で初めて前立腺がんの治療に手術支援ロボットが使われ、翌年から本格的に使われるようになりました。日本では東京医科大学病院が、２００６年８月に初めて導入しました。当施設では、２０１０年10月に前立腺がんのロボット支援手術が先進医療として認められています。同様に、金沢大学附属病院、九州大学病院で先進医療として認められています。

手術支援ロボットには、新旧2機種がありますが、機能の面ではそれほど大きな違いはありません。前立腺がん治療に用いられているものは、旧機種は全国で3施設、新機種は全国で11施設に置かれています（いずれも２０１１年６月現在）。東京医科大学病院には旧機種1機、新機種2機があります。

当施設では、前立腺がんのロボット支援手術を導入した２００６年には年間14例実施し、以後、少しずつ増えて、２０１０年には１４６例を実施しています。ロボット支援手術を開始した２００６年、前立腺がんの開腹手術は71例ありましたが、２０１０年では12例にまで減少（68ページのグラフ参照）。当施設では、

●日本の前立腺がんロボット支援手術導入の現状

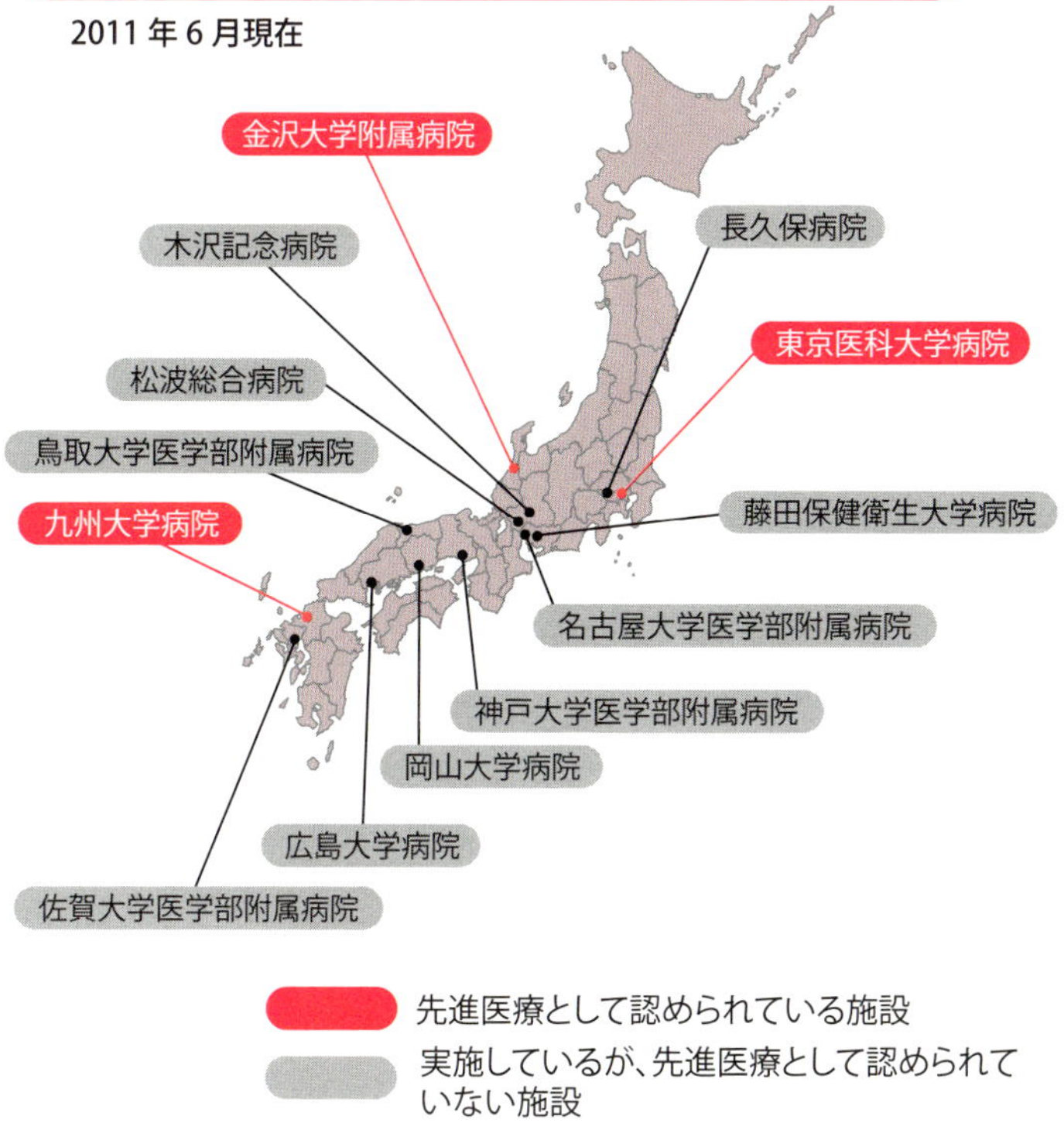

＊先進医療として認められていると、手術の技術料以外には健康保険が適用される。
＊上記以外にも導入を進めている施設がある。

いまや前立腺全摘除術の大半がロボット支援手術になっています。

一定基準以上ながら医師の技量の差が現れる治療法

前立腺がんのロボット支援手術は、限局がんがもっとも適しています。局所進行がんに対しても行われていますが、限局がんに比べて再発リスクが高くなります。これは開腹手術と同じです。

一方、手術支援ロボットを扱う医師については、十分な技術や経験をもつように一定の基準が設けられています。具体的には、日本泌尿器科学会と日本 Endourology・ESWL 学会が、泌尿器科領域で手術支援ロボットを使う場合のガイドラインを定めています。

●東京医科大学病院泌尿器科のロボット支援手術実施件数

前立腺全摘除術に占めるロボット支援手術の割合が年々増加を続けている。

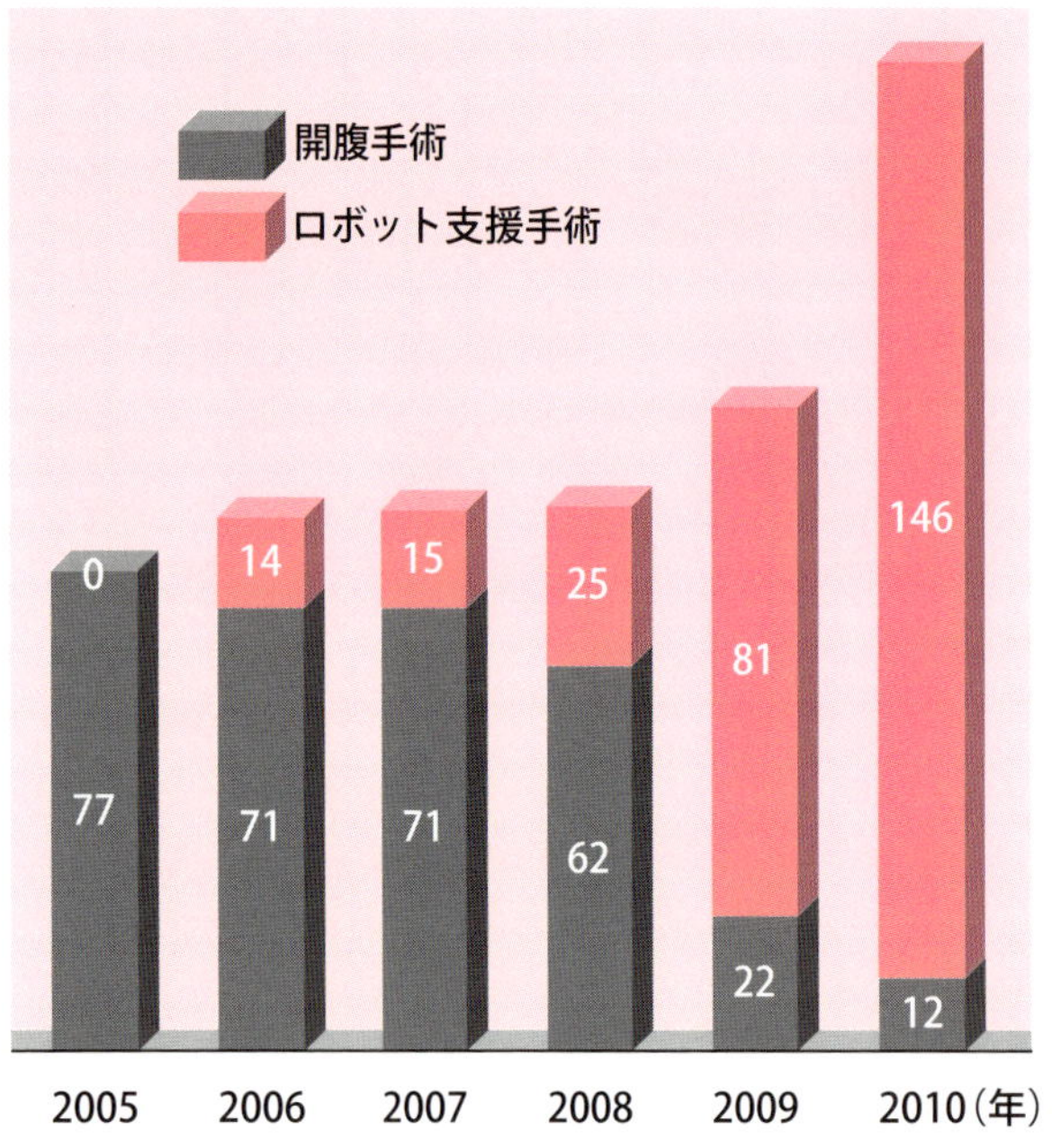

東京医科大学病院のデータより

ロボット支援手術は、医師が手術支援ロボットという道具を操作して行う手術であり、ロボットが人になり代わって自動的に手術を行うわけではありません。このため、あくまでも手術を行う医師が前立腺がんの開腹手術あるいは腹腔鏡手術を的確に行えることが大前提になっています。開腹手術あるいは腹腔鏡手術に熟練した医師が正しくトレーニングを積めば、ロボット支援手術も上達します。手術の技術レベルが高い医師は手術法がなんであれ適応できるということになります。手術支援ロボットは、医師にとって非常に便利な道具ですが、手術である以上、個人の技量の差が出るのは避けられません。だからこそトレーニングが大切なのです。

ロボットという言葉に、「なんでも解決してくれる夢の未来技術」というニュアンスを感じ、過剰な期待を抱く人がいます。手術支援ロボットはあくまで医師が使う道具と了解し、治療法選択肢の一つと考えるべきでしょう。

治療の進め方は？

専用の操作ボックスで3D動画像を見ながら、アームの先端に取りつけた手術器具を操作し、前立腺をすべて切り取り摘出します。

3本のロボットの手を操り細かい作業に大きな力を発揮

手術支援ロボットは、医師が操作をするサージョンコンソールと、鉗《かん》子《し》やメスなどの手術器具を先端に取りつけるサージカルカートという二つの機械からなっています。医師が遠隔操作で手術器具を操るしくみです。

患者さんのおなかには、全部で6つの小さな穴をあけます。そこから腹腔鏡や手術器具を出し入れするわけです。これらの穴は5～12㎜のものですが、一つだけ20～30㎜の大きさの傷をおへその上に作ります。これは切り取った前立腺を取り出すためのものです。このため、この傷口だけは患者さんの前立腺の大きさによって異なります。前立腺の大きい人は傷口も大きくなり、前立腺が小さい人は傷口も小さくなります。

手術をする医師は操作用のサージョンコンソールで、3D（立体）の動画像を見ながら、器具を操作します。腹腔鏡手術の場合、画像は平面ですが、手術支援ロボットの場合、画像は3Dなので、肉眼と同じような感覚で見ることができます。また、10倍ズームが可能なので、狭い部位を見たり細かい作業をしたりするときは、拡大して使います。

操作はリング状の穴に指を通し、マジックテープでくくりつけて行います。指を閉じれば鉗子も閉じる動作をし、指を開けば鉗子も開きます。手首を回転させると、鉗子も回転します。術者の動きに合わせて、ロボットが操る手術器具もなめらかに、かつ忠実に動くようになっているのです。

腹腔鏡手術の場合は、ここまで自由に鉗子を動かすことができないため、高度な技術を習得しなければなりませんでした。もちろん、手術支援ロボットも十分なトレーニングが必要ですが、腹腔鏡手術よりもはるかに操作が簡単です。

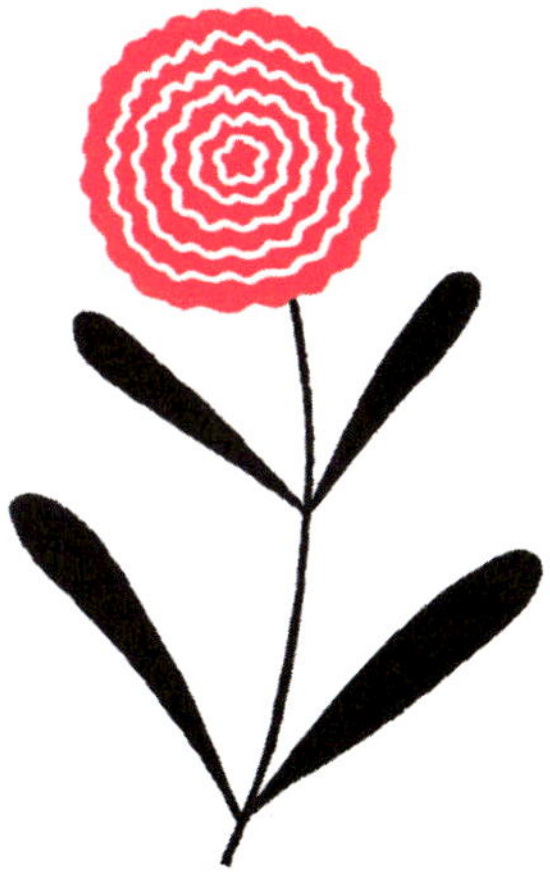

●サージョンコンソールのしくみ

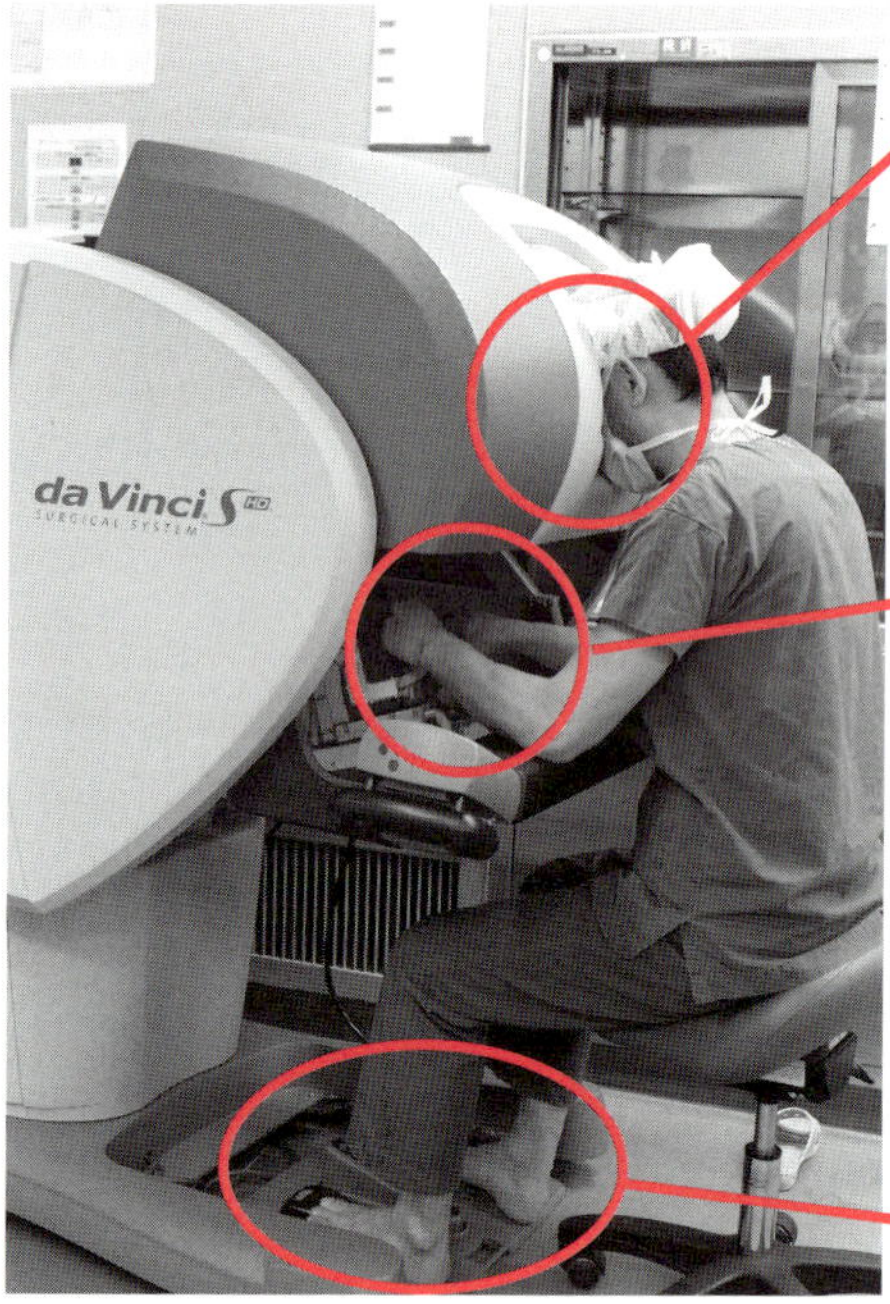

サージョンコンソール
手術を行う医師はここに座り、腹腔鏡やサージカルカートの先に取りつけた手術器具をコントロール

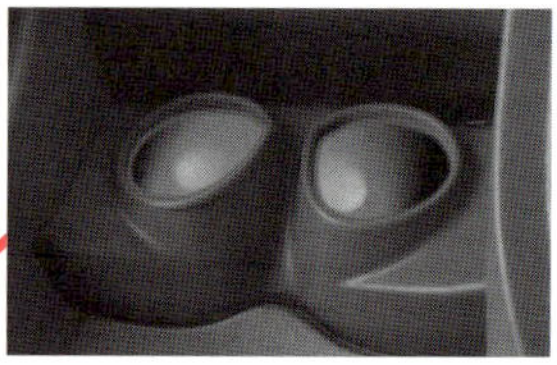

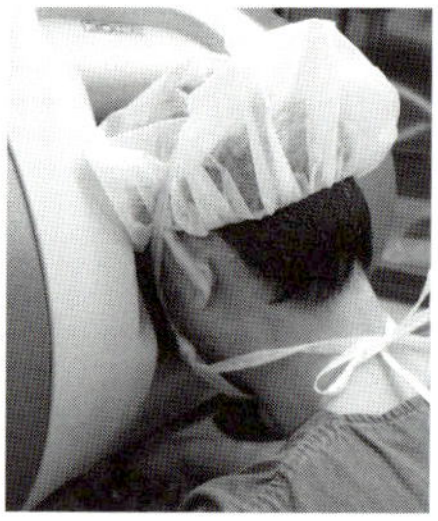

3D モニター　患部の鮮明な3D（立体）動画が見られる

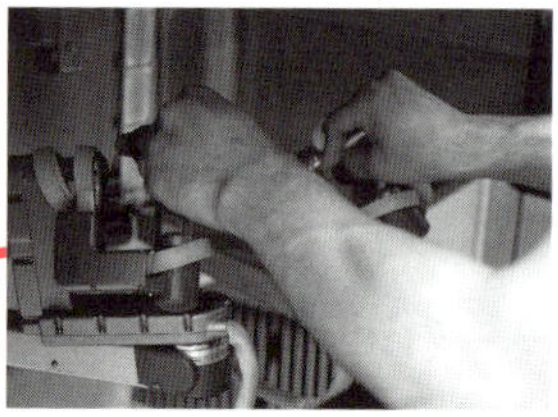

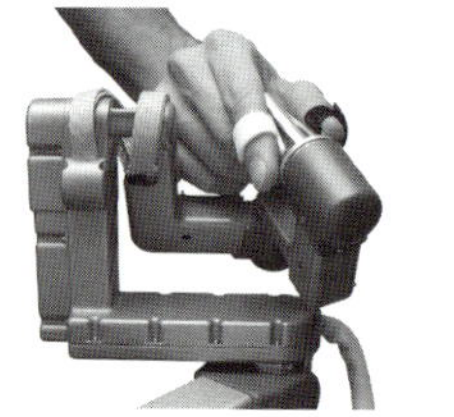

コントロールハンドル　ハンドルの操作にしたがい、アームが前後左右上下、回転といった動きをする
指の開閉で、手術器具の鉗子《かんし》が開閉する

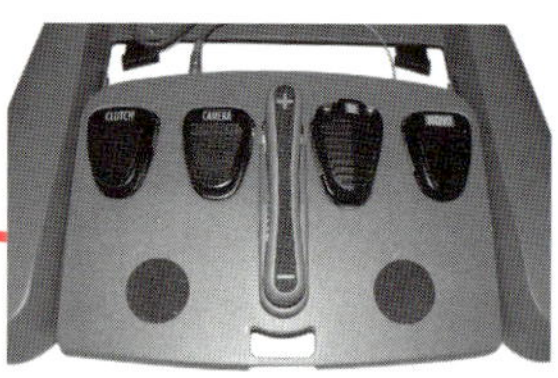

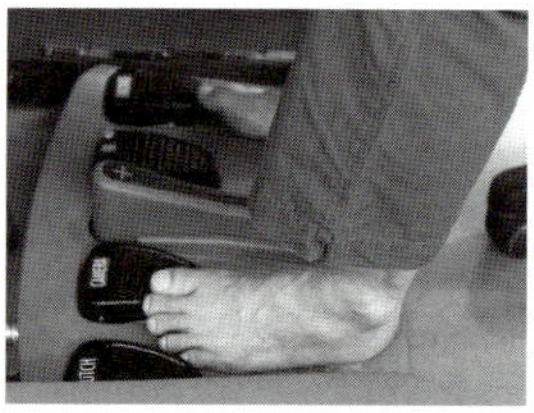

フットペダル　ペダルを踏んで、腹腔鏡を動かし視野の調整、画像の拡大・縮小、把持《はじ》鉗子の固定などを行う

機器写真提供：Intuitive Surgical 社

また、手術支援ロボットは、人の手の動きを何分の1かの大きさに縮小して動くしくみです。たとえば、手を5㎝動かしたら鉗子が1㎝動くとか、手を3㎝動かしたら鉗子が1㎝動くとか、術者が作業をしやすいように設定することができます。

人の手は細かい作業をするときに、無意識のうちに震えることがありますが、手術支援ロボットは動きを縮小するので、こうした細かな震えは鉗子の先に伝わりません。

逆に細かな作業が必要なときでも、術者は手を大きく動かす形になるので、作業が非常に楽になります。前立腺がんの手術では、前立腺から神経の束をはがしたり、膀胱《ぼうこう》と尿道を縫い合わせたりする必要がありますが、こうした細かい作業のときに、手術支援ロボットは大きな力を発揮するのです。

操作に慣れれば、手術する医師の手よりも器用に細かな作業ができるようになります。開腹手術に比べて出血が少なかったり、尿失禁が早く治ったりするのは、こうした細かい

●手術に用いる器具

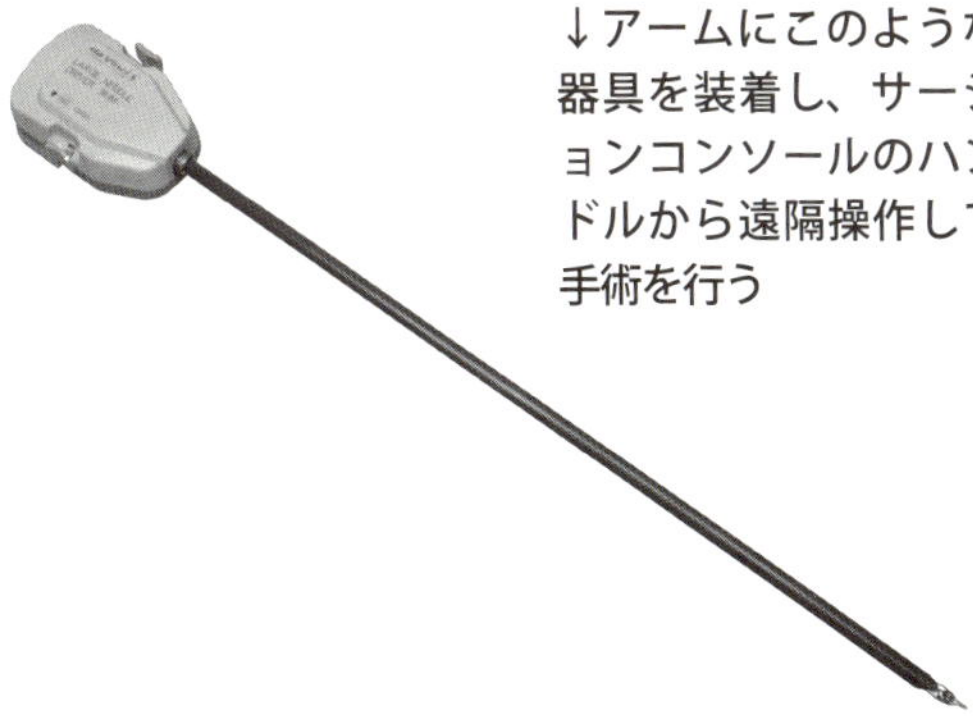

↓アームにこのような器具を装着し、サージョンコンソールのハンドルから遠隔操作して手術を行う

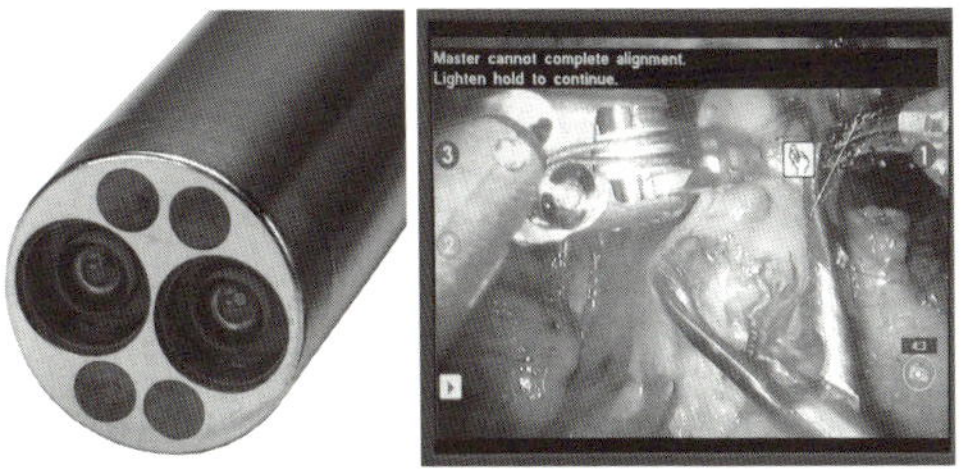

腹腔鏡先端。直径約12㎜、レンズが2つついたカメラが詳細な3D（立体）画像をモニターに送る

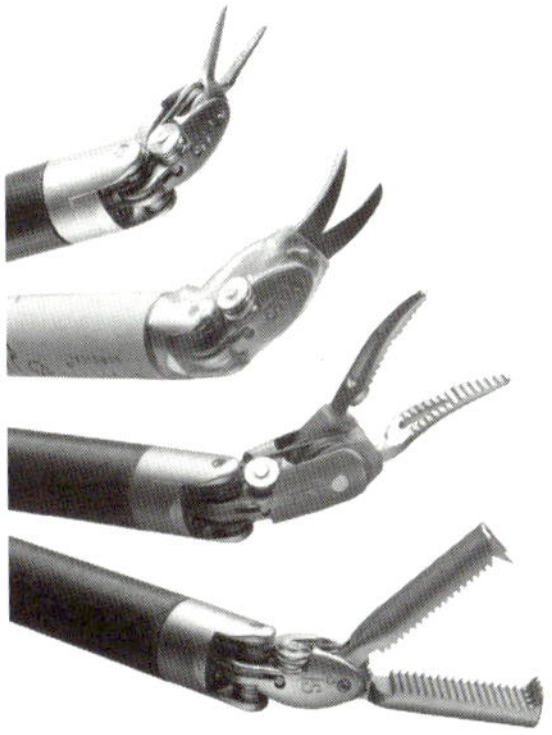

←装着される鉗子類。上からマイクロフォーセプス、モノポーラ・カーブド・シザーズ、メリーランドバイポーラ、コブラグラスパ

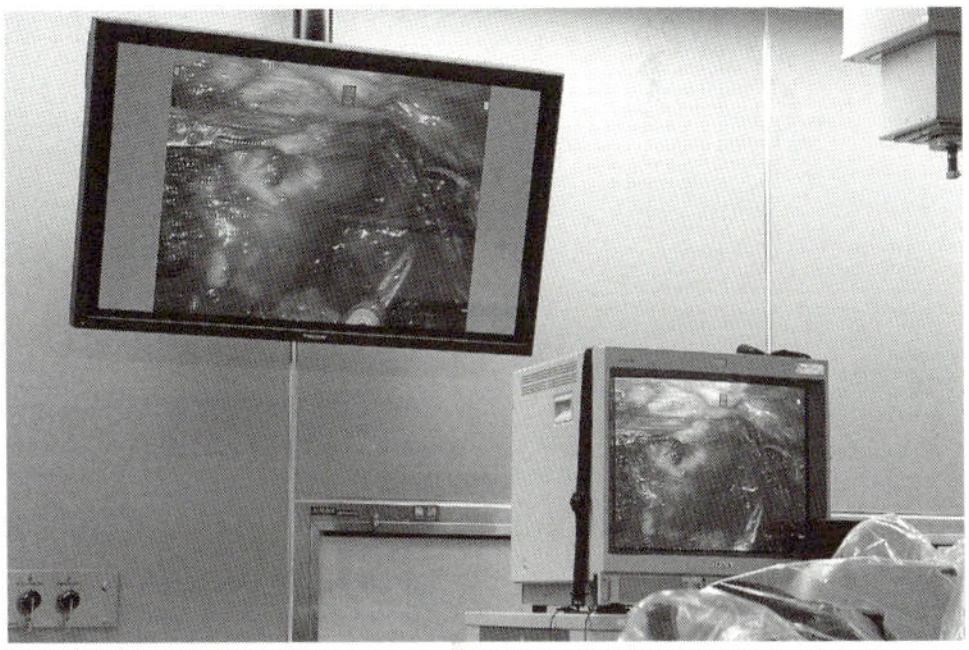

手術室に設置された複数のモニターにも、サージョンコンソールと同じ画像が映し出される。スタッフ全員が同じ画像を見ながら手術を進める

モニター写真提供：東京医科大学病院　器具写真提供：Intuitive Surgical 社

作業がやりやすいからです。

さらに、手術支援ロボットには、術者が操作するアームが3本あります。左手で2本を使うのですが、1本は把持《はじ》鉗子といい、組織をつまんで、フットペダルを使って止めます。これで手術視野を広げることができるのです。これも手術支援ロボットが使いやすい理由の一つです。

助手は2本のアームを操ります。1本は手術中にこぼれた尿などを吸引する鉗子、もう1本は縫合のための針や糸を術者が操作する鉗子に渡すためのアームです。われわれの施設では、助手も手術支援ロボットを扱う資格をもった医師が務めています。

手術時間は2〜2時間半、全身麻酔下での手術

前立腺がんのロボット支援手術は全身麻酔で行います。腹腔鏡手術と同様に、炭酸ガス（二酸化炭素）を使っておなかの内側をふくらませ、腹腔鏡のカメラでよく見えるように

●ロボット支援手術のメリット

●6カ所に小さな穴をあける

アームに装着した手術器具を小さな穴から出し入れして手術を進める。手術器具には、組織を抑えたりつまんだりする把持鉗子、電気メス、こぼれた尿などを吸引する吸引鉗子などがある。

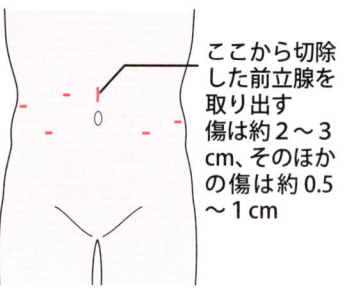

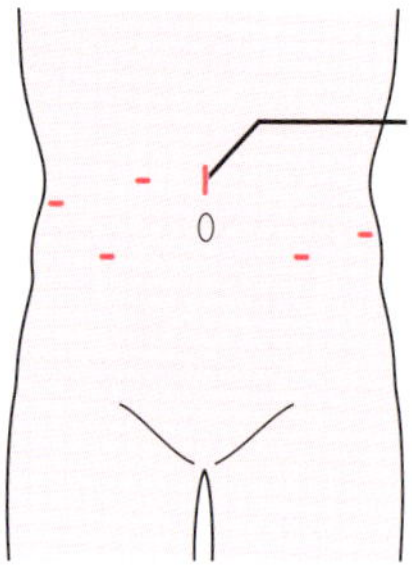
ここから切除した前立腺を取り出す
傷は約2～3cm、そのほかの傷は約0.5～1cm

●手術器具の挿入方向

へその位置あたりから、腹腔鏡や鉗子類を前立腺方向に入れ、手術を行う

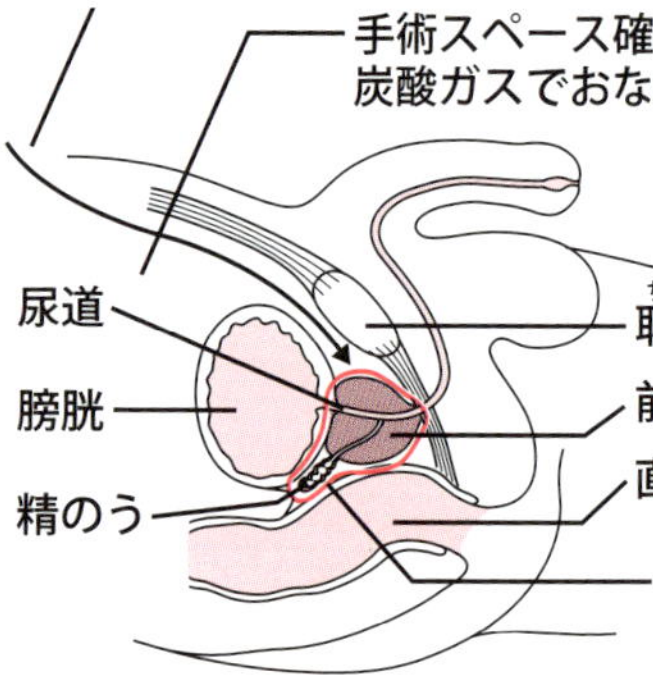
手術スペース確保のため、炭酸ガスでおなかをふくらませる
恥骨《ちこつ》
前立腺
直腸
精のうも合わせ、前立腺をすべて摘出

●手術の手順

腹部に腹腔鏡や手術器具を挿入する穴をあける
▼
炭酸ガスでおなかをふくらませ、手術のスペースをつくる
▼
膀胱《ぼうこう》と前立腺を切り離す
▼
精のうをはがす
▼
神経血管束(勃起《ぼっき》神経)をはがす
▼
前立腺と尿道を切り離す
▼
前立腺、精のうをいっしょに摘出する
▼
リンパ節を郭清《かくせい》する
▼
膀胱と尿道をつなぐ
▼
カテーテル、ドレーンを留置し、穴を縫合する

し、手術スペースを広げます。

前立腺を全部切り取って摘出するという目的は開腹手術と同じなので、基本的な手術の手順は変わりません。ロボット支援手術は、途中でいつでも開腹手術に切り替えて続行することができます。

手術時間は2時間から2時間半くらいです。開腹手術よりもおなかの傷が小さくてすむので、たいていは手術の翌日から歩くことができます。入院期間は2週間で、開腹手術と同じです。

退院後の注意点も、開腹手術と変わりません。前立腺がんの手術では、膀胱と尿道を縫い合わせますが、これがお尻のちょっと上のあたりに位置します。この部分の圧迫を避けるために、術後1カ月程度は自転車やオートバイには乗らないようにしてもらっています。また、重いものを持ったり、お酒を飲んだりするのも、術後1カ月はやめてもらっています。

●手術室のセッティングと手術の流れ

写真提供：東京医科大学病院

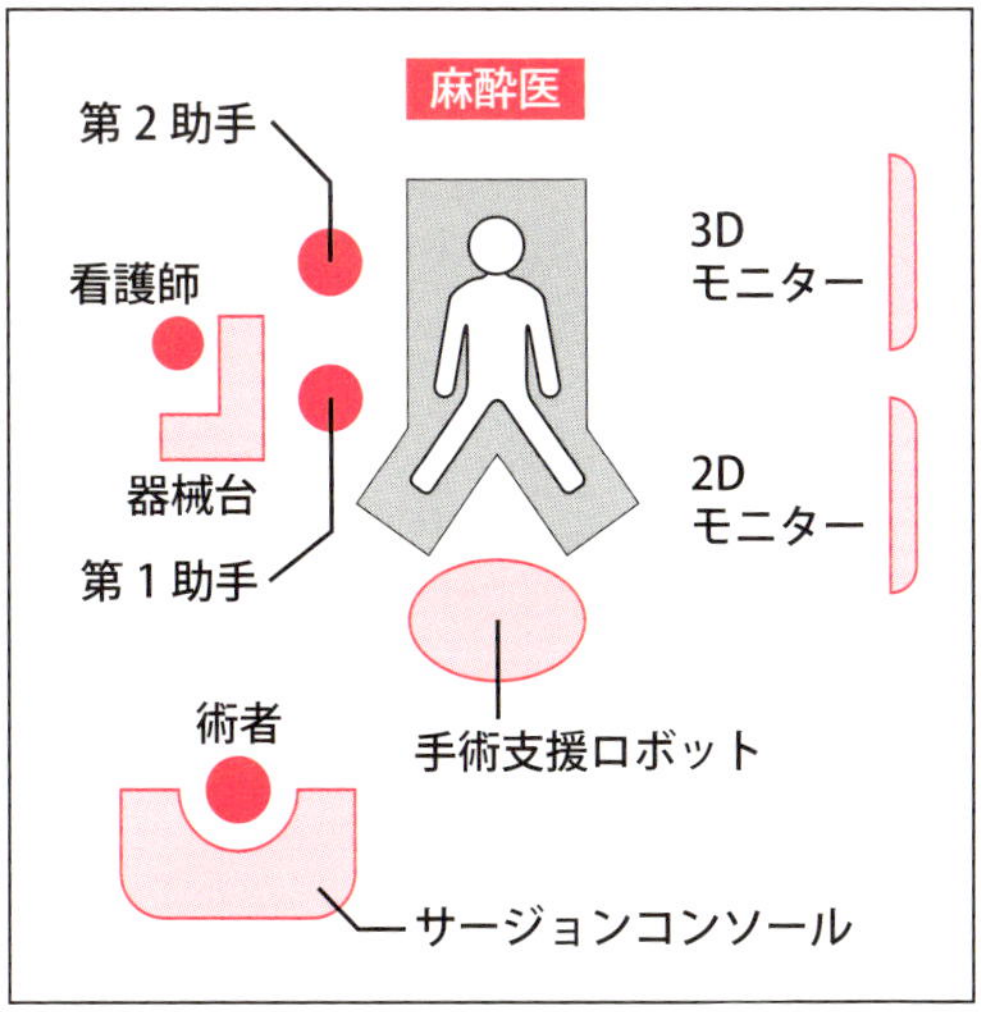

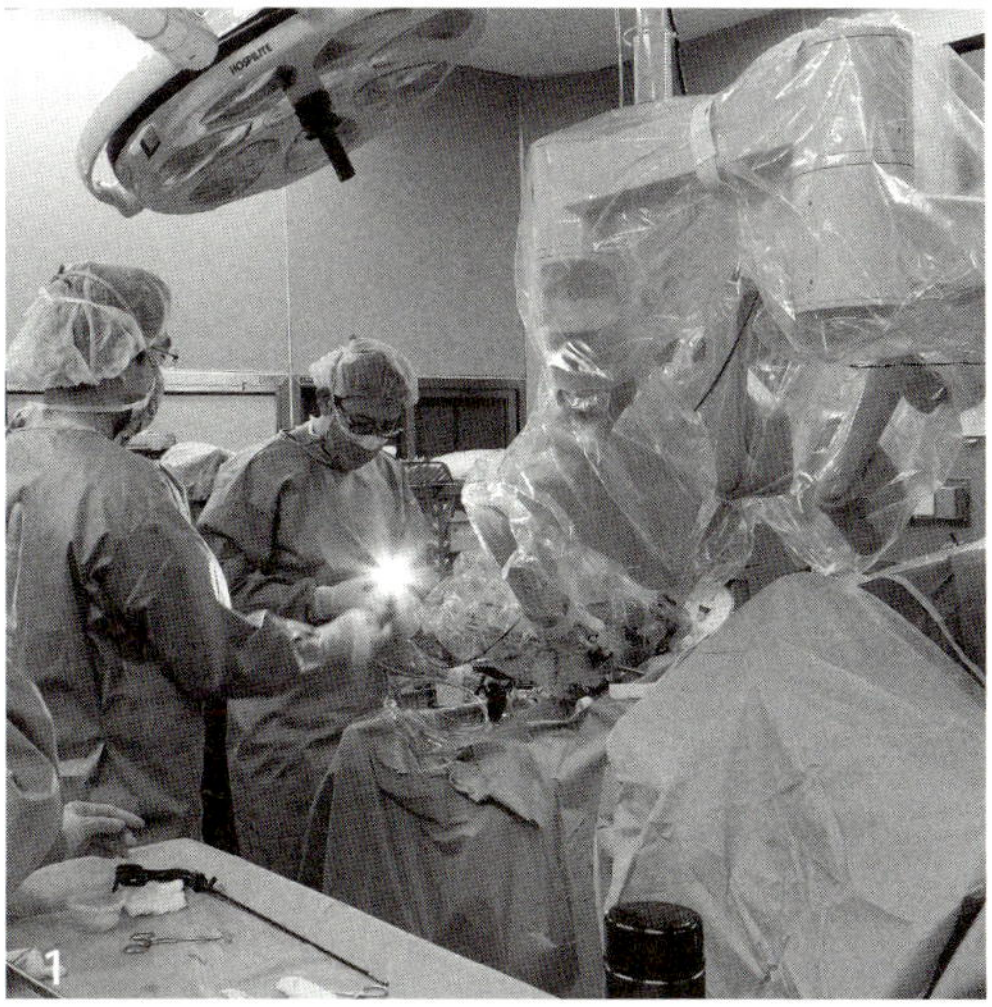

上　患者の周囲は手術支援ロボットと助手２名
１・２　手術室全景。術者は壁に向かったサージョンコンソールでロボットを操作
３　鮮明な拡大 3D（立体）動画像で患部を詳細に見ることができる

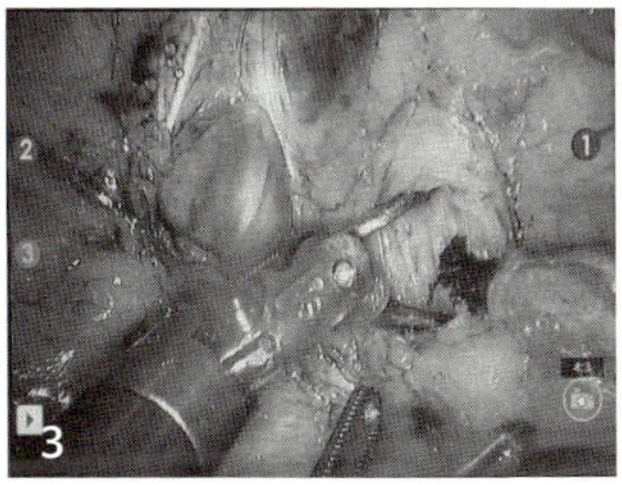

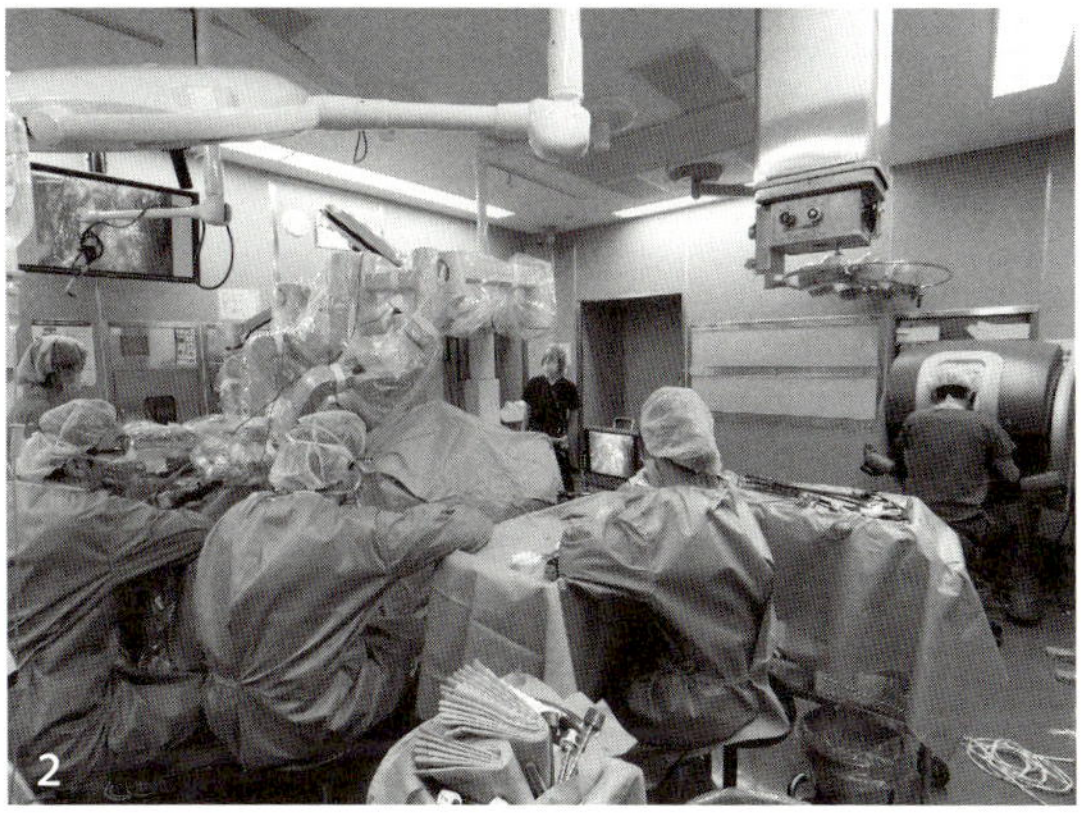

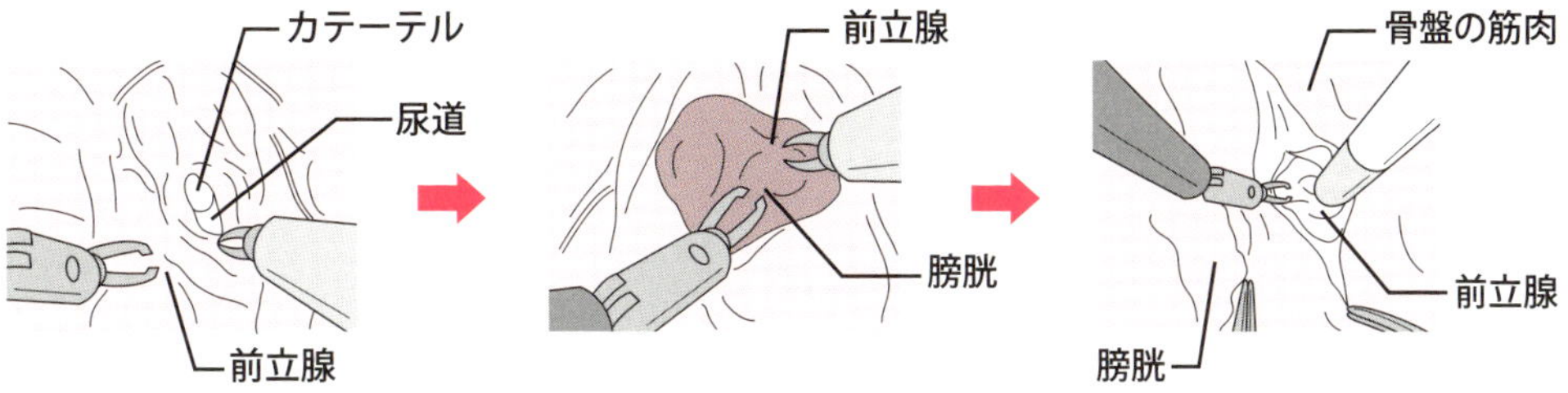

前立腺を骨盤の筋肉からはがす。ロボットの右手がはさみ、左手が鉗子

前立腺と膀胱を切り離す。電気メスで焼いて出血を抑えて進める

尿道と前立腺を切り離す。

●ロボット支援手術を行うにはトレーニングが必須

東京医科大学では泌尿器科ロボット支援手術を行うにあたっての、厳しい規定を設けている。

1　使用許可証取得・資格

- 手術支援ロボット使用に際しては、Intuitive Surgical社（手術支援ロボット da Vinci 製造元）が主催するトレーニングコースを受講し、使用許可証を取得する。
- トレーニングを行う術者は日本泌尿器科学会認定医であること。かつ最低 10 症例以上の開腹手術の経験が必須。

2　実際のトレーニング

- Intuitive Surgical 社が認定した研修認定施設の「前立腺がんに対する根治的前立腺摘除術のトレーニングコース」を受講する。研修期間は通常 2 日間（6：00 ～ 18：30）。医師 2 名、看護師 2 名の 1 チームとしてトレーニングを行う。
  手術支援ロボットの移動方法、稼働方法。根治的前立腺摘除術に際しての設置訓練。ブタを用いての操作。尿道―膀胱吻合《ふんごう》（つなげること）、各種血管の処理など。
- 最低 10 例のロボット支援・根治的前立腺摘除術を実際に手術室で、術者の説明を受けながら見学する。

3　トレーニングの継続

- 手術支援ロボットを実際に稼働して、事前トレーニングを行う。事前トレーニングは少なくとも 20 時間。当該手術実施予定医師はこのトレーニングを実施した日時、時間、内容のビデオを実施責任者に提出して申告する。

da Vinci（手術支援ロボット）を使用しての手術に携わる術者および看護師の資格およびトレーニング方法の規定（東京医科大学）より一部改変

●入院から退院まで

入院	・採血など術前検査 ・手術、麻酔の説明
手術前日	・剃毛《ていもう》、シャワー ・21 時以降、飲食禁止（翌朝手術の場合）
手術当日	・手術着、弾性ストッキング着用 ・手術前に点滴 ・手術室に入る。麻酔開始 ・手術 ・点滴、酸素吸入 ・尿道に管（カテーテル） ・傷付近に管（ドレーン） ・背中に痛み止めのための管 ・飲食禁止、ベッド上で安静
手術後1日目	・歩行可、飲水可 ・点滴継続
手術後2日目以降	・行動制限なし ・4 日目にドレーンを抜く ・6 日目にカテーテルを抜く ・シャワー可
退院（入院から約2週間）	・今後の治療方針の説明 ・次回外来の予約

東京医科大学病院の場合

2・5㎝角の鶴を折る猛特訓でロボット操作の技術を磨く

手術支援ロボットを使いこなすためには、医師の十分なトレーニングが必要です。手術支援ロボットは米国のメーカーが作っているので、最初に米国に行って講習を受ける必要があります。この講習は1泊2日で行われるごく簡単なものなので、その後、独自にトレーニングをしなければなりません。

私の場合は、約5カ月間、猛特訓で腕を磨きました。私のしたトレーニングの一つが鶴を折ることです。2・5㎝角の小さな鶴をそれこそ何百も折りました。実際には鶴を折るほどの複雑な動きは、手術中にはないのですが、ロボットで鶴を折ることができれば、手術中の動きがスムーズにできるようになります。

手術支援ロボットの鉗子で鶴を折ると、初めはすぐに紙が破れてしまいます。紙を破らないように折るのは難しく、最初は1羽折るのに1時間もかかりました。今は5分くらいでできます。

尿道と膀胱を縫い合わせる操作も難しいので、これらの臓器に見立てたトレーニング用のモデルをシリコンで自作して練習に励みました。土日はすべて、平日も週に3日は夜の時間をトレーニングにあてました。

手術支援ロボットは、遠隔操作をするため触覚がありません。それが欠点だという指摘もあります。しかし、トレーニングを積むと、バーチャルな触覚が生まれます。どのくらいの力を入れると、どうなるのか。目から入ってくる情報からバーチャルな触覚を感じることができるようになれば一人前といえるでしょう。

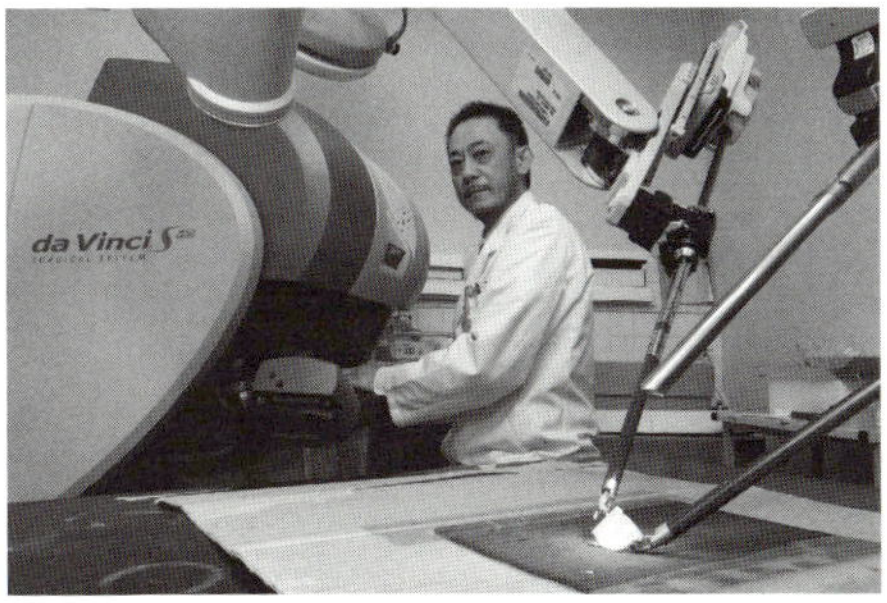

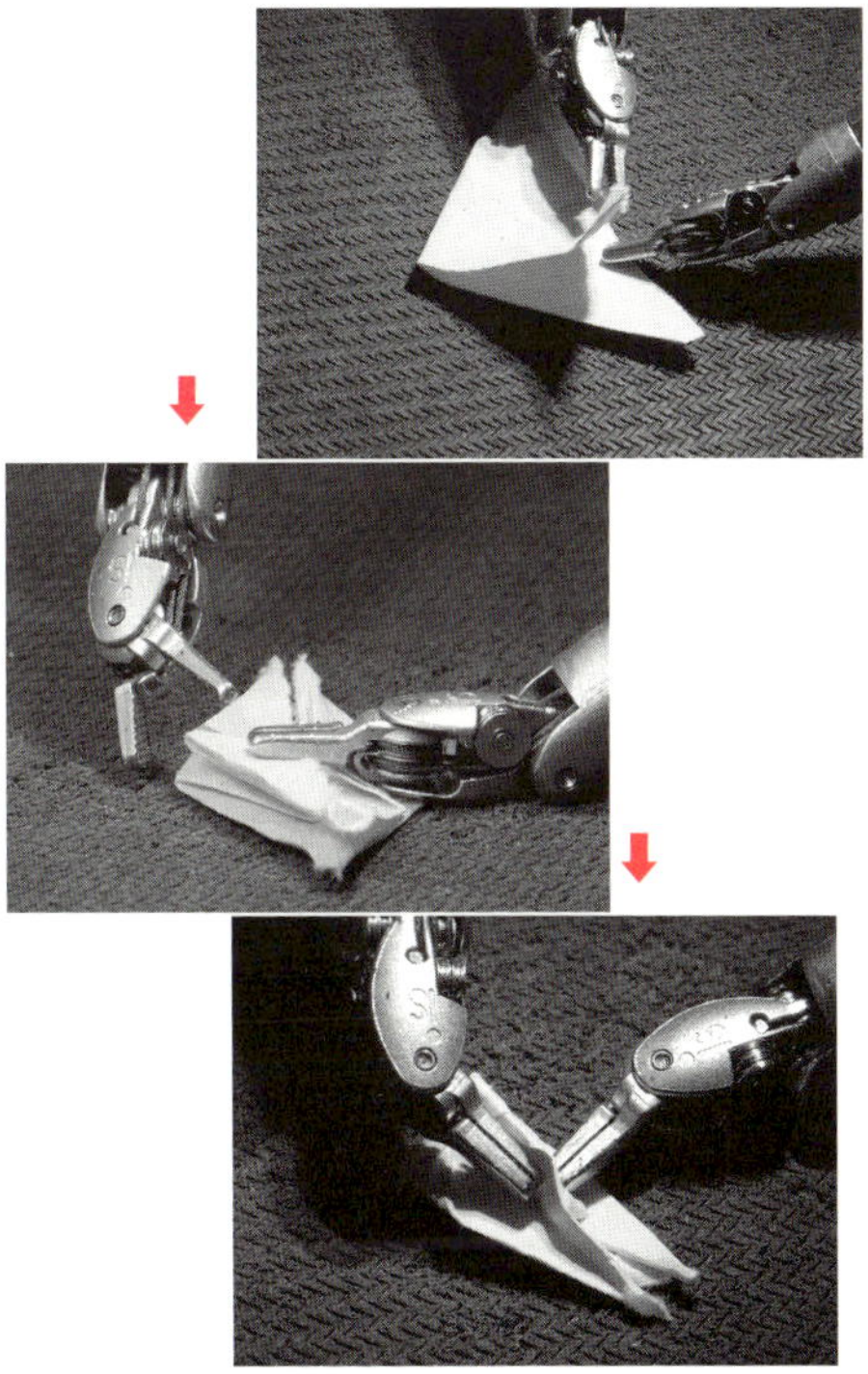

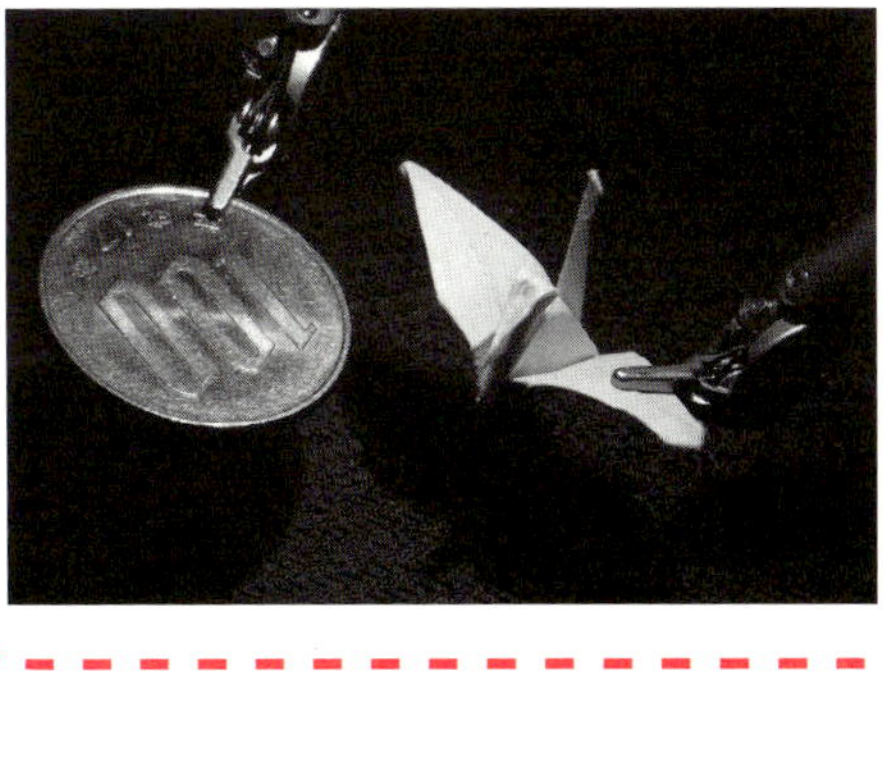

治療後の経過は？

開腹手術に比べて、尿失禁が早く回復します。断端陽性率が低く、そのほかの合併症は開腹手術とほぼ同じです。

3カ月で85%が回復し、尿失禁が早く治る傾向

ロボット支援手術は、まだ歴史が浅いため長期的な経過観察に基づくデータが十分にはありません。現在わかっていることは、開腹手術に比べて断端陽性率（がんの取り残し）が低いことです。

また、開腹手術に比べて尿失禁が早く回復する傾向があります。多くの人に術後、尿失禁がみられること自体はロボット支援手術も開腹手術も同じです。また、術後1年たっても、数%の方は尿失禁の症状が残ってしまうことも変わりません。

しかし、開腹手術なら尿失禁が6カ月で回復するところが、ロボット支援手術だと1カ月で回復する、といったことがあります。東京医科大学病院の成績では、ロボット支援手術の場合、1カ月で約70%、3カ月で約85%の人が、尿失禁の症状がおさまっています。

術後の性機能障害（勃起《ぼっき》障害＝ED）については、開腹手術と同程度です。ロボット支援手術における神経温存のための工夫が多くの医師によって報告されている段階で、まだ確立されたものはありません。

海外のデータと東京医科大学病院の経験から、開腹手術、腹腔鏡手術、ロボット支援手術の特徴を左ページの表にまとめました。

ロボット支援手術は、東京医科大学病院、金沢大学附属病院、九州大学病院の3施設で先進医療が認められています。先進医療が認められている施設では、手術の技術料を除く診察、検査、入院などの費用には健康保険が適用されます。

当施設の場合、前立腺がんのロボ

●ロボット支援手術の問題点と課題

ロボット自体のシステムエラーがごくまれに発生する（0.2～0.4%）
機能温存について、評価の基準が明確でない
合併症の割合は低いが、評価の基準が明確でない
長期予後についてのデータがない
すでに前立腺に浸潤のあるがんに対しての有用性がわからない
従来の手術で難しいとされるものは、手術支援ロボットでも難しい
コストが高い

Dedan G. Murphy et al, Eur Urol. 2009 Dec 25. より改変

ット支援手術の技術料は72万円です。２週間の入院が必要ですが、入院費などには健康保険が適用され、かつ高額療養費制度も適用されるので、患者さんの自己負担は最終的に80～90万円程度となります。

なお、先進医療が認められていない施設でも、前立腺がんのロボット支援手術を自由診療で行っているところがあります。

●ロボット支援手術の基本情報

全身麻酔＋下半身麻酔
所要時間――2～2.5時間
入院期間――約2週間
費用――技術料　72万円 （技術料のみ全額自己負担。検査、入院費等は保険適用、高額療養費制度適用）

（東京医科大学病院の場合）

●前立腺全摘除術の手術方法の比較

	開腹手術	腹腔鏡手術	ロボット支援手術
手術時間	短い	長い	中間
熟練に要する時間	腹腔鏡手術より短く ロボット支援手術と 同等	長い	腹腔鏡手術よりは短く 開腹手術と同等
手術中の出血量	多い	少ない	少ない
合併症の発生	多い	多い	少ない
手術後の尿失禁	少ない	少ない	少ない
手術後の勃起機能	ほぼ同等	ほぼ同等	ほぼ同等
入院期間	ほぼ同等	ほぼ同等	ほぼ同等
技術の難易度	腹腔鏡手術よりは低く ロボット支援手術と同等	難しい	腹腔鏡手術よりは低く 開腹手術と同等
手術の操作性	中間	不良	良好

海外データと東京医科大学病院の経験から作成

吉岡邦彦

（よしおか・くにひこ）
東京医科大学病院
泌尿器科准教授

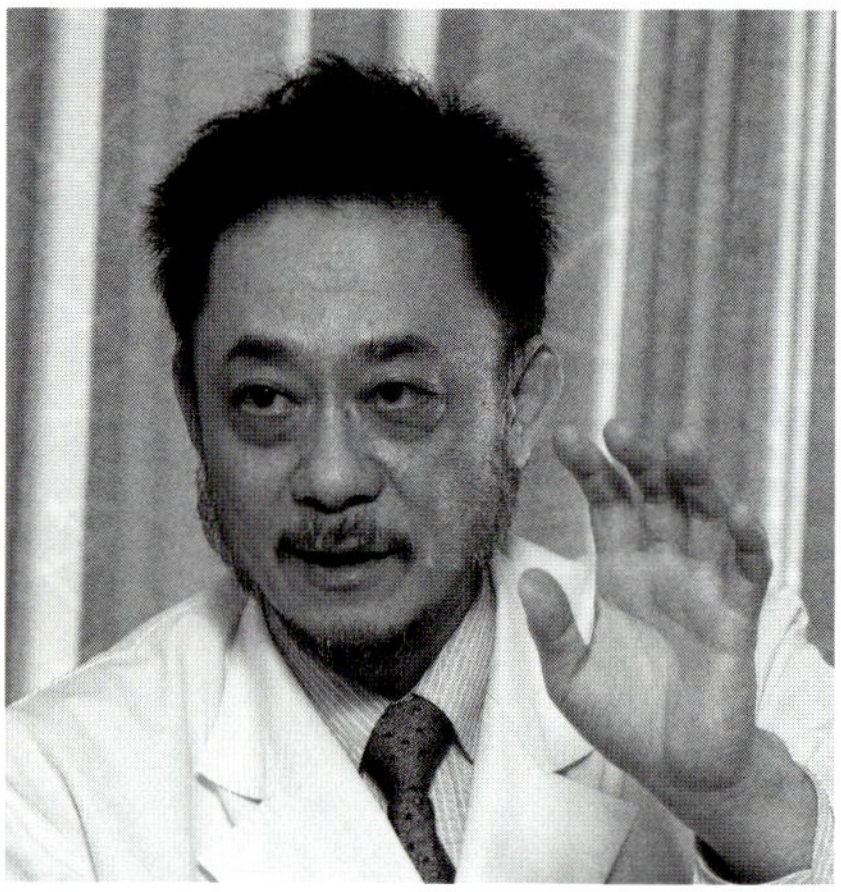

初めてロボットに触ったときから操作性にひかれ、猛特訓。患者さんに安心感を与える医師でありたい。

吉岡先生は慶應義塾大学経済学部を2年で中退し、島根医科大学に進み直しています。

「一般の企業に就職して働くのは向いていない気がしたのです。理系の勉強が好きで、まだ答えの出ていない領域の多いフィールドに行きたいと思い、方向転換しました」

その後、泌尿器科を選んだのは、ダイナミックな手術に憧《あこが》れたからだといいます。

「大きな開腹手術があるのは、消化器外科か泌尿器科。泌尿器科はまだ新しい分野で、診断法も治療法もめまぐるしく変わっていました。開拓の可能性に興味をもったわけです」

手術支援ロボットとの出合いは、2005年12月。東京医科大学病院の心臓外科が導入することになり、学内にお披露目の会がありました。そこで、生来の新しいものに対する興味がむくむくとわいたようです。

「初めて触ってみたら、驚くほど使いやすい。それまで開腹手術専門だった自分でも十分扱えるとわかったので、すぐに泌尿器科でも使わせてほしいとお願いしました」

それから5カ月間、吉岡先生は手術支援ロボットの操作を猛特訓することになります。ロボットで2・5cm角の鶴を折ったり、シリコン製のモデルを自作して膀胱と尿道をつなぐ練習をしたり。折り鶴を1時間、つなぐ技術を1時間、計2時間も練習すると、クタクタになったそうですが、平日は夜に週3日、土日はすべてトレーニングに費やしました。

こうして吉岡先生は、東京医科大学病院泌尿器科の秦野直教授とともに、二人で前立腺がんのロボット支援手術に日本で初めて取り組むことになったのです。

吉岡先生らが切り拓いた前立腺がんのロボット支援手術は、多くの泌尿器科医から注目を集めました。いまや多数の医療機関が手術支援ロボットの導入を進めています。

「大切なのは、きちんとトレーニングを積んでから患者さんに向き合うこと。実はアメリカではトレーニング不足の医師が手術支援ロボットを使ってしまい、技量の格差が問題になっています。患者さんに迷惑をかけてはいけません。若手にはとにかく練習を積め、と強調しています」

吉岡先生が最近経験したことで、こんな例があります。一家のうち6人が家族性の前立腺がん。父親は放射線療法、長男は吉岡先生が開腹手術、次男は小線源療法、三男は腹腔鏡手術、四男は吉岡先生がロボット支援手術を行いました。このたび五男も吉岡先生のもとでロボット支援手術を受けたそうです。

「五男の方は、兄弟にどの治療法がいいか相談したはずです。それでロボット支援手術が選ばれた。これはうれしかったですね」

吉岡先生が診療にあたって心がけていることは、患者さんにフレンドリーに接することだといいます。

「一生懸命に患者さんのことを考えていますよ、という安心感を与えたい。泌尿器科は尿失禁や性機能障害などデリケートな問題を扱いますからね。この医者なら話してみよう、話しても大丈夫という雰囲気づくりが大切です」

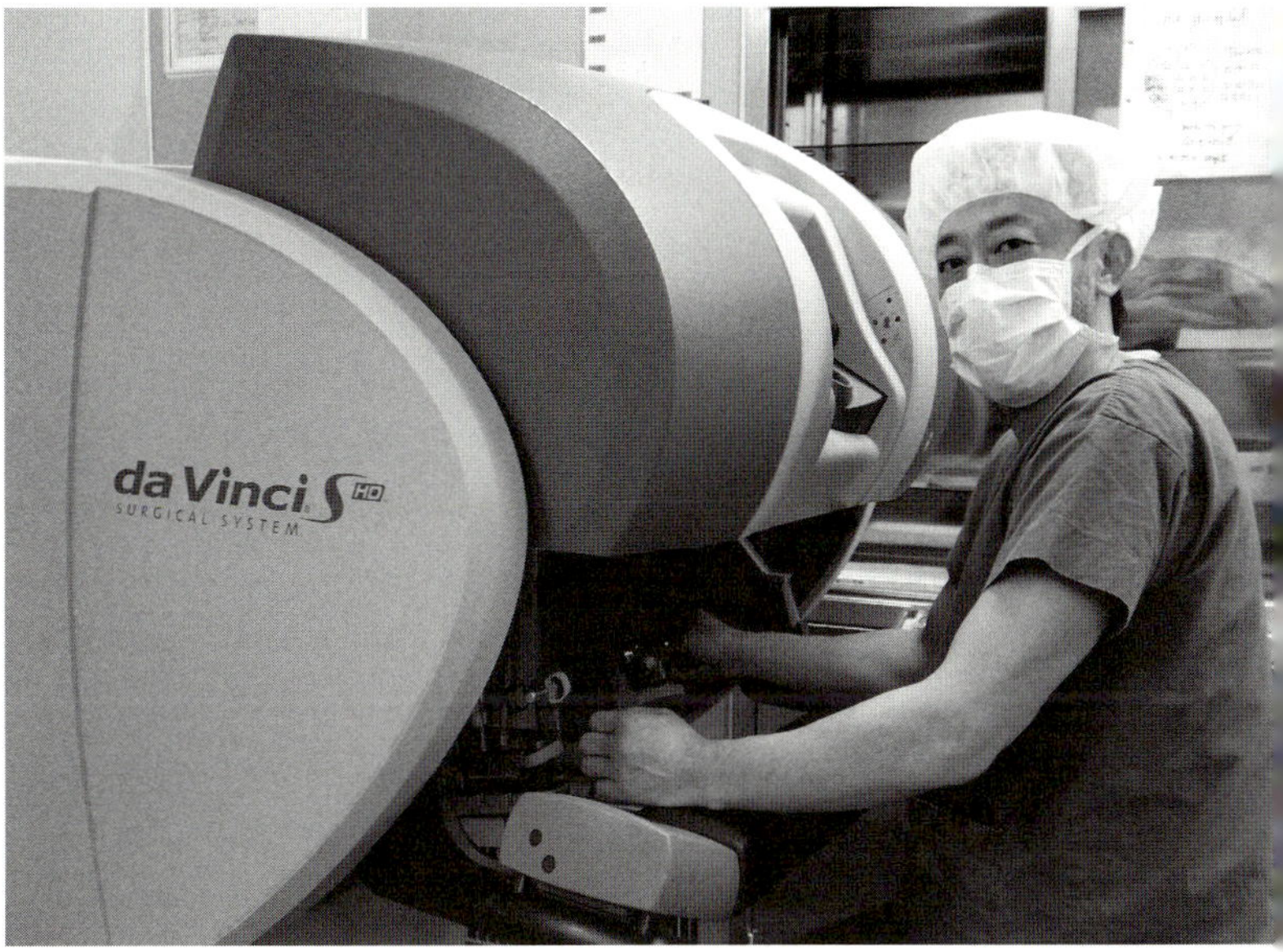

吉岡邦彦（よしおか・くにひこ）

1962年千葉県生まれ。島根医科大学卒。慶應義塾大学医学部泌尿器科、米チューレン大学留学、済生会中央病院泌尿器科を経て、2001年から東京医科大学病院泌尿器科。前立腺がんのロボット支援手術のエキスパートとして活躍中。

前立腺がんにはさまざまな治療法があり、他人に適した治療法が、必ずしも自分に適しているとは限らないということに注意してほしいと、吉岡先生はいいます。

「患者さんの年齢や健康状態、がんの状態、今後どのような生活を望んでいるか、などによって選択は変わってきます。前立腺がんの場合は、あえて経過観察にとどめる待機療法も選択肢の一つです。患者さんの考えを十分に聞いたうえで、専門知識をもつ医者として責任をもって、最適と思われる提案をするようにしています」

放射線療法

前立腺のなかからがんに放射線を当てる

小線源療法

国立病院機構東京医療センター
泌尿器科医長
斉藤史郎（さいとう・しろう）

放射線を出すごく小さなカプセル状の線源を前立腺に埋めてがんを死滅させる小線源療法。日本で初めてこの治療に取り組んだ斉藤史郎先生に、この治療法のメリット、適応拡大への動きをはじめ、最近の動向や今後の展望についてうかがった。

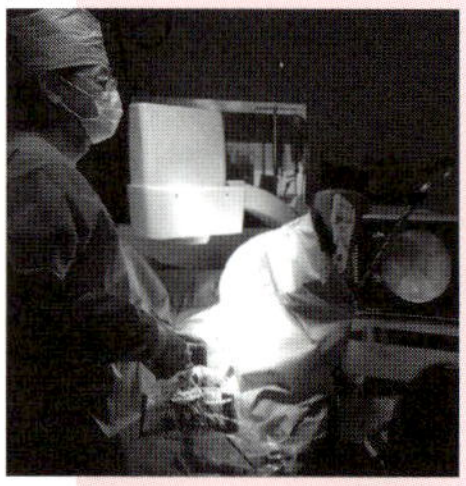

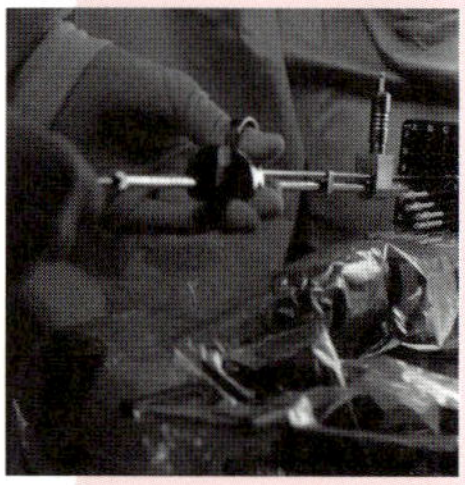

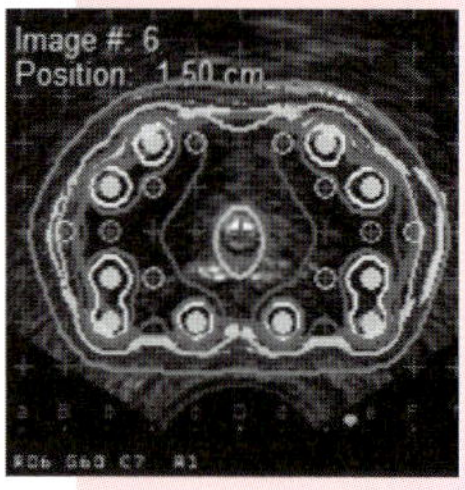

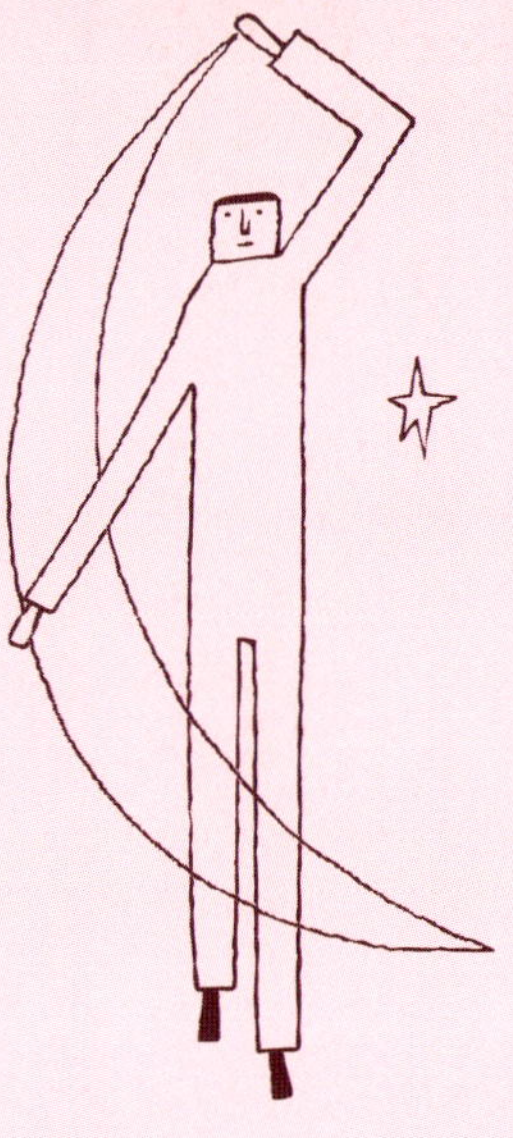

小線源療法

前立腺のなかからがんに放射線を当てる

●小線源療法の特徴

- ●切らずに前立腺がんを治せ　**治療効果は手術と同等**
- ●手術に比べ　**入院期間が短い**
- ●体の外から放射線を当てる治療（外照射）に比べ　**治療期間が短い**
- ●外照射に比べ、排尿機能や性機能への　**影響が少ない**

どんな治療法ですか？

放射線を出す細く短い金属（線源）を前立腺に入れる治療法です。周辺臓器への照射量を抑えることができ、合併症を少なくできます。

健康保険が適用され年間３０００例の実績

小線源療法は放射線療法の一種です。放射線を出す小さな線源を前立腺に入れる治療法で、高い線量の線源（イリジウム）を一時的に刺し入れる方法と、低い線量の線源（ヨウ素）を永久に埋め込む方法（密封小線源永久挿入療法）があります。現在、小線源療法の多くは後者の形で行われているので、ここでは小線源療法といえば、後者を指す言葉として使うことにします。

小線源療法のメリットは、切らずに前立腺がんを治せることで、治療効果は手術療法と同じレベルにあります。入院期間も3泊4日程度ですみます。開腹手術（前立腺全摘除術）の場合は、2週間程度の入院が必要なので、これも大きなメリットといえるでしょう。

また、放射線を体外から当てる外照射に比べて、尿道や直腸など前立腺のなかや周辺にある正常な臓器に及ぼす影響が少ないため、排尿障害や性機能障害（勃起《ぼっき》障害＝ＥＤ）などの合併症を少なくできるのも利点です。

前立腺の内側から放射線療法を行う小線源療法は組織内照射、あるいは内照射と呼ばれることもあります。体外から放射線を当てる外照射と区別するためです。

小線源療法は英語でブラキーセラピー（brachytherapy）といいます。ブラキーは〝短い〟という意味で、線源と目標とする組織までの距離が短いことから、この名があります。

前立腺がんに対する小線源療法は、アメリカでは、１９９０年ごろから盛んに行われていましたが、日

●東京医療センターの治療件数

2003 年よりヨウ素 125 を使用する密封小線源永久挿入療法を開始。その後 7 年間で治療件数は 1500 件を超す。

年度	小線源療法（ヨウ素 125）の実施件数
2003	92
2004	187
2005	228
2006	226
2007	233
2008	189
2009	189
2010	206

国立病院機構東京医療センター泌尿器科調べ

●小線源療法を受けられる施設数・治療件数の伸展

健康保険が適用になった 2003 年以降、実施施設数、治療数とも大幅な増加をみせてきている。

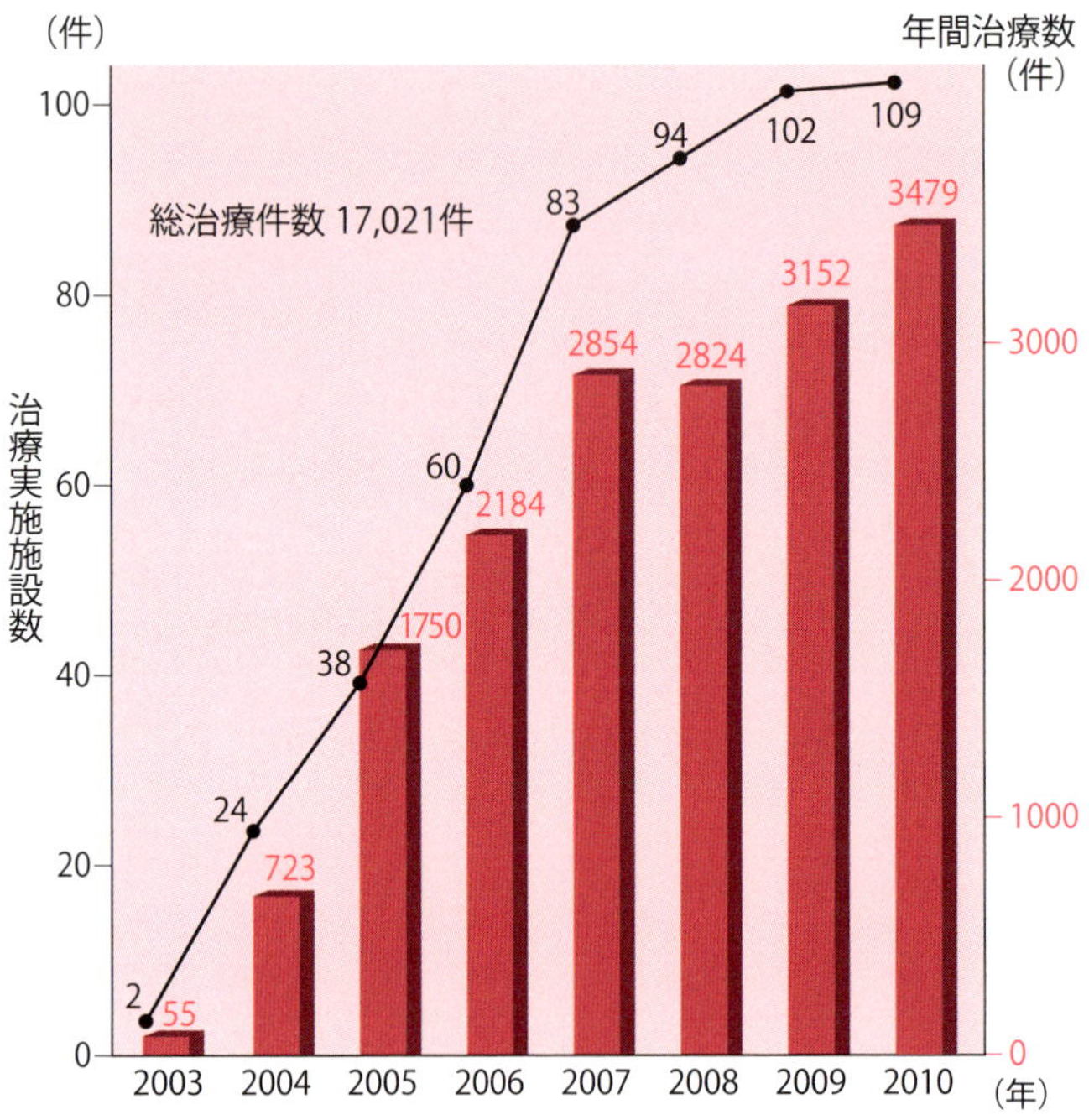

日本メジフィジックス株式会社資料より作成

本では２００３年から治療が認可され、健康保険も適用されるようになっています。

　上のグラフは小線源療法を実施している施設の数と年間に何例の治療が行われているかを示すものです。

　２００３年に私の勤務する施設（国立病院機構東京医療センター）で初めてヨウ素１２５を使った小線源療法が実施されました。今では全国の１００を超える施設で実施されています。また、年間治療件数も２００９年以降は毎年３０００例を超えています。

　他施設に先駆けてこの治療を始めた当施設では、これまでの累計治療件数が１５００例を突破しました。かなり普及した治療法となっていることがわかると思います。

放射線を出すカプセルを前立腺に埋め込む

　前立腺がんの小線源療法では、放射線を出す線源としてヨウ素１２５を使います。普通のヨウ素は放射線

●埋め込まれた線源が放射線を放出

前立腺内の外側に近い部分に配置された線源のＸ線写真。
前立腺内部からがんを攻撃する。

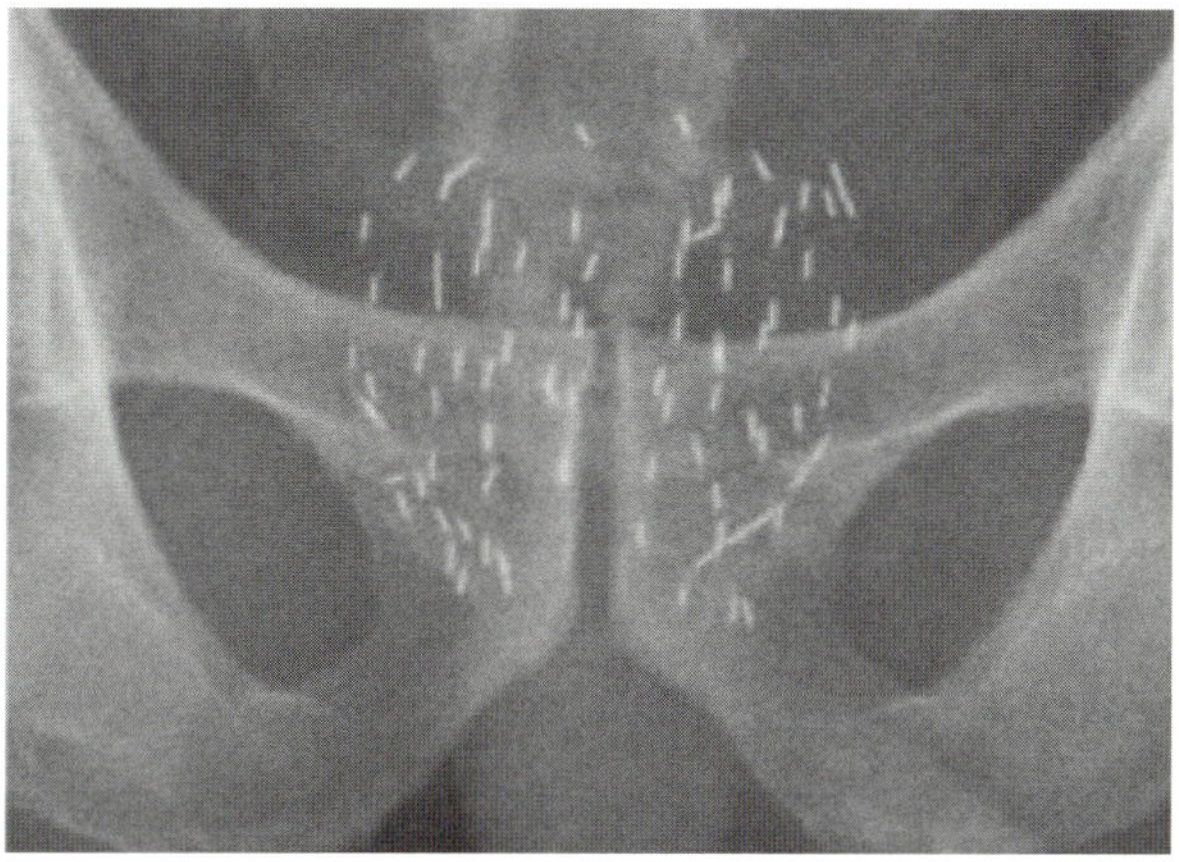

治療に用いるシード線源

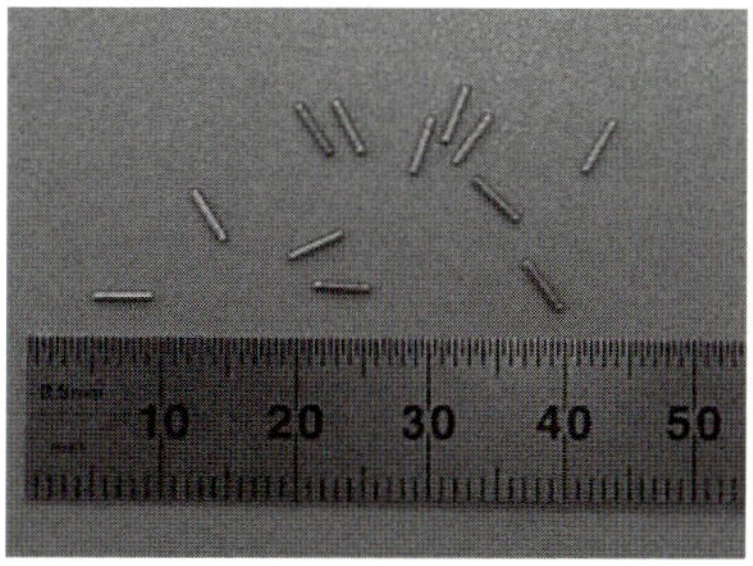

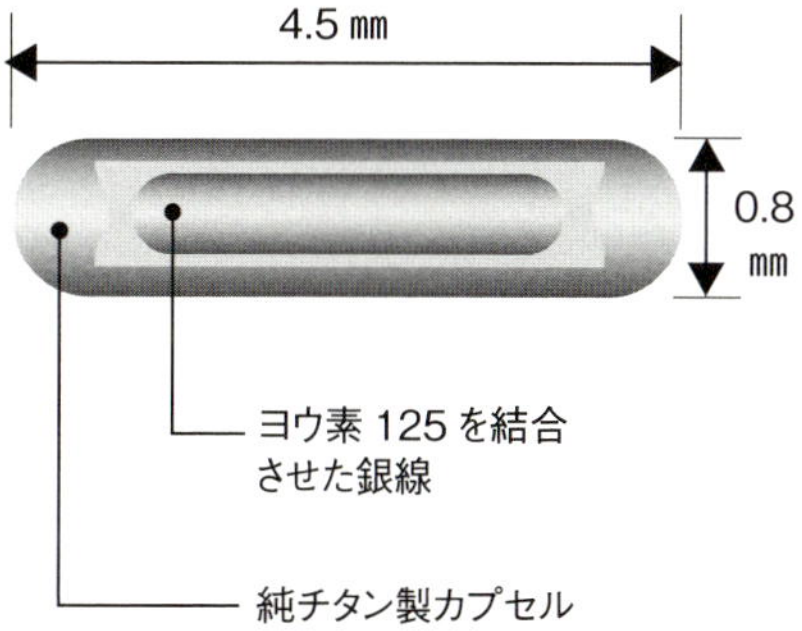

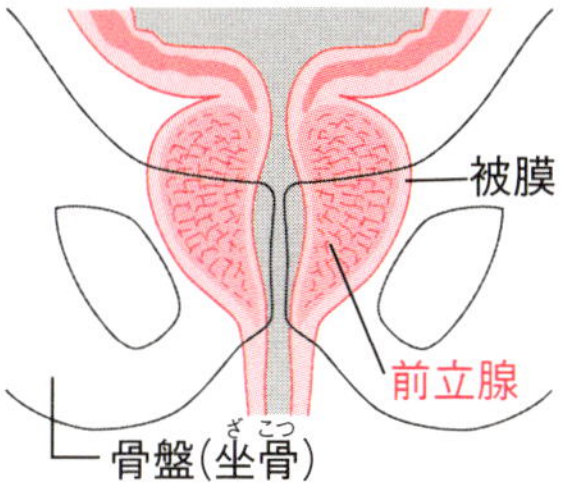

前立腺外側の被膜に沿って尿道を避けながら、前立腺全体に 40 ～ 100 個の線源が埋め込まれる。

写真提供：Ｘ線写真／国立病院機構東京医療センター泌尿器科
線源写真・図／日本メジフィジックス株式会社

を出しませんが、ヨウ素１２５は放射線を出す性質があり、これを利用して治療に使っています。

実際に治療に使われているのは、シード線源と呼ばれるもので、ヨウ素１２５を化学的に結合させた銀の短い線をチタン製のカプセルに密封してあります。

シード線源は、長さ約４・５㎜、直径０・８㎜で、見た目は短いシャープペンシルの芯のようなものです（上の写真参照）。

ヨウ素１２５の出す放射線の半減期は約60日です。半減期とは放射線を出す量が半分に減るのにかかる日数のことです。

つまり、ヨウ素１２５を使った線源の放射線量は２カ月ごとに半分に減っていくことになり、この結果、1年後には放射線の影響はほとんどなくなります。

数十～１００個の線源は役目を終えたあとも前立腺に埋め込んだままにしておきます。埋め込んだままにしておいても、とくに害はありません。

●ヨウ素125とは？

小線源療法に用いられるヨウ素125は、ヨウ素の同位体です。同位体とは、化学的性質はほぼ同じですが、原子核に含まれる中性子の数が違うもののことをいいます。

一般にある元素の同位体には、放射線を出すものと出さないものがありますが、ヨウ素125は放射線を出す性質があります。この125という数字は、質量数（原子核を構成する陽子と中性子を合わせた数）を示したもので、30種を超えるヨウ素の同位体の多くが、医療用に用いられています。

●小線源療法の実施施設状況

2011年5月現在
詳細については日本メジフィジックス株式会社のホームページを参照してください。

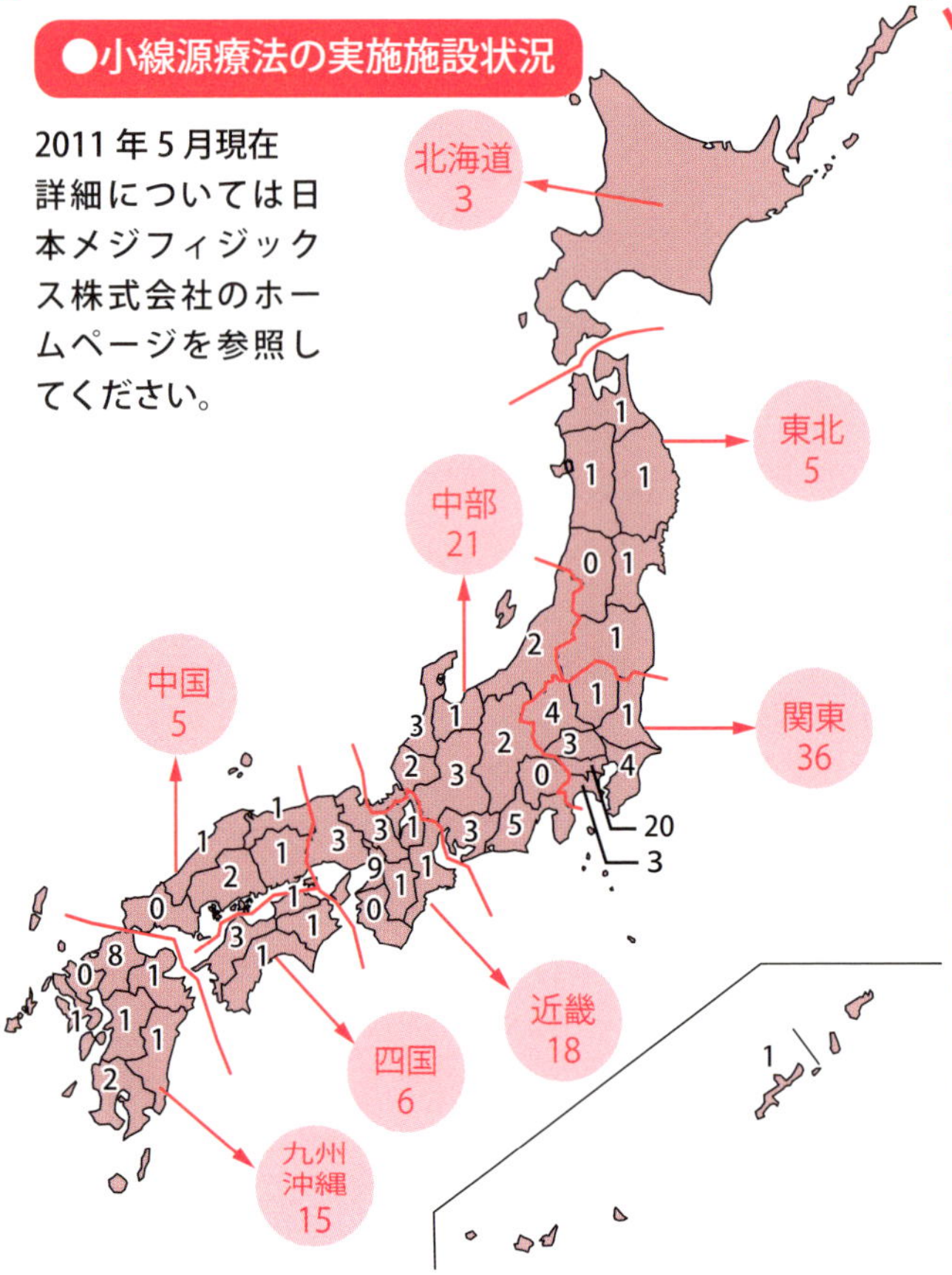

日本メジフィジックス株式会社資料より作成

リスク分類では低リスクで転移のないものが適応

小線源療法が単独で実施できるのは、がんがまだ前立腺の内部にとどまっている状態で、転移や浸潤《しんじゅん》（がんが外側の組織に広がっている状態）がないものということになります。

リスク分類（24ページ参照）でいうと低リスクのものです。厳密には、低リスクの定義である「①PSA値が10ng／mℓ未満、②グリソンスコア6以下、③病期はT1cあるいはT2aまで、といった3条件をすべて満たす」ものになります。

ただし最近は、中リスクや高リスクの場合でも、小線源療法に外照射を併用したり、小線源療法に外照射とホルモン療法を併用したりして治療することも増えてきています。

中リスクや高リスクの患者さんに対する小線源療法を用いた治療は、アメリカでは初期より行われており、良好な治療結果が出ています。

治療の進め方は？

三次元的な放射線量分布図を作成し、線源の位置や使用個数のプランを立てます。プランを確認しながら、線源を挿入していきます。

東京医療センターでは高リスクも治療の対象に

まず、小線源療法で完治する可能性があるかどうか、検査結果に基づいて判断することになります。とくにＭＲＩ、ＣＴ、骨シンチグラフィ（21ページ参照）などの画像検査で、ほかの臓器への転移や前立腺の被膜外へ浸潤がないかを確認することが大切です。転移や大きな浸潤がある場合、小線源療法で治療することはできません。小線源療法で治療できるのは、病期（ステージ）でいうとＴ1c～Ｔ3aまでです。

次に、ＰＳＡ値（14ページ参照）、グリソンスコア（18ページ参照）、病期の三つのポイントから、前立腺がんのリスク分類を行います（リスク別の治療については下の表参照）。

当施設では、海外での実績をもとにして、当初から高リスクの患者さんも小線源療法の対象としてきましたが、施設によっては、中リスクと高リスクの場合、小線源療法を実施しないところもあります。

もともと転移や浸潤があって、ホルモン療法を実施した結果、転移や浸潤がみられなくなったという場合は、小線源療法の対象にはなりません。画像上、がんが見えなくなっているだけで、小さな転移や浸潤は残っていると考えられるためです。

また、前立腺全摘除術（手術）や放射線療法後に再発した場合も、小線源療法の対象にはなりません。このほか、治療できない場合について次ページの表にまとめました。

●小線源療法で治療できるがんの状態

対象となるのは、がんが前立腺内にとどまっていて、転移、浸潤《しんじゅん》がない場合。

低リスク	病期 T1c ～ T2a、グリソンスコア 2 ～ 6、PSA 値10ng/mℓ未満の 3 条件に当てはまる	小線源療法単独
中リスク	病期（低リスク・高リスク以外のもの）T2b ～ T2c、グリソンスコア 7、PSA 値10～20ng/mℓの1つ以上を満たし、高リスクの条件に入らないもの	小線源療法と外照射を併用
高リスク	病期 T3a、またはグリソンスコア 8 ～ 10、または PSA 値 20ng/mℓ超	小線源療法と外照射を併用（ホルモン療法併用も考慮）

病期は 20 ページ、グリソンスコアは 18 ページ、ＰＳＡ値は 14 ページを参照
リスク分類は NCCN ガイドラインによる

コンピュータを駆使して線源の配置と数を決める

治療前に、尿路全般の異常がないかどうかを確認するための尿路造影検査と、前立腺の大きさを測定するための経直腸エコーを行います。

高齢の人の場合、前立腺が肥大していることが多いのですが、あまりに大きいと、骨盤の骨がじゃまになって針が刺せなかったり、たくさんの線源を配置する必要から放射線の規制値を超えてしまったりして、前立腺全体にうまく放射線を行きわたらせるように線源を配置することができないのです。

このような場合は、3カ月程度、ホルモン療法を実施すると前立腺が縮小するので、それから小線源療法を始めることになります。

治療日の4週間前には、治療のときと同じ体位で経直腸エコーを行い、前立腺の形をコンピュータに取り込み、立体的に線源の配置を決定し、使う線源の数を決めます。線源は輸入品なので、事前に使う量を確認して個人個人のために発注する必要があるのです。

治療前には、ほかの病気の治療で現在使っている薬をすべて医師に伝える必要があります。とくに、パナルジン、バファリン、バイアスピリンといった抗血小板薬、ワーファリンなどの抗凝固薬などは、治療の前後合わせて10〜14日間程度、服用を中止します。これらの薬は、血栓予防薬としてよく使われるものなのですが、出血が止まりにくくなる性質もあるので、注意が必要とされます。

●小線源療法では治療できない例

- ●がんが前立腺以外の臓器に転移している
- ●がんが前立腺から外側に大きくはみ出している（浸潤している）
- ●すでに転移、浸潤がありホルモン療法を実施したことがある
- ●前立腺全摘除術（手術）後の再発
- ●放射線療法後の再発
- ●ホルモン療法中にＰＳＡ値が上昇した場合
- ●前立腺肥大症の手術により、前立腺内に大きな空洞がある
- ●線源を入れるのに必要な体位（足を上げて開脚する姿勢）がとれない
- ●過去に骨盤部への放射線療法をしたことがある
- ●前立腺結石が顕著で、線源の挿入が困難
- ●恥骨弓《ちこつきゅう》が大きく、線源の挿入が困難
- ●合併症のため麻酔が危険
- ●安静が保てず、意思の疎通が図れない
- ●抗血小板薬、抗凝固薬などを一時的に休薬できない
- ●ホルモン療法をしても前立腺の大きさが40cc以下に縮小しない

事前の計画にしたがって線源を挿入していく

われわれの施設では腰椎《ようつい》麻酔を使っていますが、施設によっては全身麻酔を使う場合もあります。治療前に排尿のための管を尿道に入れますが、翌朝には抜きます。治療に際しては、台にあお向けに横たわり、下肢を開いて上にあげるかっこうをとります（砕石位《さいせきい》）。肛門《こうもん》から経直腸エコーの器具（プローブ）を入れ、

●線源の配置計画を立てる

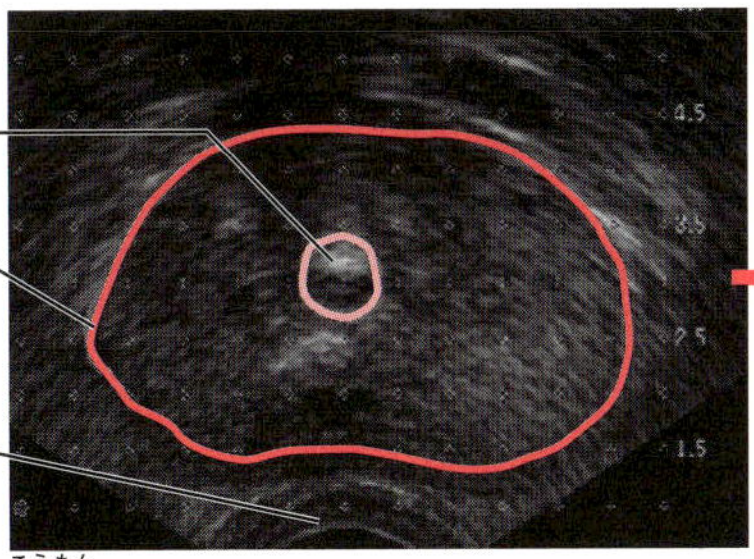

肛門《こうもん》からエコーの器具を入れて5mmごとの横断面を撮り、前立腺、直腸、尿道のラインを描いて、その位置関係を立体的に構築する。

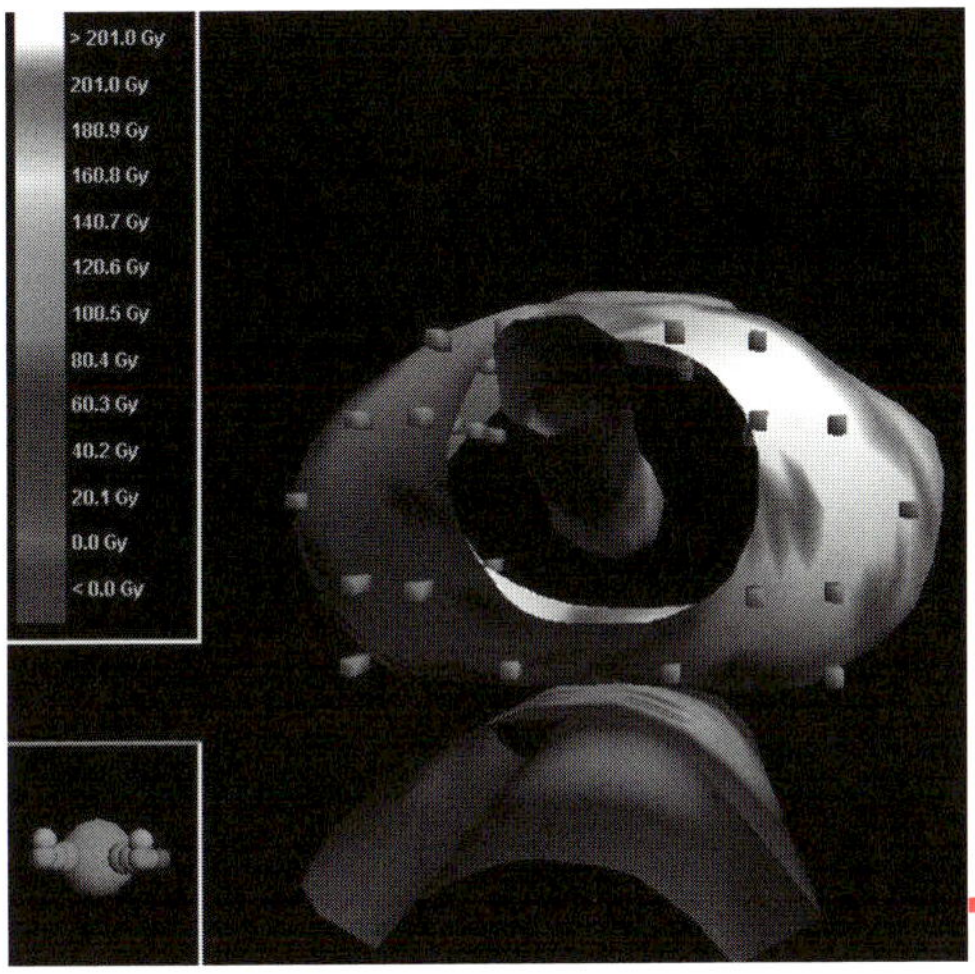

三次元的に描いた放射線量の分布図

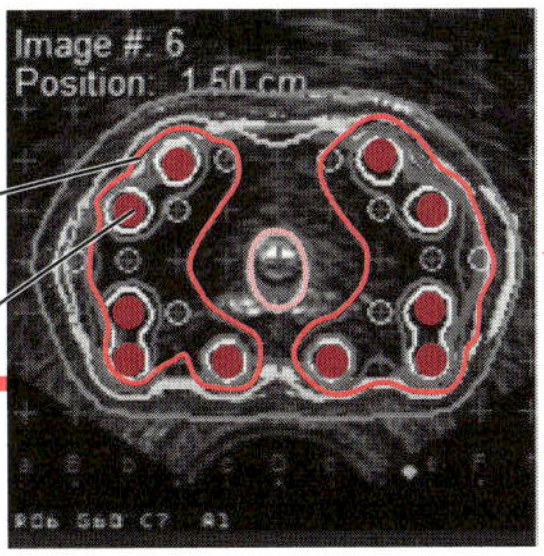

前立腺の全域に十分に放射線が当たり、直腸、尿道には過剰に当たらないように線源の配置を決めていく。

各横断面像、三次元的な放射線量分布図で適切な照射が行われるかを確認する。

写真提供：国立病院機構東京医療センター泌尿器科

エコーの画像を見ながら、会陰《えいん》部から前立腺内にアプリケータ針（線源を前立腺内に挿入するための針）を25本程度刺します。

その後、事前に決めた線源の配置計画にしたがい、アプリケータ針のなかを通してシード線源を入れます。現場で状況をみながら、ベストの位置に入れられるよう修正を加えていきます。前立腺がんの場合、がんがどの位置にあるか検査ではわからないので、前立腺全体に放射線が適量行きわたり、なおかつ直腸や尿道などに過剰な放射線が当たらないように、コンピュータで計算します。

前立腺は尿道を取り囲むように位置しているので、前立腺の中央部に線源を配置すると、尿道に過剰な放射線が当たります。そこで、前立腺の被膜に沿って、前立腺の外側に近い部分を中心に線源を配置していきます。使う線源の数は前立腺の大きさによって異なりますが、40～100個くらいになります。

治療室に入っている時間は2時間程度で、このうちアプリケータ針を

●治療に用いる機器

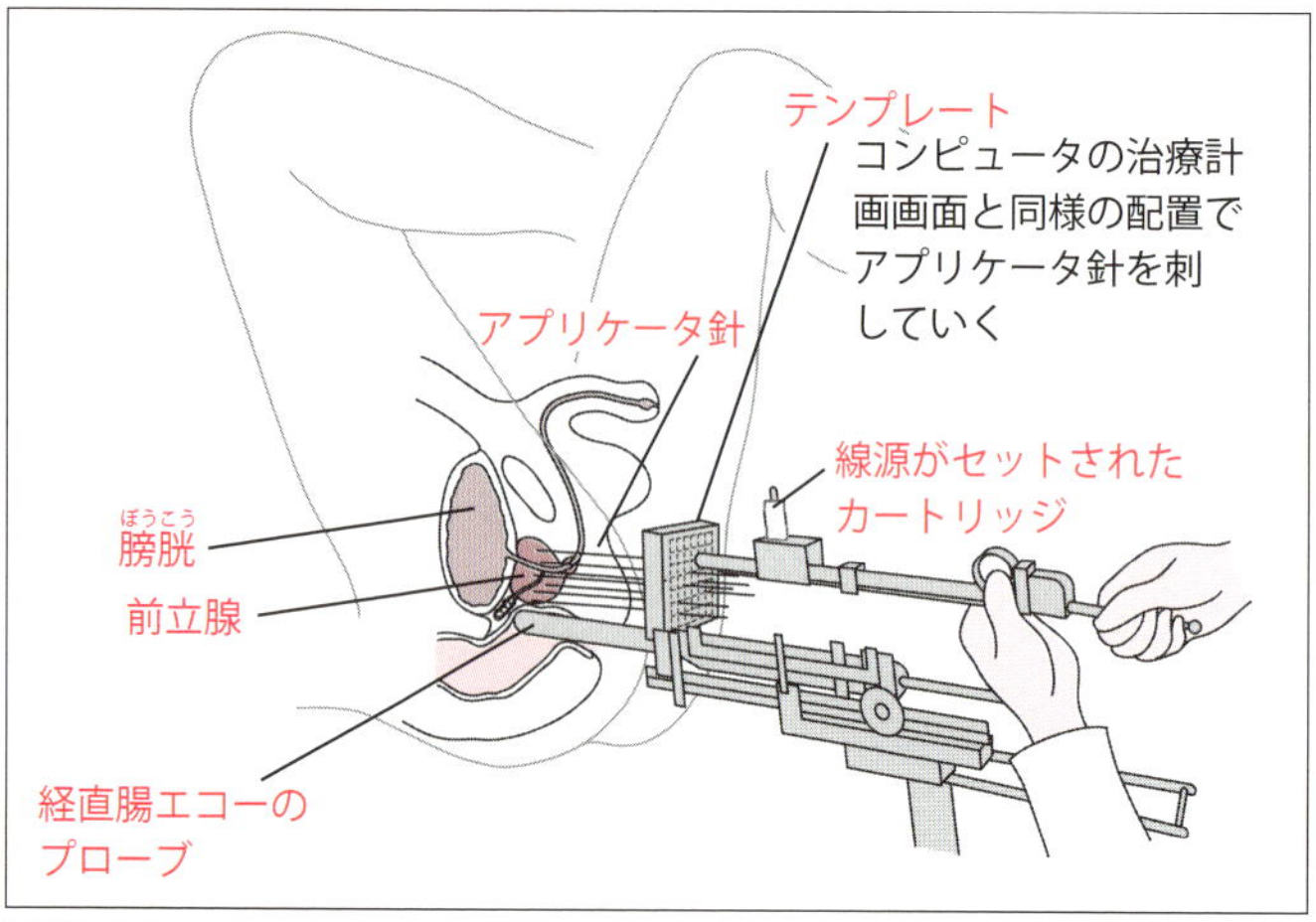

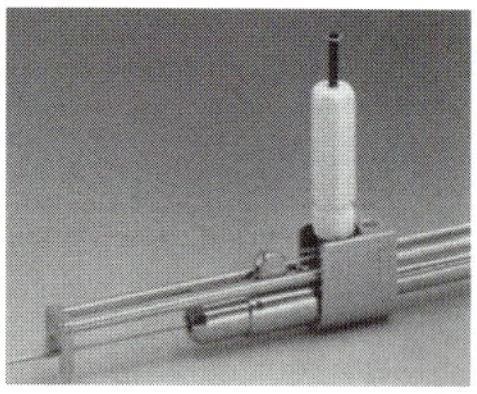

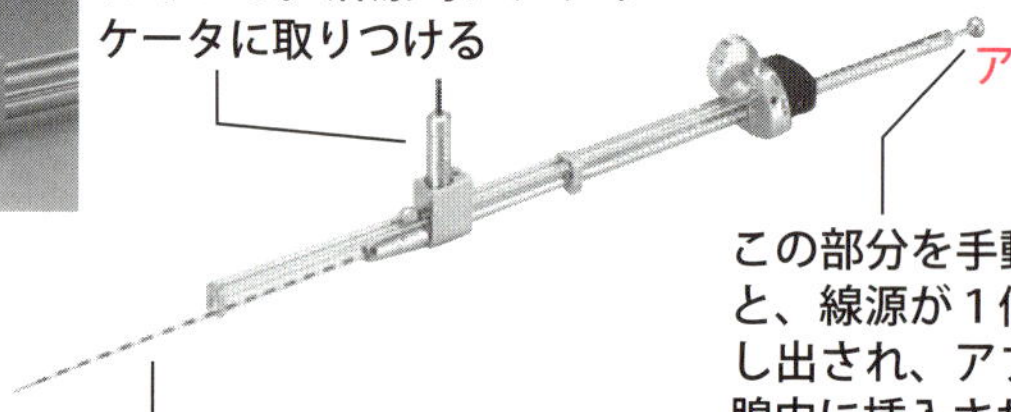
カートリッジ
あらかじめ線源がセットされている。治療時にアプリケータに取りつける
アプリケータ
この部分を手動で引き、その後挿し込むと、線源が1個ずつカートリッジから押し出され、アプリケータ針を通って前立腺内に挿入される
アプリケータ針

写真提供：日本メジフィジックス株式会社

●治療の手順

事前準備（4週間前）

治療時と同じ体位で経直腸エコー検査を行う

↓

計画用コンピュータで前立腺像を立体化

↓

線源の配置と使用個数を決定。線源を発注

治療

肛門から経直腸エコーのプローブを入れる

↓

会陰《えいん》部からアプリケータ針を刺入

↓

アプリケータ針の空洞を通して線源を挿入

刺してから線源の配置が終わるまでが1時間程度です。

　治療後は麻酔の影響で、起き上がると激しい頭痛がすることがあるため、翌朝までは横になったままでいることが大切です。病室に戻ると、3時間したら水が飲め、食事は翌朝から食べることができます。翌朝まで排尿用の管を挿入していますが、違和感が強い場合は鎮痛薬を使います。

　翌朝からは歩くことが可能で、食事や水分の制限はありません。また、翌日にCTとX線検査をして、前立腺や線源の配置を確認します。

　治療後は前立腺がむくんで、前立腺の内側にある尿道を圧迫し、オシッコが出にくくなるため、尿道を拡げて排尿しやすくする薬（α_1ブロッカーなど）を飲んでもらいます。

　なお、まれにオシッコの中に線源が出てくることがあり、入院中はオシッコをしびんに取って、ガーゼでこして蓄尿びんに入れることになっています。線源からは放射線が出ているので、線源が出た場合には、すぐに看護師に知らせます。

●治療室のセッティングと治療の流れ

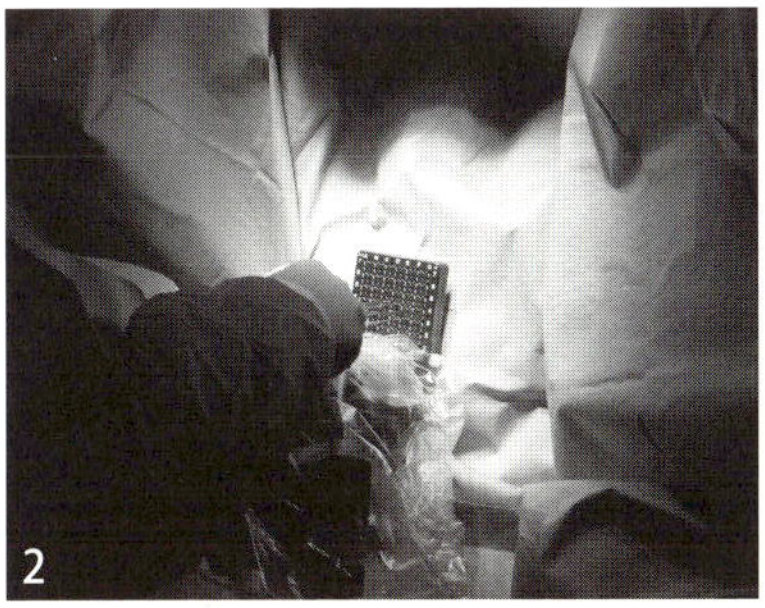

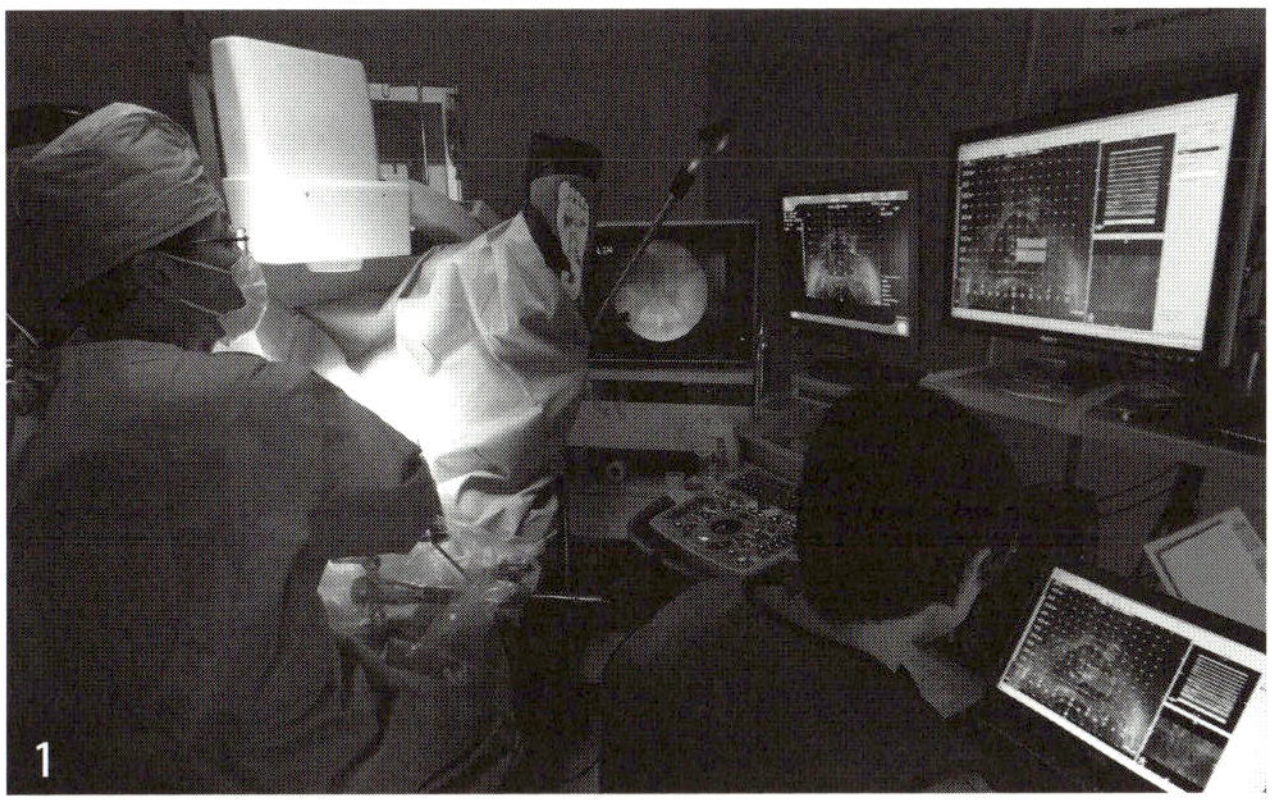

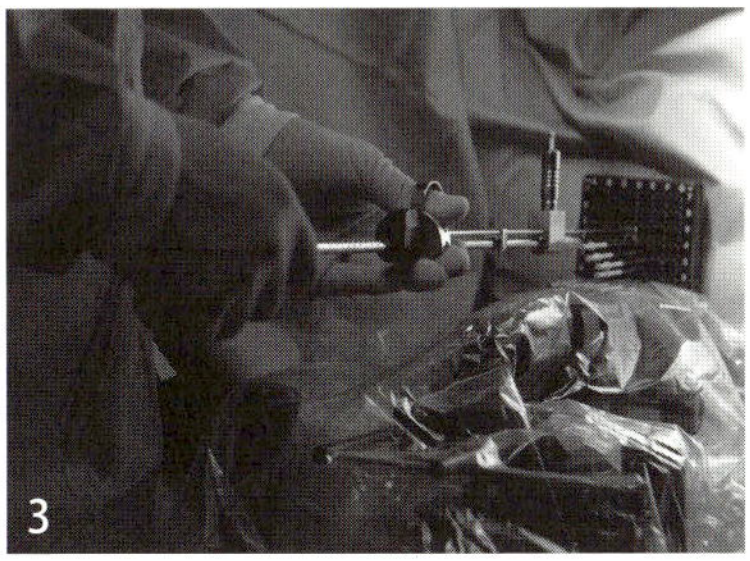

1 モニターを見ながら治療を進める斉藤医師
2 線源配置計画にしたがい、アプリケータ針を刺す
3 アプリケータを用いて線源を挿入していく

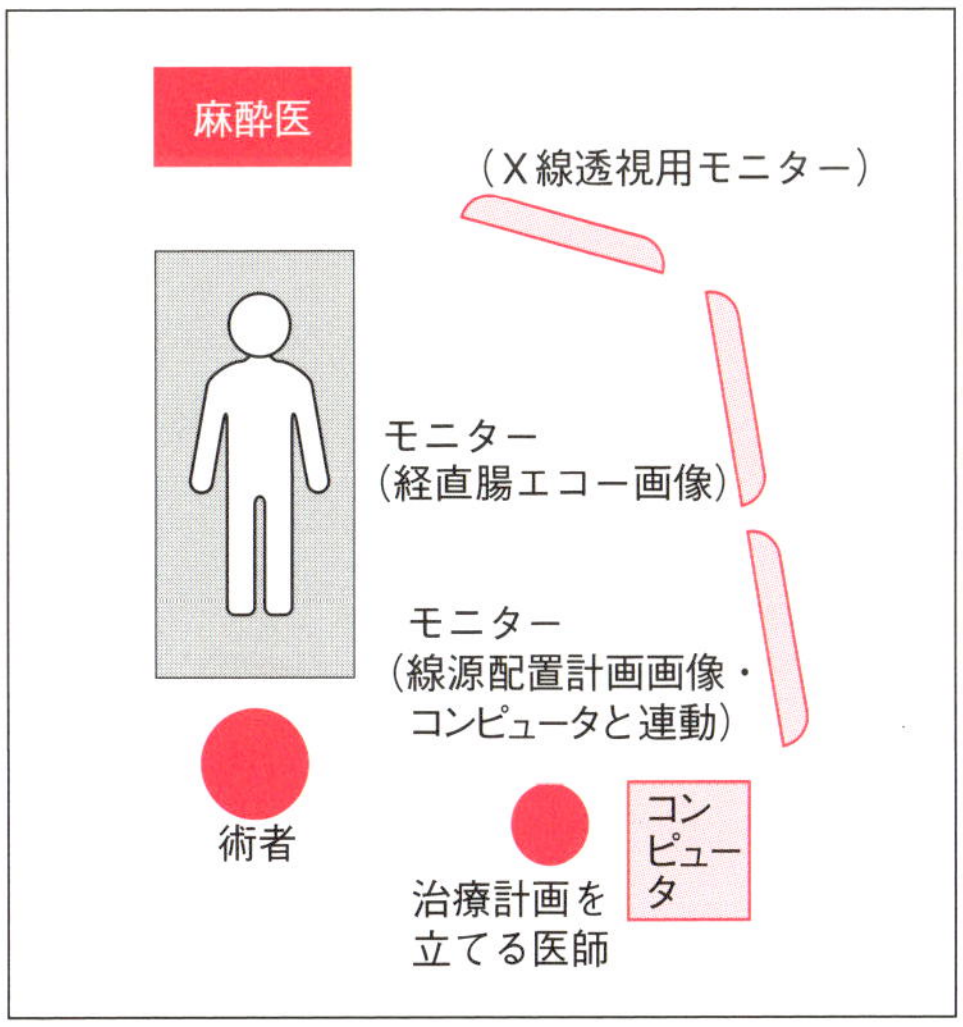

●入院から退院まで

入院（治療前日）	・検温、陰部の毛を短くするなどの処置 ・21 時以降、飲食禁止
治療当日	・点滴開始 ・治療室に入る。下半身麻酔 ・尿道に管を入れる ・小線源挿入 ・治療 3 時間後から飲水可 ・翌日朝までベッド上で安静
治療後1日目	・ＣＴ撮影により挿入した線源の配置を確認 ・尿道の管を抜去 ・朝から歩行可 ・尿道を拡張する薬の服用を開始 ・夕方まで抗菌薬を含めた点滴継続 ・退院後の生活の説明
退院（治療後2日目）	・抗菌薬内服（5 日間） ・次回外来の予約

国立病院機構東京医療センターの場合

●治療法別にみた治療成績の比較

低リスク症例において小線源療法、放射線の外照射、前立腺全摘除術（手術療法）の各治療を受け、PSA 値の上昇をおこさずに生存している患者さんの割合をみると、3 つの治療成績に差はみられない。

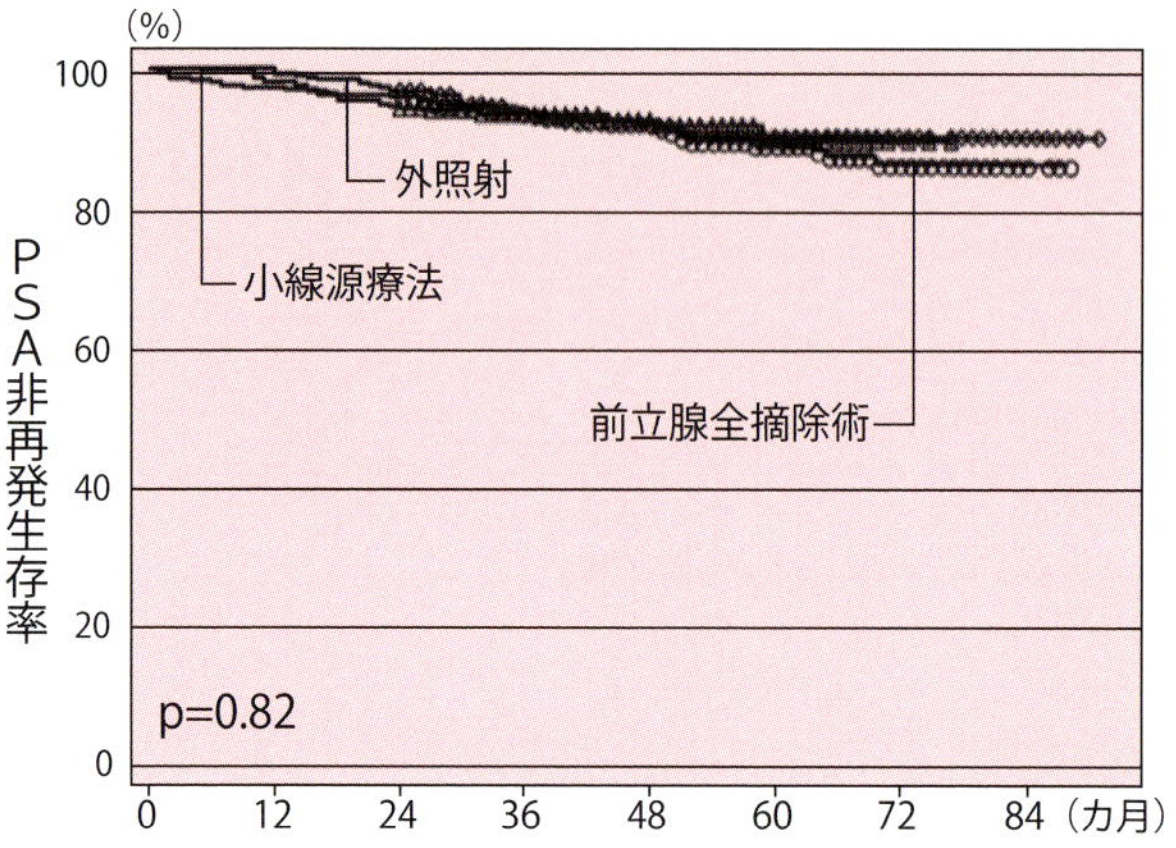

小線源療法（295件）90%
外照射（282件）90%
前立腺全摘除術（497件）89%

Ciezki JP,et al:IJ Rad Oncol Biol Physic 60,2004 Cleveland Clinic Found afion より作成

治療後の経過は？

再発率は低く、治療成績は良好です。排尿機能や性機能に影響が出ることもありますが、手術に比べ機能が保たれる割合が高くなります。

治療成績は手術や放射線外照射と差がない

小線源療法の治療成績は、低リスクの患者さんであれば、非常に良好です。日本では２００３年に始まった治療なので、まだ長期的なデータは出ていないため、ひと足先に普及したアメリカのものを参考にすることになります。アメリカ国内でも治療件数の多い、シアトルの施設が発表しているデータでは、低リスクの患者さんの場合、治療後15年たっても再発していない率（ＰＳＡ非再発生存率）は86%でした。

手術や放射線の外照射に比べた場合も、治療成績はほぼ同じレベルにあります。中リスク群では、治療後15年でのＰＳＡ非再発生存率は72%、高リスク群では46%です。しかし、最近の技術での成績はもっとよくなっています。

上のグラフは低リスク症例に対する小線源療法、外照射、前立腺全摘除術（手術）の治療成績を比べたものです。縦軸はＰＳＡ再発をおこさ

●治療法別にみた合併症の比較

小線源療法は排尿機能（尿失禁）、性機能の点で前立腺全摘除術（手術療法）より、直腸機能、性機能の点で外照射療法より影響を受けにくくなっている。

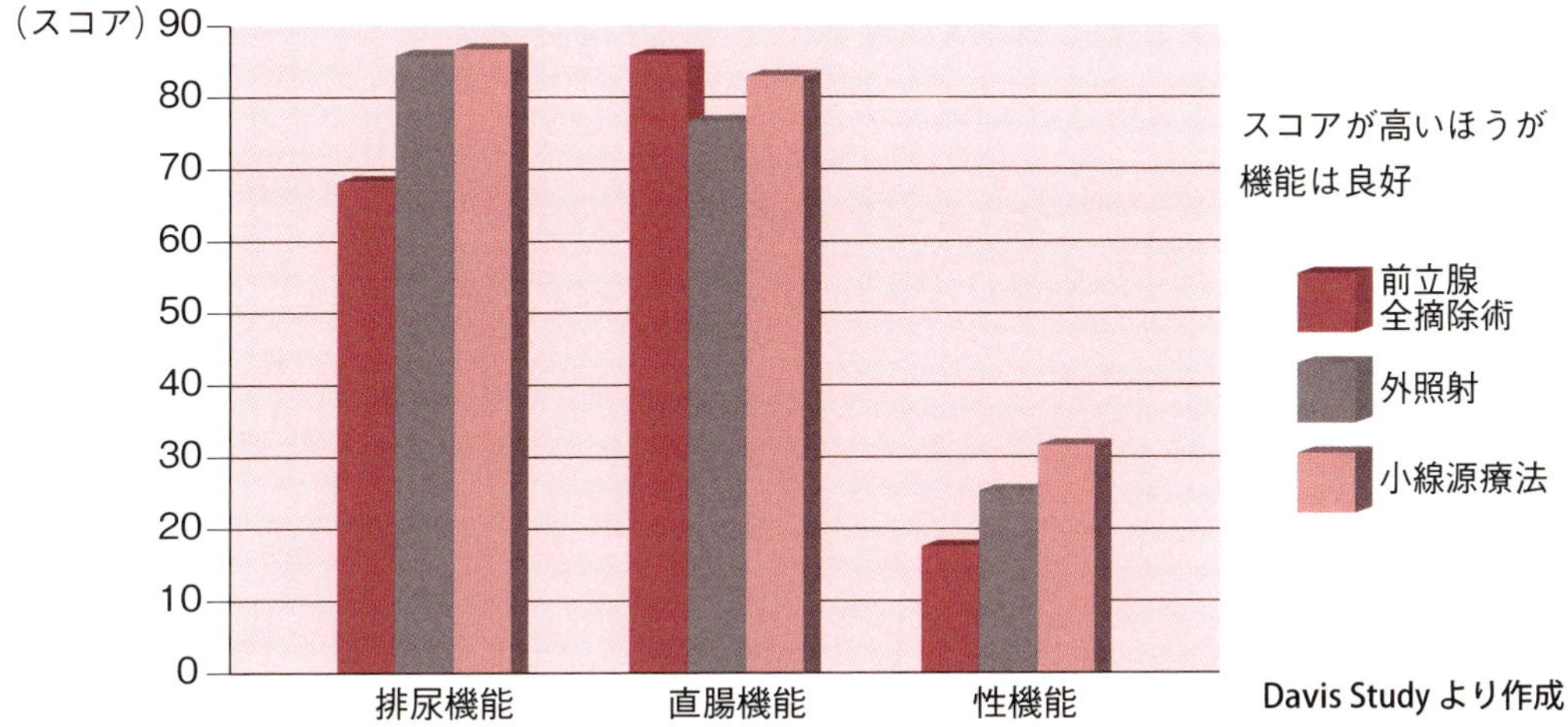

Davis Study より作成

	全摘除術	外照射	小線源	小線源＋外照射
直腸機能	＋	＋＋＋	＋	＋＋
性機能	＋＋＋	＋＋	＋	＋＋
排尿機能／失禁	＋＋＋	＋	＋	＋
排尿機能／尿閉	＋	＋	＋＋＋	＋＋＋

＋の数が少ないほうが機能は良好　＊尿閉は尿が出なくなること　Jar : AB, Lancet 361 2003 より作成

ずに生存している人の割合で、横軸は治療から経過した月数です。これを見ると、小線源療法を受けた人は90％、外照射を受けた人も90％、前立腺全摘除術を受けた人は89％がPSA値の上昇をみずに生存していて、三つの治療法の効果に差はありません。

排尿、性機能の点で手術よりすぐれている

小線源療法に伴う合併症には、治療後早い時期にみられる急性合併症と、治療後6カ月～2年にみられる晩期合併症があります。

急性合併症では、血尿、血精液症（精液に血が混じる）、会陰部皮下出血（治療のため針を刺した部位の皮膚が紫色や黒色になる）などがよくみられます。これらの症状は一時的なもので心配いりません。

また、頻尿、尿が出にくい（とくに夜間に尿が出にくい）、尿意切迫感、軽度の痛みなどもみられます。これは針を刺したことや、放射線の

影響から前立腺がむくんでいるためにおこる症状で、ほとんどの場合、治療後に尿道を広げて排尿しやすくする薬（α_1ブロッカー）を服用することで対応できます。

まれに尿が詰まってまったく出なくなる場合もあり、その場合はしばらく排尿のための管をつけて生活する必要があります。ただし、時間の経過とともにむくみはとれてくるので、やがて自力で排尿できるようになります。

手術療法の場合は尿失禁、つまりオシッコがもれやすくなるのですが、小線源療法の場合はオシッコが出にくくなるのが特徴です。

晩期合併症は放射線の影響でおこるものです。放射線はがん細胞をその場で殺してしまうのではなく、がん細胞のＤＮＡを傷つけることによって、増殖できなくするしくみです。正常細胞も放射線の影響を受けるので、治療後6カ月〜2年くらいしてから影響がみられます。

晩期合併症の一つは性機能障害（勃起障害＝ＥＤ）で、20〜30％の人にみられます。これは手術よりも少ないといえます。ＥＤ治療薬を使うこともできます。尿道や直腸の粘膜から出血することがまれにありますが、抗炎症薬などの薬を使えば、しばらくたつと回復していきます。

なお、シード線源の一部が血流に乗って肺に移動したり、尿や精液のなかに出てきたりすることもありますが、問題になるようなことはありません。

91ページのグラフは前立腺全摘除術（手術療法）、小線源療法、外照射の三つの治療について、排尿障害、直腸障害、性機能障害の程度を比較したものです。

グラフの柱が高いほど機能がよく保たれていることを示しています。小線源療法は排尿障害と性機能障害の点で、手術よりすぐれていることがわかります。

また、外照射と比べて、排尿障害はほぼ同じですが、直腸障害と性機能障害の点では、小線源療法のほうがややすぐれていることがわかります。

ＰＳＡ値の上昇も一時的なら再発ではない

治療後には定期的に検査を受けてＰＳＡ値を測り、再発の有無をチェックすることが大切です。住まいが遠方の場合は、近くの施設でＰＳＡ検診を受け、治療を行った医師に数値を知らせるようにします。

小線源療法では、がん細胞は1〜2年かけて徐々に死滅していきます。再発がなければＰＳＡ値は数年かけて少しずつ減っていき、ある程度まで下がると、そこで安定して推移します。再発があるとＰＳＡ値が上昇します。

ただし、小線源療法での治療後、1〜3年たったころにＰＳＡ値が上昇し、その後数カ月のうちに再び下がることがあります。これをバウンス現象と呼んでいますが、原因はわかっていません。この時期にＰＳＡ値の上昇があっても、多くは再発ではありません。

当施設では、治療後、1カ月後、3カ月後に検査を受けてもらい、そ

●気になる放射線の影響は

線源から出る放射線は弱いものなので、日常生活や周囲の人々への影響はほぼない。また、線源からの放射線量は１年後には０近くにまで低下する。

●患者さんの体内の線源により、同居家族が受ける被ばく量（１治療）	0.1
●胸の集団Ｘ線検診（１回）	0.05
●東京－ニューヨーク間の航空機旅行（往復）	0.2
●胃の集団Ｘ線検診（１回）	0.6
●宇宙、大地、食物、吸入からの自然放射線（世界平均・１人/年間）	2.4
●胸部CT検査（１回）	6.9

単位はミリシーベルト（mSv）：放射線が人体に与える影響を示す単位
資源エネルギー庁「原子力2004」より作成

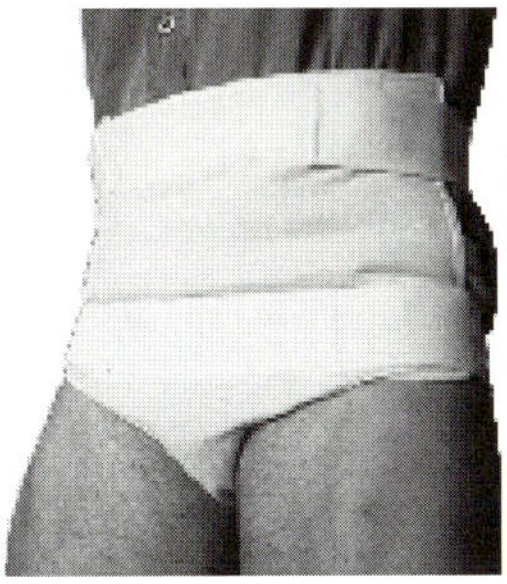

とくに影響が気になる場合は、病院売店などで販売されている鉛入りのパンツを着用してもよい

写真提供：日本メジフィジックス株式会社

●治療後注意すること

生活上注意が必要なのは治療後ほぼ１年まで

- ●妊娠中の女性の隣に長時間座らない
- ●小さな子どもをひざの上に乗せない
- ●排尿時、射精時に線源が排泄《はいせつ》された場合は、手でふれずに密閉できる容器に入れ、医師に連絡
- ●初めの数回、性交時はコンドームを使用
- ●治療者カード（次ページ参照）を１年間携帯

の後は3カ月に1回の検査を受けてもらっています。

検査ではオシッコが出やすいかどうかも確認して、必要ないと判断すればα_1ブロッカーなどの薬の処方をやめます。

ＰＳＡ値が上昇して再発したと考えられる場合、小線源療法や、そのほかの放射線療法で再び治療することは通常できません。人間の体の一部位に対して、照射できる放射線量には限界があるからです。限界を超えて放射線を照射してしまうと、正常な組織が死んでしまいます。小線源療法では、すでに限界近くまで放射線を照射しているので、それ以上の放射線療法はできないのです。

また、小線源療法のあとに前立腺を摘出する手術は、前立腺と周囲の組織が放射線によって硬くなっているため、非常に難しくなります。

ＰＳＡ値が上昇して再発したと考えられる場合は、前立腺内やその近くでの再発、転移のどちらであっても、ホルモン療法が有効です。

●治療者カード

緊急時の対応法などが書かれているので、必要事項を記入して１年間は携帯する。

ヨウ素125線源永久挿入による
小線源療法治療者カード

- 私はヨウ素125線源永久挿入による前立腺がん小線源療法を受けています。
- 体外での放射線の量は非常に低いため、私の周囲での危険はありませんが、１年間は注意が必要です。
- 緊急時の医療処置は通常通りしていただいて結構です。
- 治療実施後１年間は死亡した際に前立腺とともに線源を摘出する必要があります。
- このカードを見られた方は裏面をお読みになり、記載された連絡先まで至急ご連絡くださいますようお願いいたします。

・ヨウ素125線源永久挿入による前立腺がん小線源療法実施後１年以内の緊急時の手術もしくは死亡時には、下記まで至急ご連絡くださいますようお願いいた
東京都目黒区東が丘２丁目５番１号
・病院名：独立行政法人国立病院機構 東京医療センター
・連絡先：電話 03 － 3411 － 0111(代)
電話番号：　（　　）　内線（　　）
・治療日：　年　月　日
・治療日のヨウ素125放射線源の放射能量：　MBq

－承諾書－

私どもは治療後１年以内に死亡した場合、剖検により前立腺ごと線源を摘出する必要があることを理解し承諾いたします。
・署名年月日：　年　月　日
・本人署名（自筆）：
・家族（保証人）署名（自筆）：

念のため1年間は妊婦、子どもに注意

放射線を出す線源を体に埋め込んでいるため、一定期間は周囲の人に配慮した生活を送る必要があります。ただし、それほど難しい内容ではありません。

放射線を出す線源を体に埋め込んでも、放射線自体は弱いものなので、ほとんど体内で吸収されてしまいます。体が放射線を発する状態になるわけではなく、尿、便、汗、唾液《だえき》などの分泌物から放射線が出るようなこともありません。

ただし、念のために妊婦の隣に長時間座ったり、お孫さんなど小さな子どもをひざの上に乗せたりしないようにします。単に妊婦やお孫さんと同じ部屋で過ごすだけなら、まったく問題ありません。

シード線源から出る放射線量は、2カ月で半分になり、1年後にはほとんど出なくなります。そこで、こうした生活上の注意は治療後1年まででで、その後は普通の人とまったく同じように生活して大丈夫です。

また、海外の調査ですが、小線源療法を受けた患者さんとともに過ごしている家族が1年間に被ばくする放射線量は0・1ミリシーベルトとされています。これに対して、東京とニューヨークを飛行機で往復すると、宇宙線によって0・2ミリシーベルトの被ばくを自然にしています。1年間ともに過ごしても、ニューヨーク行きの飛行機の片道分の被ばく量ですから、ほとんど心配いらないということです。

ただ、お孫さんをひざの上に抱きたいからとか、どうしても家族が心配だからという人は、鉛の入ったパンツ（1着約4万円）が、小線源療法を行っている施設の売店などで販売されているので、着用するとよいでしょう。このパンツをはくと、放射線の95%がカットできます。

ごくまれに、排尿時や射精時に線源が排泄《はいせつ》されることがあります。線源1個から出る放射線量はごく微量なので、実際上は問題ありませんが、スプーンなどで拾ってびんなどの密

閉できる容器に入れ、子どもの手の届かないところに置き、医師に連絡する必要があります。

治療後に性行為をすることに問題はありませんが、ごくまれに線源が精液に混じって排泄されることがあるので、初めの数回はコンドームを使うようにしましょう。

治療後1年間は「治療者カード」を携帯していただくことになっています。何か別の病気で手術をすることになったら、「治療者カード」を担当の医師に見せる必要があります。

治療後1年以内に、なんらかの事情で亡くなられた場合は、前立腺を摘出する決まりになっていますので、ご家族にはしっかりと伝えておきます。これらの注意事項は「治療者カード」に書き込まれています。

小線源療法の費用は、入れる線源の数によって多少異なりますが（線源1個につき6000円）、入院費用も含めておよそ100万円です。健康保険が適用されるので、3割負担の方なら約30万円です。高額療養費制度も適用されるので、実際の負担はさらに軽くなります。

●小線源療法の基本情報

下半身麻酔	
所要時間	約2時間
入院期間	3泊4日
費用	治療費　約100万円 （検査、入院費等含む。保険適用。高額療養費制度適用）

（国立病院機構東京医療センターの場合）

●高リスクの治療成績向上を図る

アメリカでは再発率の高い、高リスクの前立腺がんに対して小線源療法と外照射療法の併用が推奨され、手術と比較して治療成績がよいというデータが多く発表されています。日本ではまだ一般的ではありませんが、東京医療センターでは高リスク例にこの併用療法を行い、グラフのように5年PSA非再発生存率は手術に優る成績を得ています。今後、長期経過や、多施設参加のデータをみていく必要がありますが、高リスク例の治療に可能性を開く治療法と考えられています。

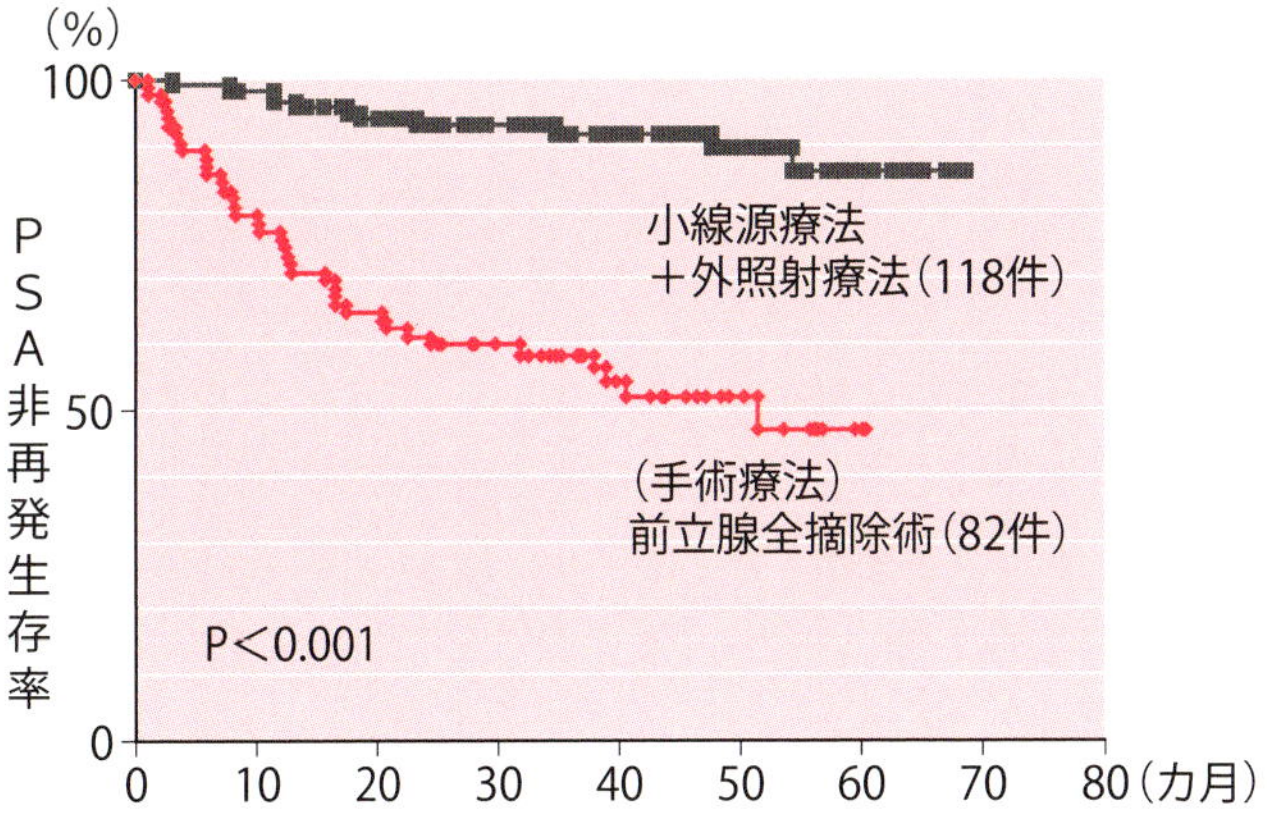

国立病院機構東京医療センター泌尿器科のデータより作成

斉藤史郎

（さいとう・しろう）
国立病院機構東京医療センター
泌尿器科医長

これはいける――と思ってから５年、満を持して新治療法に挑戦しました。知識と技術の普及にも努めています。

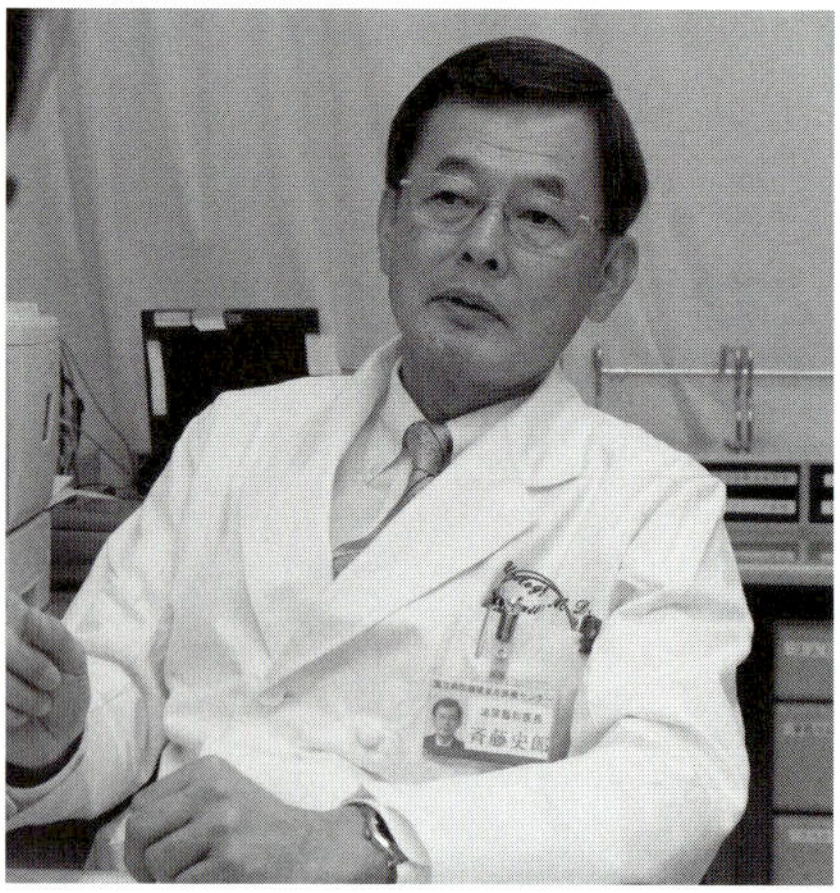

斉藤先生が国立病院機構東京医療センターに赴任したのは１９９７年のことでした。

「それまで私も前立腺がんの手術をたくさん経験していましたが、アメリカで行われている小線源療法にも興味をもっていました。当時、国立病院機構東京医療センターでは、放射線科の土器屋卓志先生（現・埼玉医科大学国際医療センター）が、口《こう》腔《くう》がんの治療にイリジウムを使った小線源療法を実践なさっていたので、これを前立腺がんの治療に応用できるのではないかと思ったのが、そもそものきっかけです」

斉藤先生の赴任が4月、イリジウムを使った小線源療法の開始が12月。十数本のイリジウム線源を前立腺に刺して、70時間留置し、その後線源を取り出すという治療法です。放射線の取り扱いに慣れている先達の医師やスタッフがいたことが、大きな後押しになったようです。

当時、高線量のイリジウムを用いた小線源療法を実施している施設はありましたが、斉藤先生が使ったのは、低線量のイリジウム線源で、これを前立腺がんの治療に使ったのは日本で初めてのこと。斉藤先生はこの治療を5年間で約１５０例実施しました。

「実は当初から、ヨウ素１２５を使ったシード線源を永久に入れておく治療のほうが、患者さんの体への負担が小さいはずと考えていました。しかし、ガイドラインを作成し国の了解を得るのに5年かかったのです」

放射線の取り扱いには何重にも厳しい規則があります。ヨウ素１２５を使ったシード線源の使用は、当時まだ薬事法上認められていませんでした。２００２年12月に薬事法上の認可を受け、２００３年3月、医療法上認められ、同年7月放射線障害防止法上の問題も解決、ようやく治療に取り組む環境が整いました。

「２００３年9月に、ヨウ素１２５によるシード線源を用いた密封小線源永久挿入療法の第1例を行いました。低線量のイリジウム線源を用いた治療で5年間の実績を積んだことや、学会と国の協力を得てあらかじめ安全な治療のためのガイドラインを作ったことなどが評価されて、新しい治療の開始が許されたのだと思います」

　東京医療センターでは、２００３年から７年間でこの療法の実施件数が１５００件を超えました。斉藤先生は、小線源療法の実績を着々と積み上げる一方で、小線源療法に関する講習会を企画し、全国の後進の指導にも力を入れています。

「現在、年１回行われている講習会には、全国の医療機関から、放射線科、泌尿器科の医師、放射線技師、看護師などが２００名以上も集まります。治療のライブ映像を含めて、知識と技術の講習を行っています」

　小線源療法は今全国で１００を超える施設で実施されていますが、高い質を保ちながら普及してきた背景には、斉藤先生をはじめ、関係者のこうした地道な努力の積み重ねもあったのです。

　また、治療を受けた患者さんのクチコミで、斉藤先生のもとを訪れる患者さんも多いようです。手術よりも体への負担が小さいので、患者さんの満足度が高かったからこそといえるでしょう。

　斉藤先生は今、高リスクの患者さんに対して、小線源療法と外照射療法とホルモン療法を組み合わせた治療に挑戦しています。

「高リスクの患者さんに対する成績が、今のところ手術より良好です。今や、『がん＝手術』ということはありません。とくに前立腺がんにはいろいろな治療法があるので、自分に合った治療法をじっくり検討されるとよいでしょう」

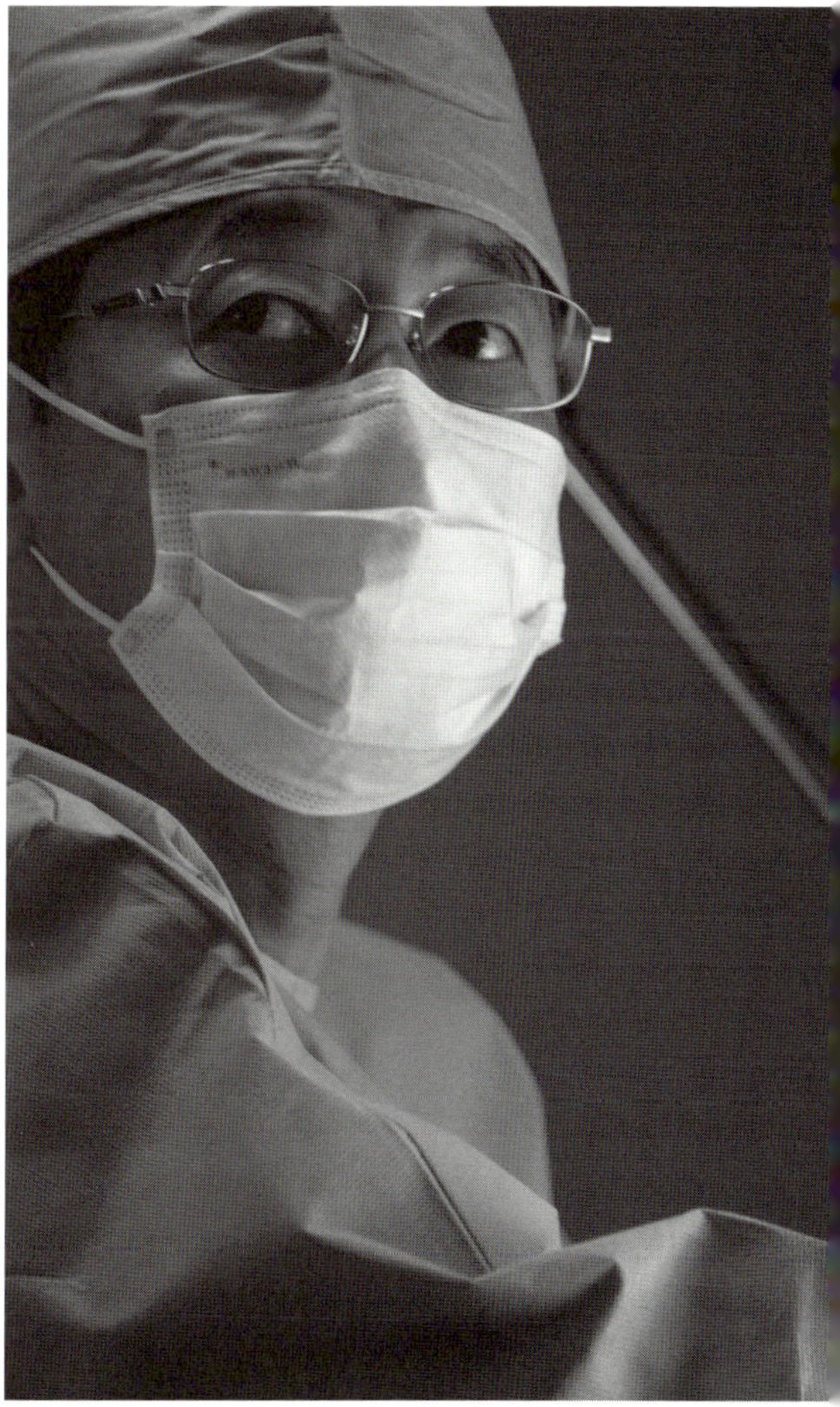

斉藤史郎（さいとう・しろう）

1956年東京都生まれ。慶應義塾大学医学部卒。1992年、米ニューヨークのMemorial Sloan-Kettering Cancer Centerに3年間留学。帰国後、慶應義塾大学医学部泌尿器科講師を経て、1997年から現職。2003年9月、日本で初めてヨウ素125を用いた密封小線源永久挿入療法を実施。国内における前立腺がんの小線源療法の普及に貢献、その指導的立場にある。

放射線療法

照射に強弱をつけて合併症を防ぐ
強度変調放射線治療（ＩＭＲＴ）

千葉県がんセンター
放射線治療部部長
幡野和男（はたの・かずお）

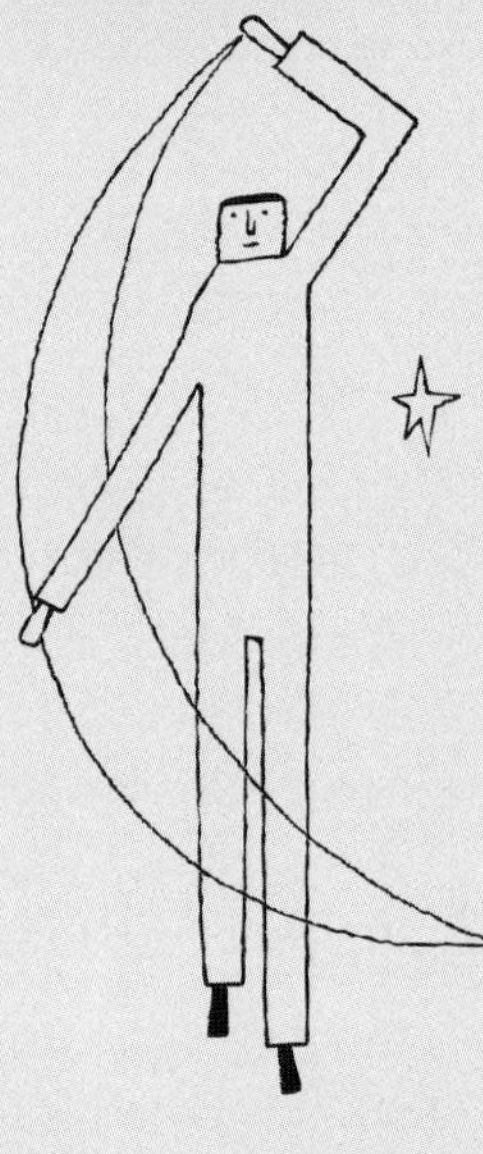

前立腺には高線量の、直腸や膀胱には低線量の放射線を厳密に調節して、治療効果を高めつつ、合併症リスクを減らす強度変調放射線治療（ＩＭＲＴ）。この治療法の特徴や、今後の可能性を第一人者の幡野和男先生にうかがった。

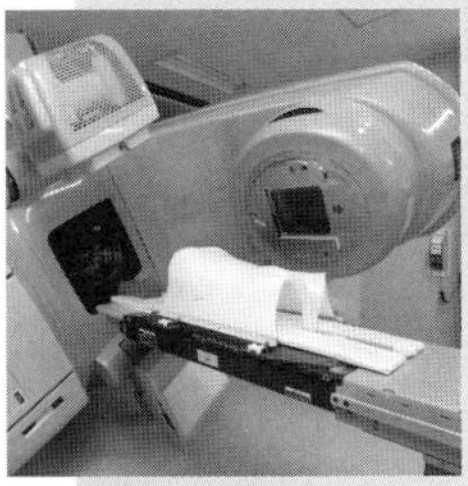

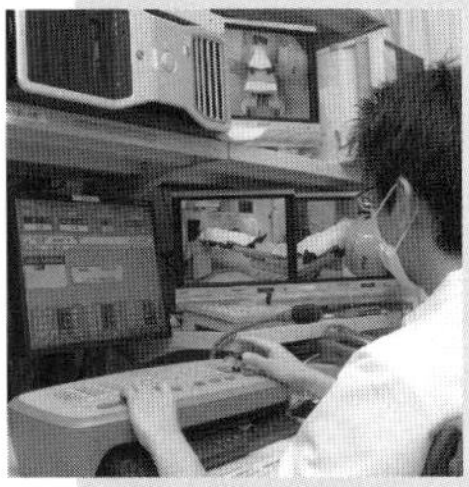

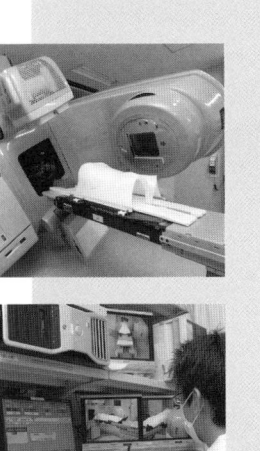

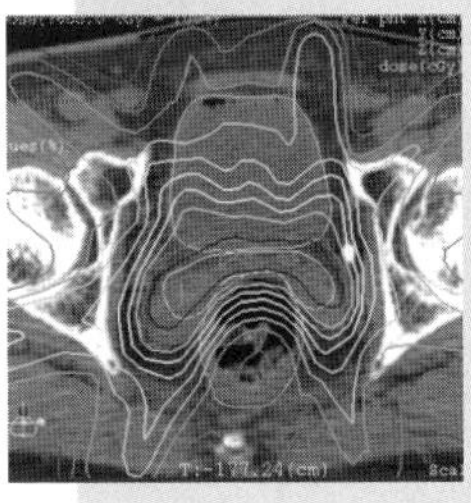

どんな治療法ですか？

形を自在に変えるマルチリーフコリメーターと綿密な治療計画で、放射線の照射に強弱をつけ、前立腺だけに高い放射線量を集中させます。

放射線をピンポイントにより緻密に照射する療法

強度変調放射線治療は、前立腺の前後に位置する膀胱《ぼうこう》や直腸に当たる放射線の線量を減らし、目的とする部位に対しては高い線量を当てることのできる治療法です。治療効果を高めると同時に、排尿や排便の障害や直腸からの出血といった合併症を極力少なくすることができます。

強度変調放射線治療は英語でintensity modulated radiotherapyといい、その略語からＩＭＲＴと呼ばれています（以下ＩＭＲＴ）。限局がんであれば、ＩＭＲＴはあらゆるがんの治療に健康保険が適用されています。

放射線療法は、放射線を当てることにより、がん細胞を傷つけて増殖できないようにする治療法です。放射線療法には体の外側から放射線を当てる外照射と、体の内側から当てる内照射がありますが、ＩＭＲＴは外照射の一つです。

外照射で普及しているのは、三次元原体照射（３Ｄ－ＣＲＴ）という方法です。これは目的とする患部の形に合わせて照射範囲を調節することにより、放射線を当てたくない正常組織に、なるべく放射線が当たらないように工夫したものです。以前は放射線の照射口の四角い形のままでしか放射線を当てることができなかったので、３Ｄ－ＣＲＴは一つの大きな進歩ではありました。

ＩＭＲＴは３Ｄ－ＣＲＴをさらに発展させた方法です。３Ｄ－ＣＲＴでも、照射範囲自体は患部の形に合わせていますが、その形のなかはすべて均一の線量が当たります。

これに対して、ＩＭＲＴでは、照射範囲のなかでも放射線の線量に強弱をつけることができます。前立腺がんの治療の場合、ＩＭＲＴでは一つの方向からの照射について十数種類の形を作ることで、照射範囲のなかの放射線量に強弱をつけていま

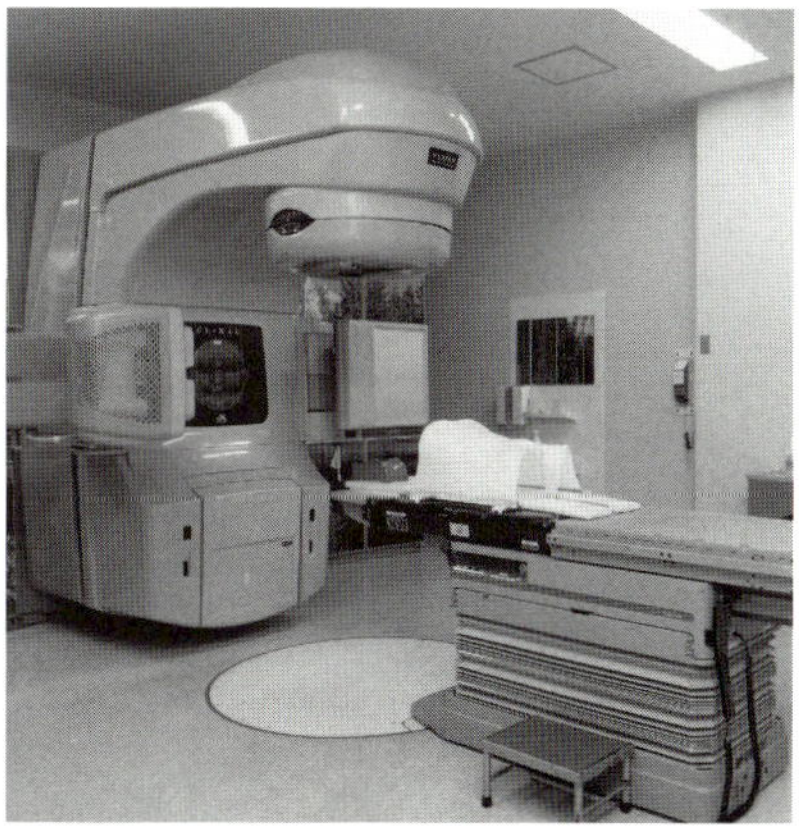

ＩＭＲＴに用いる治療装置

す。これを7方向から照射するので、立体的に考えると、放射線がたくさん当たっているところと、少ししか当たっていないところをより細かくつくり出すことができます。

３Ｄ－ＣＲＴでも、放射線をたくさん当てたいところと、なるべく当てたくないところとをある程度、区別できますが、ＩＭＲＴでは、一層厳密に、その区別ができるわけです。次ページの上図は今の説明を模式的に示したものです。

また、次ページの下図は線量分布が地図の等高線のように描かれています。赤い線の内側は放射線が95％以上当たるところで、１本外側にいくにしたがって、放射線の強さが10％ずつ低くなっています。ＩＭＲＴのほうが３Ｄ－ＣＲＴに比べて、線の間隔が細かくなっていて、それだけ厳密に放射線量がコントロールされていることがわかります。

7方向から強弱をつけ理想的な線量分布を実現

ＩＭＲＴの特徴は、一つの方向からの照射範囲のなかに放射線量の強弱をつけることと、それを多方向から当てた場合に、理想的な線量分布になるように設計できることです。

強弱をつけるために使われているのが、マルチリーフコリメーターと呼ばれる装置です。この装置は左右60枚ずつ、計１２０枚の細長い金属板が、じゃばらのように開閉することで、いろいろな形を作ることができます。

102ページコラム中央の模式図でグレーの部分が金属板です。この金属板はタングステンでできていて、放射線をさえぎることができます。白い部分はさえぎるものがないので、放射線が当たります。金属板を動かすと、白い部分の形を変えることができます。形を十数種類変えて照射を繰り返せば、一つの照射範囲のなかに放射線量の強弱をつけることができるわけです。

前立腺がんに対するＩＭＲＴでは、７つの方向から放射線を当てますから、当てる方向とマルチリーフコリメーターで作る形を立体的に考

●前立腺がんの外照射療法の特徴

- 体の外から 放射線を当てる
- 治療による体への 負担が少ない
- 排尿系の合併症が 少ない
- 治療期間が 長い

●３次元原体照射（３Ｄ－ＣＲＴ）

- 前立腺の形に合わせて放射線の当たる範囲を調節

●強度変調放射線治療（ＩＭＲＴ）

- 放射線の当たる範囲と強度を立体的に設計
- 膀胱《ぼうこう》や直腸への線量を抑えることができる

●ＩＭＲＴでは放射線を前立腺にピンポイントで照射

●３次元原体照射（３Ｄ－ＣＲＴ）の場合

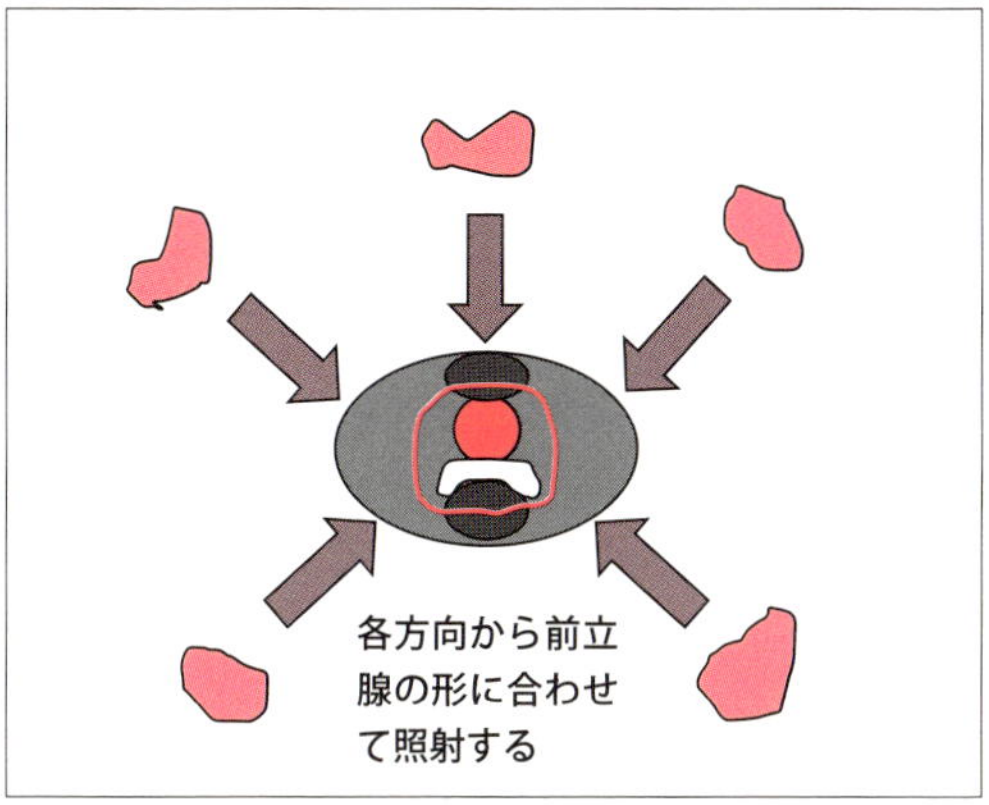

囲んだ線の内側が95％以上の照射範囲で、この範囲内は同じ強さで放射線が当たる

●強度変調放射線治療（ＩＭＲＴ）の場合

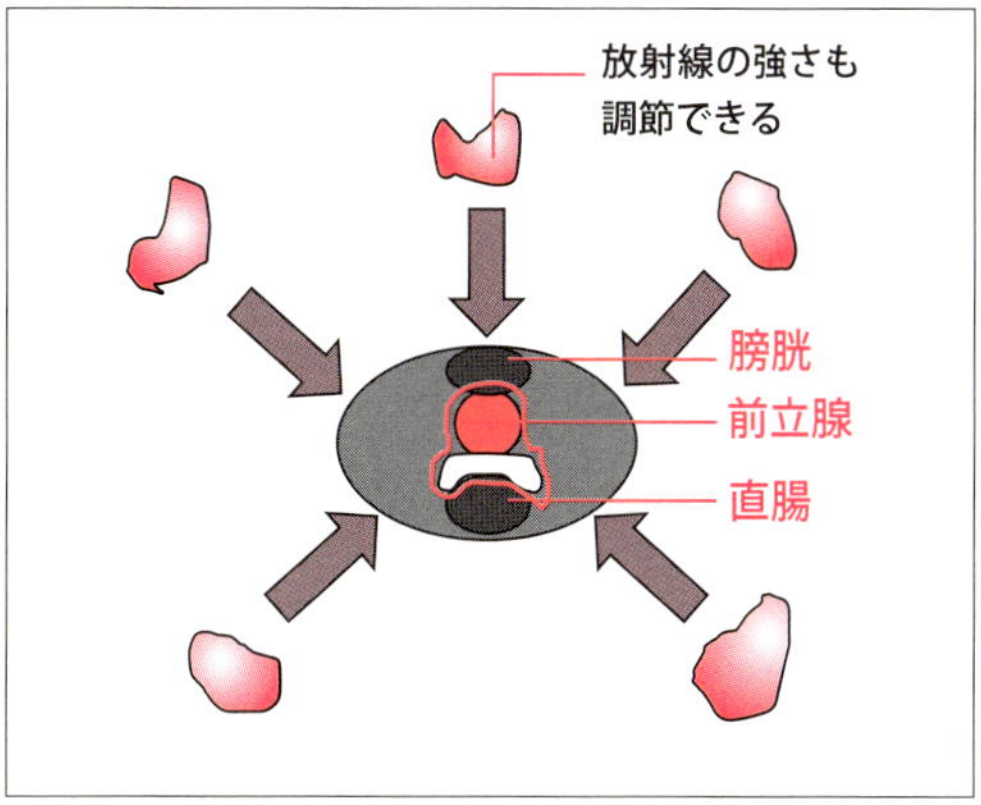

膀胱、直腸に当たる放射線の強さは、前立腺部分より弱く設定。合併症が防げるので、がんに集中して強い線量を当てることができる

●コンピュータによる治療計画図

３Ｄ－ＣＲＴ

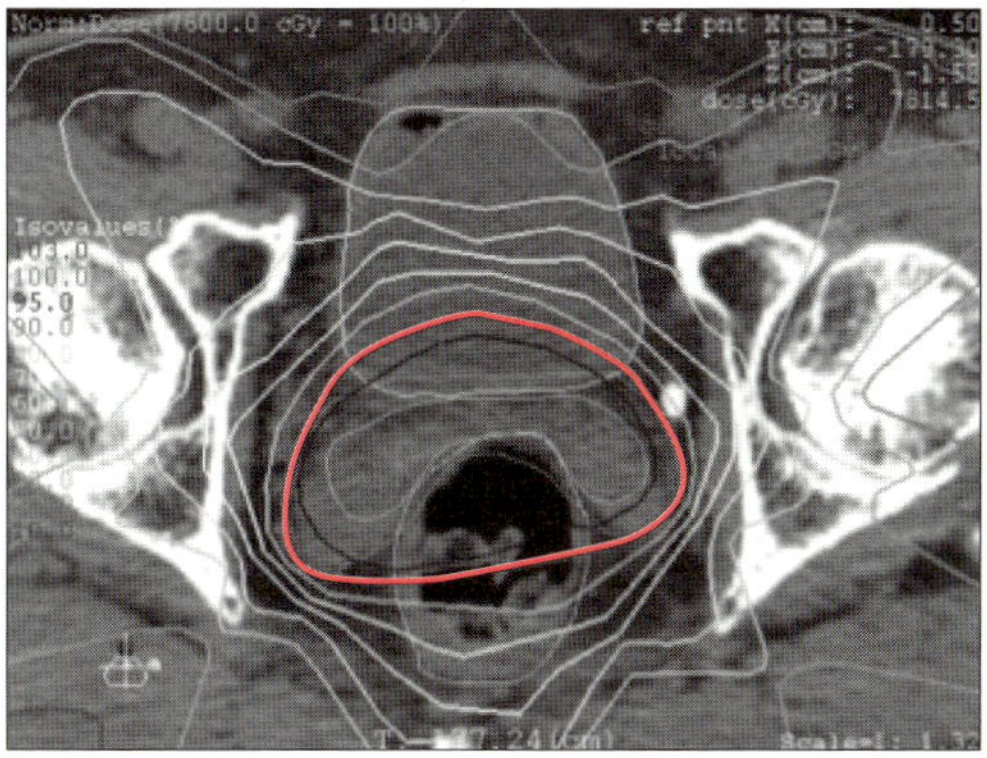

ＩＭＲＴ

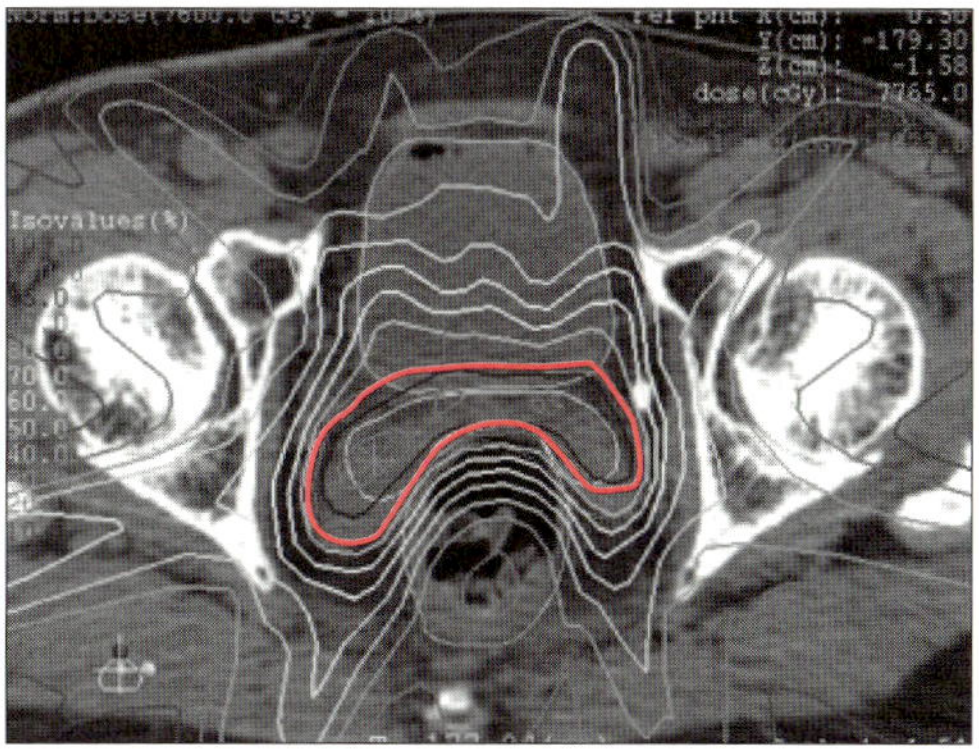

赤い線の内側は放射線が95％以上の強度で照射され、外側にいくにしたがいライン１本ごとに10％低下。ＩＭＲＴでは放射線の強度がより細かくコントロールされている

図、写真提供：千葉県がんセンター放射線治療部

●マルチリーフコリメーターのしくみ

治療装置の放射線を出すガントリー部分にマルチリーフコリメーターが組み込まれている。治療計画にしたがい、コンピュータ制御で120枚の金属板を開閉し、照射範囲内の放射線量に強弱をつける。

ガントリー

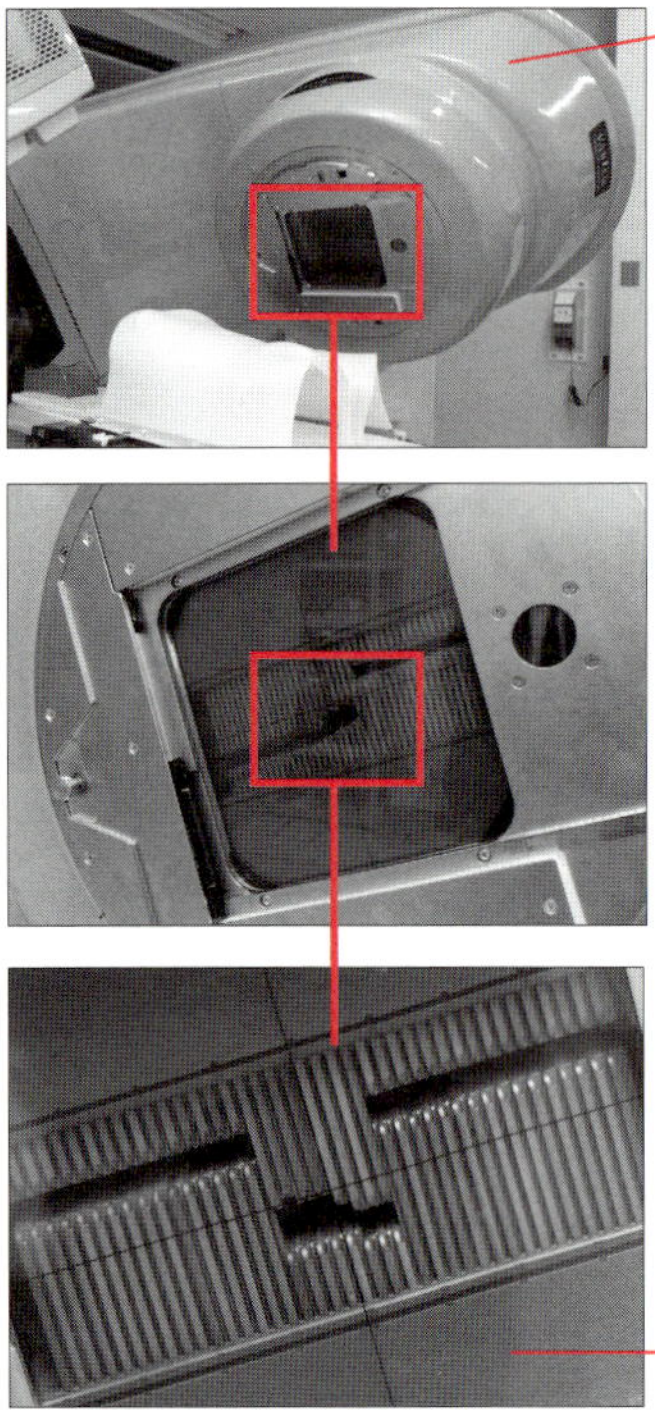

マルチリーフコリメーター

マルチリーフコリメーターの模式図

放射線が通り抜ける部分。この位置を動かすことで放射線量を調節

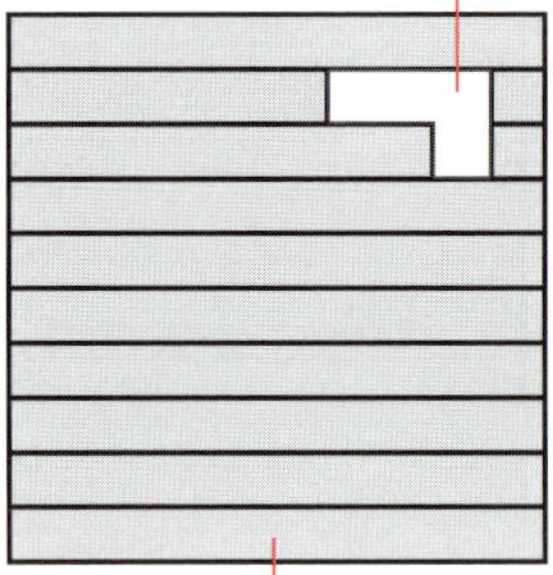

放射線をさえぎるタングステンの板

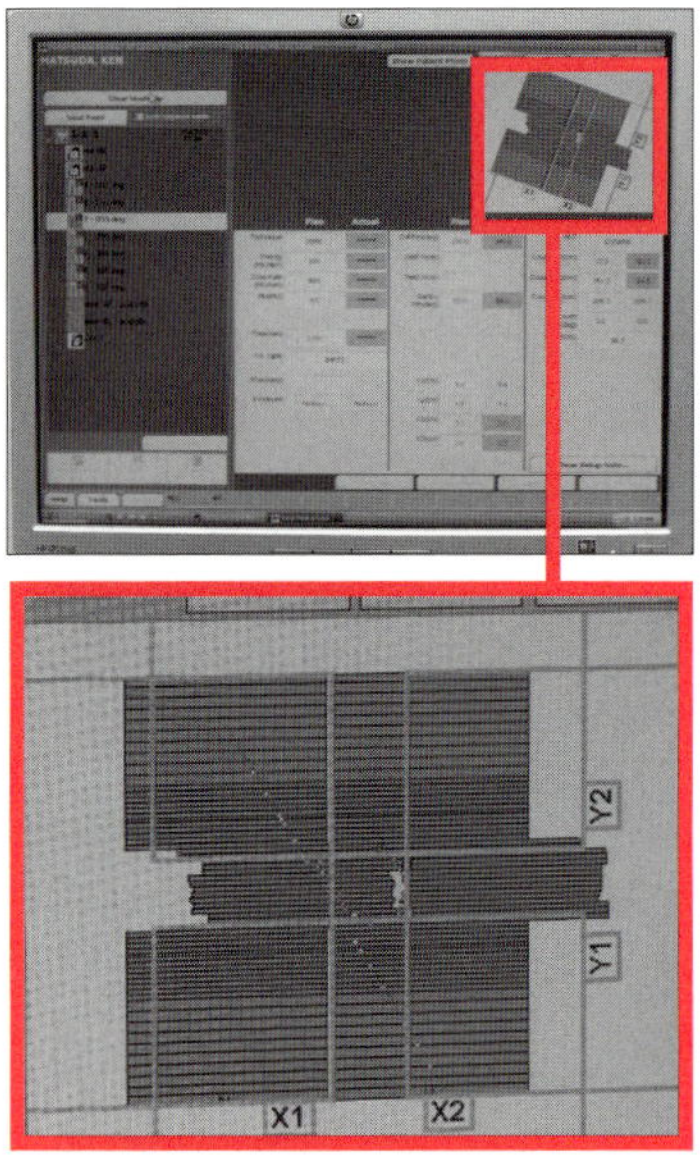

治療機器を操作するコンピュータ画面で、刻々変化するマルチリーフコリメーターをチェックしている

図、写真提供：千葉県がんセンター放射線治療部

え、もっとも理想的な線量分布を作り出します。

医師がどの部位にどれだけの放射線量を当てるか指示し、その指示に基づいて医学物理士がコンピュータを使って細かく計算していきます。

排尿障害を予防するため禁煙が治療の絶対条件

日本でのＩＭＲＴは、２０００年に千葉県がんセンターが初めて導入しました。２００６年に先進医療として認められ、前立腺がんについては２００８年に健康保険が適用されました。そして２０１０年には、限局がんであれば、すべてのがんに対して健康保険が適用されています。こうした適用範囲の拡大は、導入後の成績が良好であることを示しているといえるでしょう。

ＩＭＲＴを使って治療している施設は、全国に約70施設ありますが、健康保険が適用されたため、この数は今後増えていくものと思われます。

●治療計画の立案に医学物理士が活躍

ＩＭＲＴの治療にはチームワークが大切です。千葉県がんセンターの場合、放射線治療部では医師４名、医学物理士３名、診療放射線技師８名（うち２名は非常勤）、看護師２名、受付１名のスタッフで治療に当たっています。

ＩＭＲＴではとくに、医学物理士の存在が重要です。医師と連携しながら詳細な治療計画を立てるのは、医学物理士の仕事です。

治療計画では照射する放射線量の最適な分布を得るために、どの位置でどのように照射を行うかなどを、コンピュータ上で設定していきます。治療後の検証や評価、治療装置の品質管理なども医学物理士の仕事となります。

医学物理士の仕事を医師が行っている施設もありますが、数多くの患者さんを治療するためには、専門の医学物理士が必要です。

日本では医学物理士の資格をもつ人が少ないのですが、千葉県がんセンターの場合は、創立当初から物理室があり、医学物理士がスタッフとしていたため、ＩＭＲＴの導入がスムーズに進みました。

●千葉県がんセンターで放射線療法を行わない例

- ＩＰＳＳ（国際前立腺症状スコア）で前立腺に一定程度以上の症状がみられる場合
- タバコを吸っている場合
- 重篤な糖尿病の場合
- 同時重複がんがある場合

ＩＭＲＴによる治療は、がんが膀胱や直腸に浸潤《しんじゅん》している、骨などに転移しているなど、進行がんの場合はできませんが、限局がん、局所進行がんの場合は治療できます。

ただし、ＩＰＳＳ（国際前立腺症状スコア）という検査を行い、前立腺に残尿感や尿の切れが悪いといった何らかの症状がみられる場合は、限局がんや局所進行がんであっても、ＩＭＲＴを行わないことにしています。正確にいうと、ＩＭＲＴだけでなく、放射線療法そのものを行いません。もともとそうした排尿障害の症状が強い場合には、放射線療法（ＩＭＲＴを含む）を行うと、症状がより強くなって、治療後の生活に著しい問題が生じる危険が高くなるためです。

また、当施設では、タバコを吸っている人に放射線療法は行いません。これまで吸っていた人にも、治療を機会にきっぱりとやめることを約束してもらいます。タバコを吸っていると、治療後の排尿障害が強く現れるからです。

●千葉県がんセンターでの治療法の選択

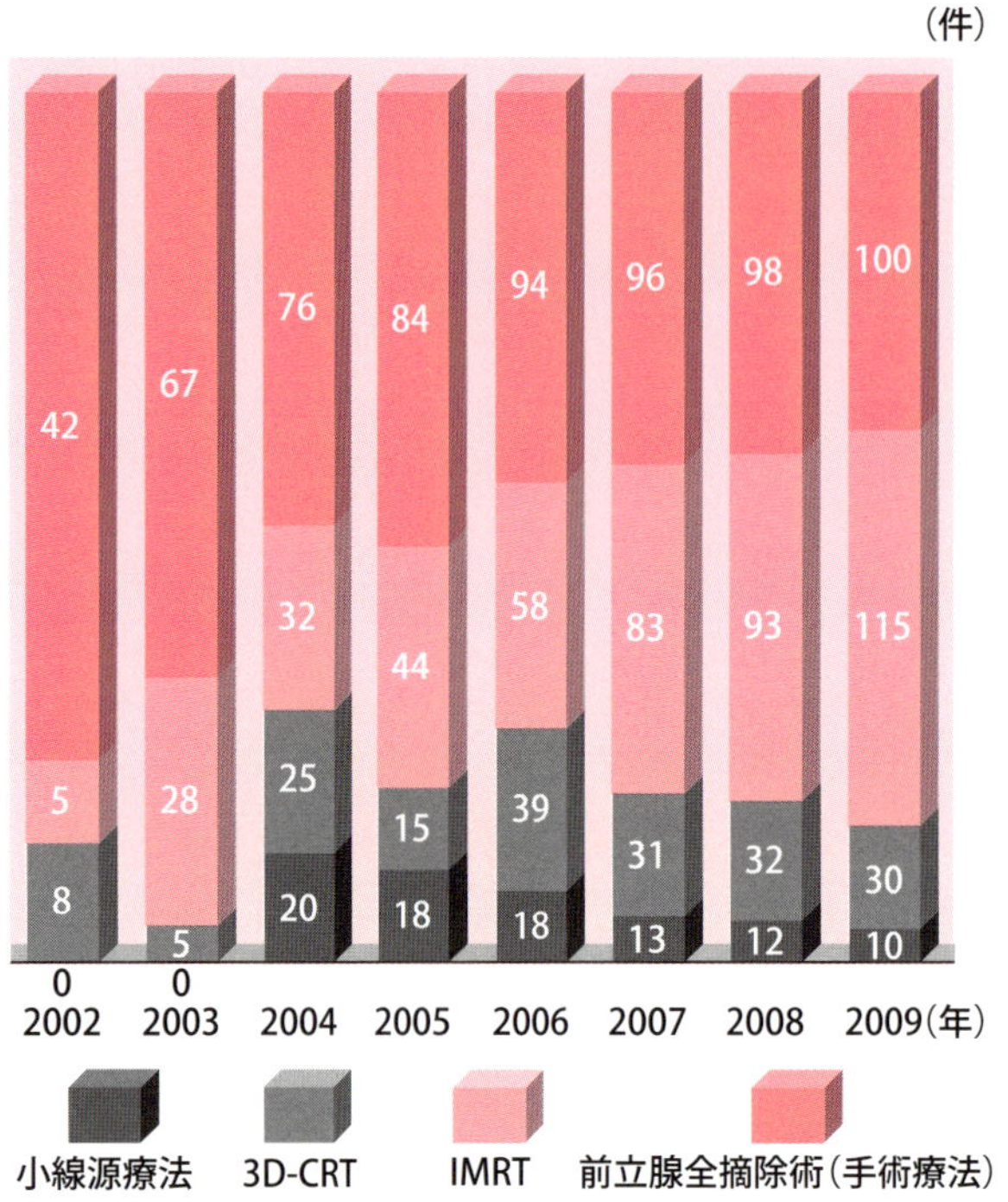

千葉県がんセンター放射線治療部データより

治療の進め方は？

治療方針を決めるカンファレンス、治療計画立案、検証試験と手順を踏んで治療を始めます。照射は38回に分けて実施し、治療期間は約2カ月です。

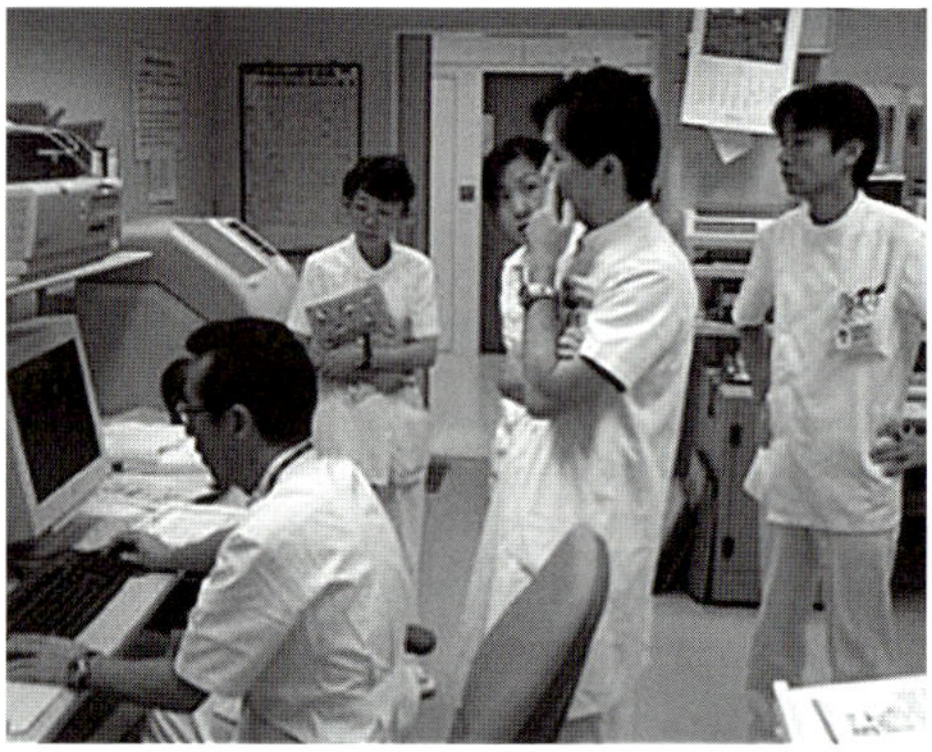

カンファレンスで患者さんの容態や治療方針について話し合う

検証試験も必ず実施 許される誤差は5％以内

千葉県がんセンターでは、週1回、泌尿器科と放射線治療部で合同カンファレンス（会議）を開き、初診の患者さんの治療方針について話し合います。このため、初診時に泌尿器科に行ったから手術療法になるとか、放射線治療部に行ったから放射線療法になる、ということはありません。さまざまな検査結果をもち寄り、患者さんにとってどんな治療の選択肢があるのかについて医師ど

●事前準備から治療終了まで

事前準備

・金の球を前立腺に埋め込む
（入院1泊2日・処置時間約30分）
・固定具を作る
・治療計画を立てる（3～6回）
（医師・医学物理士）
・検証試験
（診療放射線技師・医学物理士）

治療開始

・通常は通院で放射線照射
・週5回（平日）
・8週間継続（全38回）

治療終了

・次回外来の予約

●治療前の準備

●固定具を作る

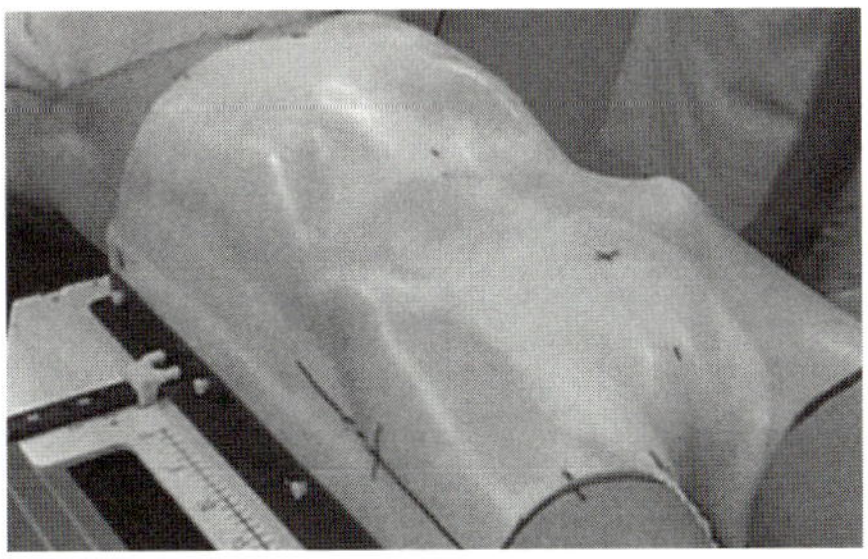

治療の際に体が動いて照射位置がずれることのないように専用のプラスチック固定具が必要

●前立腺に小さな金の球を埋め込む

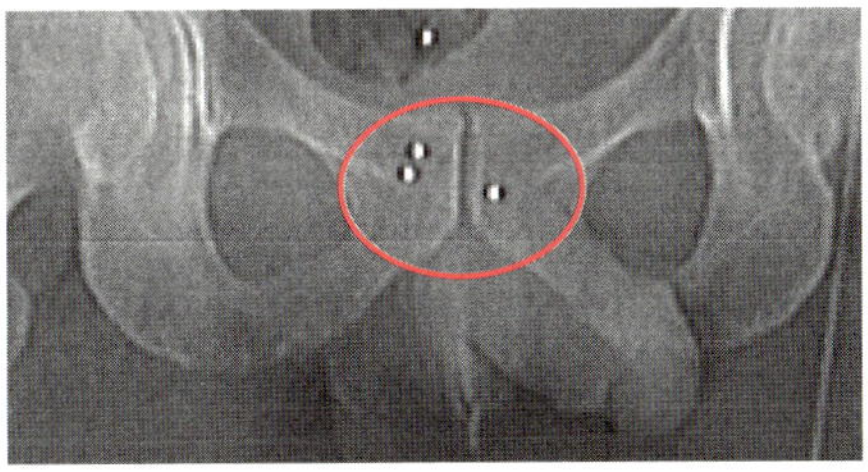

治療の際のマーカーとして直径2mmの金の球を入れる

写真提供：
千葉県がんセンター放射線治療部

うしが話し合いをしています。

　合同カンファレンスでの話し合いの結果をもとに、患者さんにがんの進行ぐあいや、どんな治療法が選択できるか、それぞれの治療法のメリットやリスクなどについて説明します。治療法の決定はあくまでも患者さんが行います。

　千葉県がんセンターでは、IMRTだけでなく、3D-CRTによる放射線療法、小線源療法、前立腺全摘除術（手術療法）なども実施しています。当施設における前立腺がんの患者さんの治療法選択の推移を示したのが前ページのグラフです。

　当施設の場合、IMRTの人気が高く、現在、治療を始めるまでに9～10カ月待ちの状態になっています。リスク分類（24ページ参照）で中リスクと高リスクの人には、この期間を利用してホルモン療法を行います。中リスクと高リスクの場合は、IMRTとホルモン療法を併用したほうが、IMRT単独で治療するよりも成績がいいからです。

　また、この待機期間中にPSA値

（14ページ参照）が上昇するような場合は、IMRTを待たずに3D‐CRTで放射線療法を始めることができます。ただし、3D‐CRTを始めた場合、途中からIMRTに変更することはできません。

IMRTは治療前に入念な準備が必要です。まず患者さん一人ひとり専用のプラスチック製の固定具を作成します（105ページの写真参照）。IMRTはがんのある部位を狙い撃ちにして高い線量を当てるため、体をしっかり固定して位置を決めなければなりません。位置決めにはCTシミュレータという装置も使います。

また、千葉県がんセンターでは、直径2㎜の小さな金の球を3個、針を使って前立腺の中に埋め込み、位置決めのマーカーにしています。

こうした工夫で誤差を1㎜以内に収めます。

その後、治療計画を立てます。医師が放射線を当てる部位の輪郭を描いて指定、医学物理士がそれをもとに専用のコンピュータを駆使して理想的な線量分布となるように計算をします。

治療計画は慎重に何回か見直しを行い、そのうえで検証試験を行います。人体を模した人形にフィルムを挟み、実際に放射線を当ててみて、治療計画どおりの線量分布になるかどうかを検証する試験です。誤差がトータルで5％以上みられる場合は、治療計画を練り直す必要があります。こうした準備を経て、ようやく治療開始となります。

●治療の手順

- 治療前１時間は尿をためる
- ▼
- 下着で照射室の治療台にあお向けに寝る
- ▼
- 診療放射線技師が固定具で体を固定
- ▼
- 診療放射線技師が操作室で治療装置を操作
- ▼
- 治療計画どおりの位置にセットされているかを撮影して確認
- ▼
- 誤差１㎜以内で照射開始
- ▼
- 放射線照射（ガントリーを回転させ７方向から・約10分）
- ▼
- 治療後画像で検証

千葉県がんセンターの場合

1日10分の治療を38回8週間続けて終了

実際の治療は、横たわった状態で固定具をつけ、じっとしているだけです。治療装置のX線を出すガントリーはどの方向にも回転可能なので、異なる方向から放射線を照射することができます。IMRTでは7方向から照射を行います。照射前に、診療放射線技師は、照射位置が治療計画どおりに正しくセットされているかどうかを確認し、誤差を1㎜以内に修正して、照射を行います。

1回の治療に要する時間は10分程度、放射線を照射している時間に限れば数分程度です。もちろん、治療中に痛みは一切ありません。

●治療室のセッティングと治療の流れ

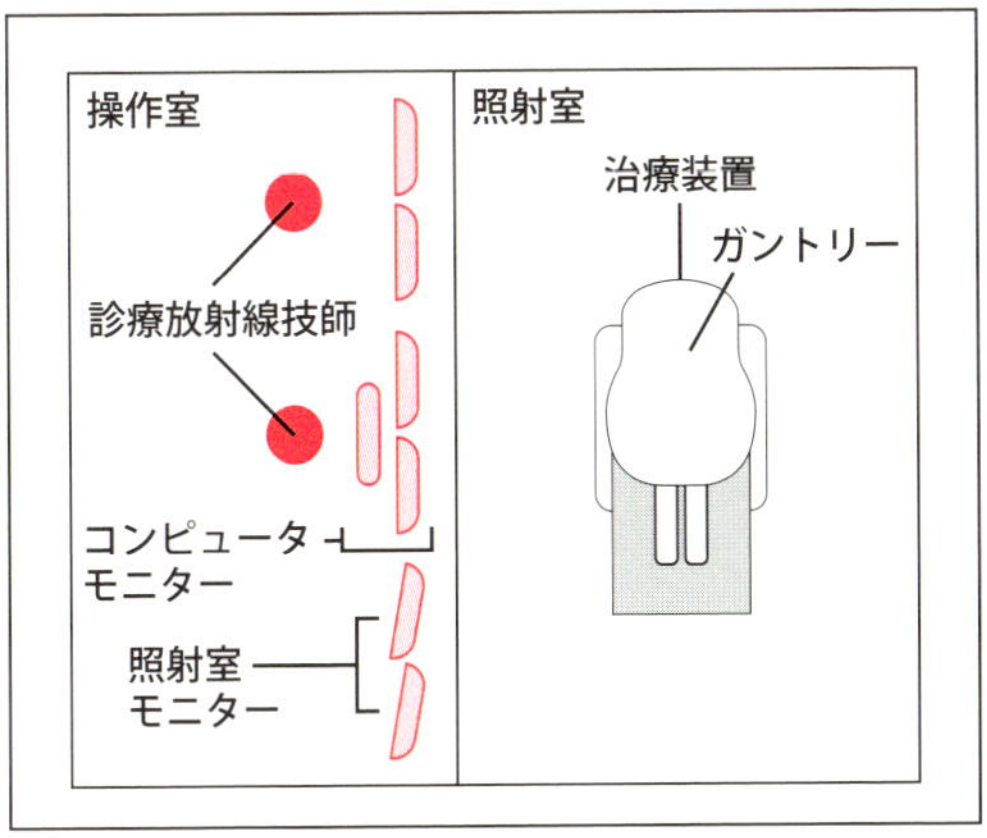

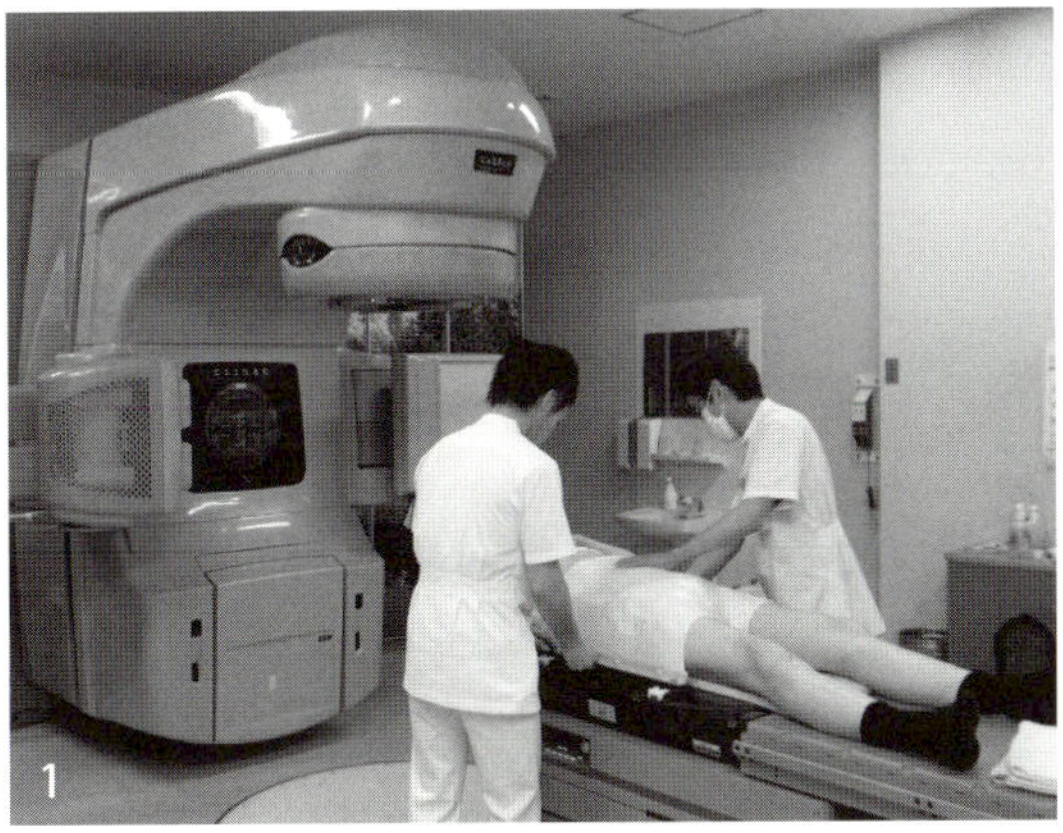

1 患者さんは照射室の台にあお向けに横たわり、診療放射線技師が固定具で固定
2 診療放射線技師は操作室でコンピュータを介して治療計画どおりに放射線を照射
3 患者さんは台に寝たまま、回転するガントリーから照射を受ける

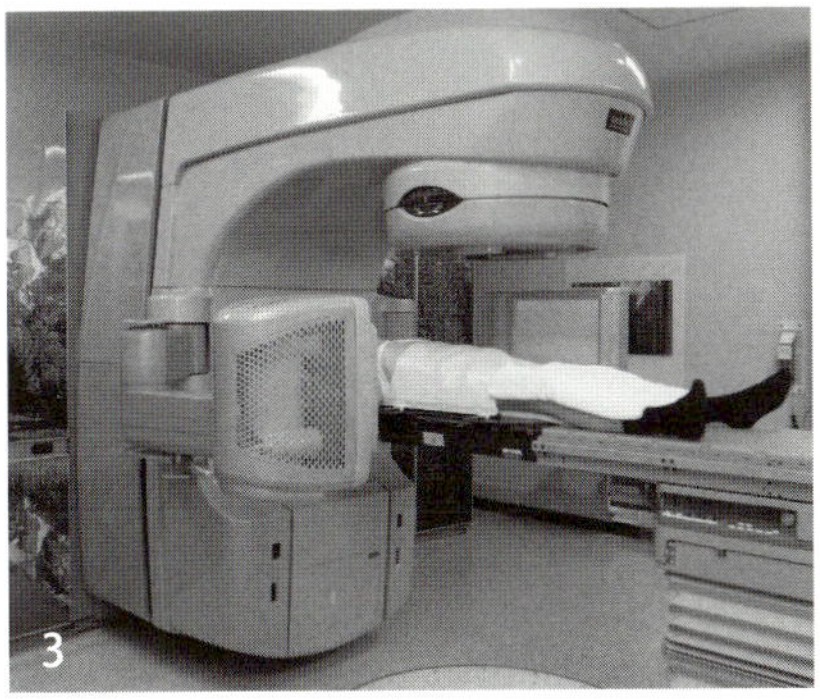

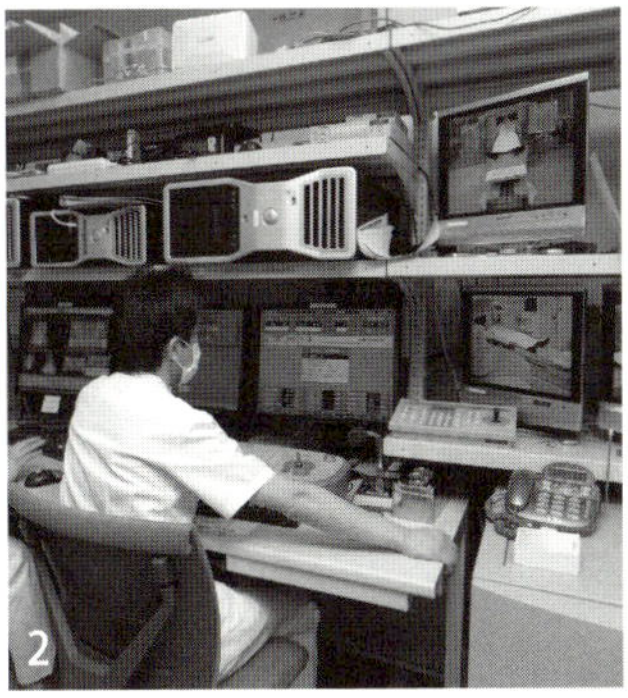

この治療を週5回、つまり平日は毎日行う形で8週間、計38回行います。1回の照射につき2グレイ（放射線のエネルギーを人体が受ける量の単位：線量）で合計76グレイに設定しています。

治療は外来でできるので、ほとんどの人には通院してもらいます。ただし、遠方の人の場合は、入院して治療を行う場合もあります。

治療期間をなるべく短縮するため、ほかの施設では1回の照射を2・5グレイに設定し、5週間の治療期間とする試みも始まっています。

治療期間中はオシッコの回数が増えたり、排便に異常がみられたりする人が一定数いますが、大きな問題はありません。

治療終了後は定期的にＰＳＡ値を測りながら、合併症が出ていないかをチェックします。

生活上の注意としては、長時間の自転車こぎを避けてもらいます。サドルが前立腺を刺激してＰＳＡ値が高くなることがあるからです。

治療後の経過は？

治療成績は手術療法と比べ遜色ありません。高リスクでもＰＳＡ非再発生存率は５年間で90％。7割にみられる頻尿《ひんにょう》は3～6カ月で回復します。

●ＩＭＲＴの治療成績

リスク別にみたＰＳＡ非再発生存率。ＩＭＲＴは比較的、中リスク、高リスクの患者さんの治療が多く、よい成績を収めている。

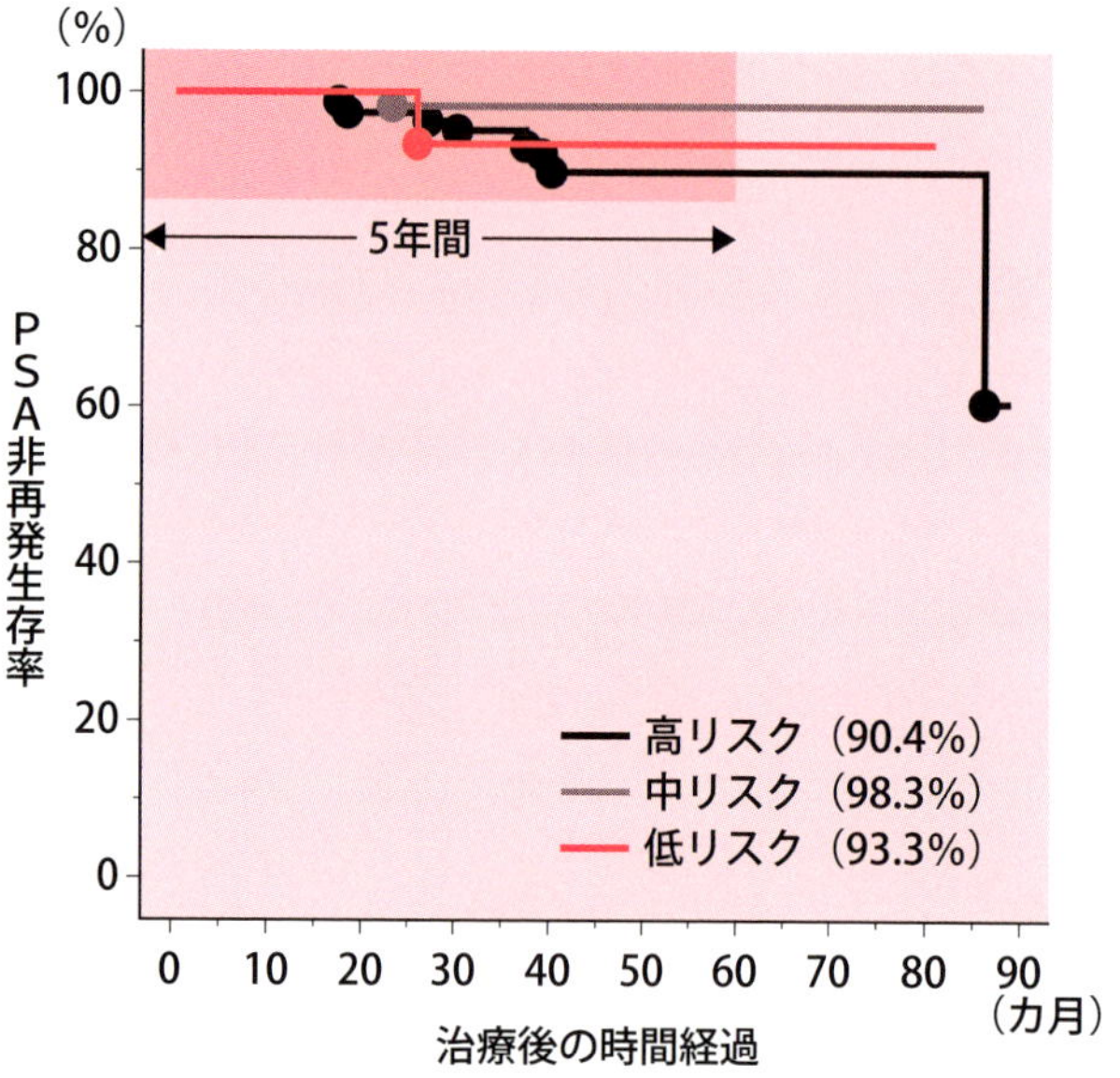

千葉県がんセンター放射線治療部のデータより

スーパーハイの人では2年間のホルモン療法と併用

千葉県がんセンターでは、これまで前立腺がんの人にＩＭＲＴを５００例以上実施しています。リスク分類でいうと、低リスクの人は小線源療法を選ぶ人が多く、ＩＭＲＴを選ぶ人は少数です。上のグラフをみると、各リスクとも手術療法と比べて、勝るとも劣らない成績です。

高リスクのなかでも、前立腺の被膜外にがんが浸潤していて、ＰＳＡ値が20以上、グリソンスコアが８以上の場合をスーパーハイと呼んでいます。スーパーハイの場合は、８カ月のホルモン療法とＩＭＲＴを組み合わせても、ＰＳＡ非再発生存率は68％です。そこで、スーパーハイの人に限り、ＩＭＲＴの前後に2年間のホルモン療法を加えるようにしています。

一般に放射線療法では合併症として直腸出血が多くみられ、施設によっては約半数にみられるところさえあります。千葉県がんセンターでも

3D-CRTで治療した場合は、15～20％に直腸出血がみられます。しかし、ＩＭＲＴだと1、2回出血するだけのごく軽いものが、3・3～5％の人にみられるだけです。

いちばん多い合併症は頻尿です。これは7割くらいの人にみられます。また、1割弱の人に便秘や便の回数が増えるなど、排便の異常がみられます。こうした排尿障害、排便障害は、3～6カ月で元に戻ります。

性機能は約半数の人で保たれます。手術の場合、低リスクの人は勃《ぼっ》起《き》神経温存が可能ですが、中リスク、高リスクの場合は一般に神経温存が難しいとされています。中リスク、高リスクの人は手術した場合、ほぼ性機能障害（勃起障害＝ＥＤ）になるわけですが、ＩＭＲＴの場合は半数にとどまっています。

治療後、1年ほどで性機能が回復する場合が多いのですが、なかには性行為をしてはいけないと思い込んでいる患者さんもいるようです。前立腺がんの治療をしたからといって、性行為を避ける必要はありません。

治療費は照射が1回（3万円＋外来加算１０００円）×38回に、放射線治療管理費、安全管理料がプラスされます。総額１２４万円程度のうち健康保険が適用されるので、3割負担なら約30万円、高額療養費制度も使えます。

● IMRT の基本情報

麻酔	なし
所要時間	約 10 分
治療期間	週 5 回 8 週間（全 38 回）
費用	治療費　約 30 万円（3 割負担分）（外来加算等を含む。健康保険適用。高額療養費制度適用）

（千葉県がんセンターの場合）

● IMRTによる急性期、晩期合併症

●急性期（照射開始から終了後3カ月まで・150件中）

合併症	グレード	件数（%）
皮膚炎	1	4 件（3.2）
直腸出血	1	5 件（3.3）
尿の出方が細くなる	1	8 件（5.3）
排尿時に痛みがある	1	4 件（2.7）
頻尿	1	98 件（65.3）
	2	4 件（2.6）
	3	1 件（0.7）

CTCAE（有害事象共通用語基準による）

●晩期（照射終了後 4 カ月以降・150 件中）

合併症	グレード	件数（%）	発症までの期間（月）
直腸炎・直腸出血	1	5 件（3.3）	10.4 ～ 18.9
放射線性膀胱炎	1	3 件（2.0）	19.0 ～ 50.0
尿が出なくなる	1	1 件（0.7）	12.7
	3	2 件（1.3）	4.4、48.4
頻尿	1	12 件（8.0）	5.1 ～ 37.2
排尿時に痛みがある	1	3 件（2.0）	4.6 ～ 15.8

RTOG/EORTC（遅発性放射線反応評価基準）による
＊グレードは合併症の重症度を示す。数字が多いほうが重症

千葉県がんセンター放射線治療部調べ

幡野和男

（はたの・かずお）

千葉県がんセンター
放射線治療部部長

理想的な線量分布実現のため
チャンスを逃さず装置を導入。
切らずに治す選択肢も示したい。

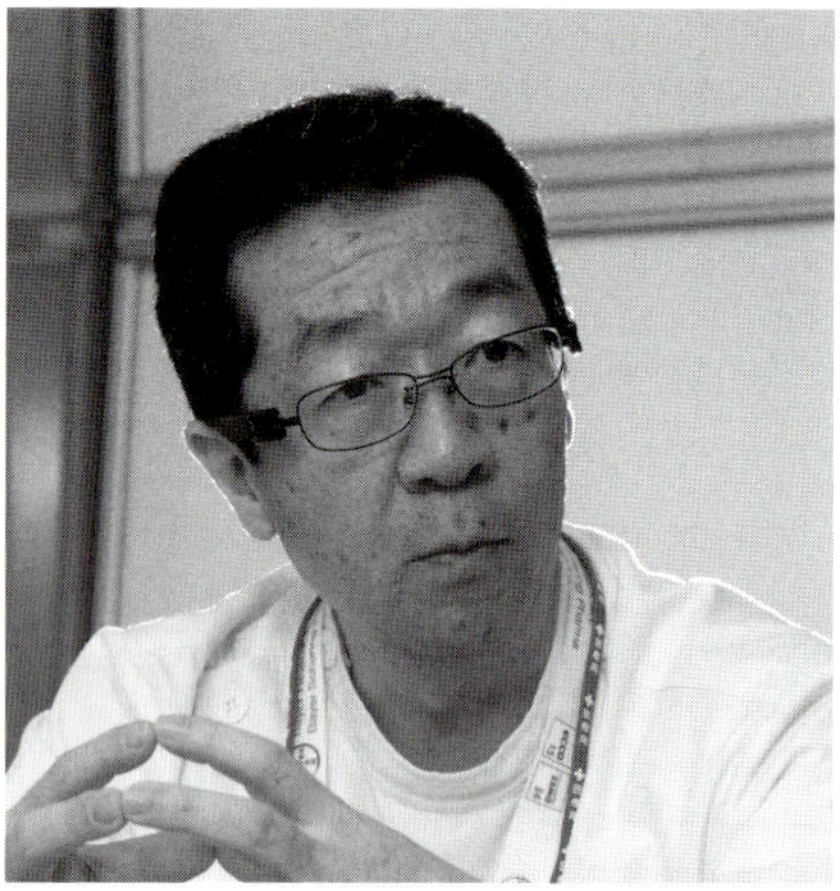

幡野先生は母親を乳がんで亡くしています。母親の病気がわかったのは、幡野先生が中学2年生のとき。医師になって母親を助けたいという思いが、医学部進学の強い動機になったそうです。放射線科に進んだ幡野先生は、医師になって1年目、いきなり大きなショックを受けました。

「がんが全身に転移し、死に直面した患者さんを受けもったのですが、新米なので心臓マッサージすらできない。1週間後に亡くなったのですが、自分の無力さを思い知りました。その悔しさが、医師としての原点になっています。今でも忘れられません」

　当時の放射線科は暗黒時代だったと幡野先生は振り返ります。

「今はまったく違いますが、当時は放射線科に回ってくる患者さんは末期の方ばかりで、みなさん治ることなく病院の裏口から寂しく運び出されていく。医者は患者さんが元気になって、表玄関から帰っていくのが最大の喜びなのに。もう放射線科は辞めたいと、教授に直訴したこともありました」

　そんな幡野先生の人生を大きく変えたのは、１９９０年代の後半にアメリカで見た1台の機械でした。ＩＭＲＴの原型となる放射線治療装置が、学会でデモンストレーションをしていたのです。

「頭をガツンと殴られたような衝撃でした。理想的な線量分布が実現できている。こんなすごいことができるのかと思いました」

　そんな興奮がまだ醒《さ》めやらぬ２０００年になって、絶好のチャンスが訪れます。千葉県がんセンターの放射線治療装置が古くなったので、新しい機械と入れ替えることになったのです。

「どうしてもＩＭＲＴの機械を入れたいとお願いしました。これはタイミングがよかった。幸運でした」

　千葉県がんセンターには、創立当初から物理室が置かれ、医学物理士が勤務していました。これもＩＭＲＴに取り組むには好都合でした。

「ＩＭＲＴの装置を入れることはで

きても、医学物理士や診療放射線技師、看護師などのスタッフが不足していて実際の治療ができない施設がたくさんあります。そういう意味では、恵まれていました」

　幡野先生の強い意志といくつかの幸運が重なって、日本で初めてＩＭＲＴに取り組むことになりました。

「ところが、いざ始めてみると、治療計画を作るだけでも大変。最初は医師も医学物理士も慣れていないので、治療計画の計算を何度もやり直す必要があり、10回くらいやり直すこともザラでした。そうなると、毎日夜遅くまで残業しても、1人の患者さんの治療計画を作るだけで1週間もかかってしまうのです」

　10年の実績を積み重ね、今では治療法も確立、効率よく多数の患者さんを治療できるようになったそうです。

　今は各地でＩＭＲＴが行われていますが、当初は遠方からも患者さんがやってきました。前立腺がんの患者さんはもともと症状もないので、入院中に病院を抜け出して社交ダンスを習いに行っていた、のんきな人もいたそうです。ＩＭＲＴなら、それでも治療ができるのです。

「前立腺がんの患者さんには、泌尿器科の医師から『手術しかない』といわれたら、必ず『待てよ』と思って放射線科の医師にセカンドオピニオンを求めることをお勧めします。セカンドオピニオンを申し出て怒りだすような医師がいたら、そういう人には任せないほうがいい。切らずに治すという選択肢があることを多くの人に知ってほしいですね」

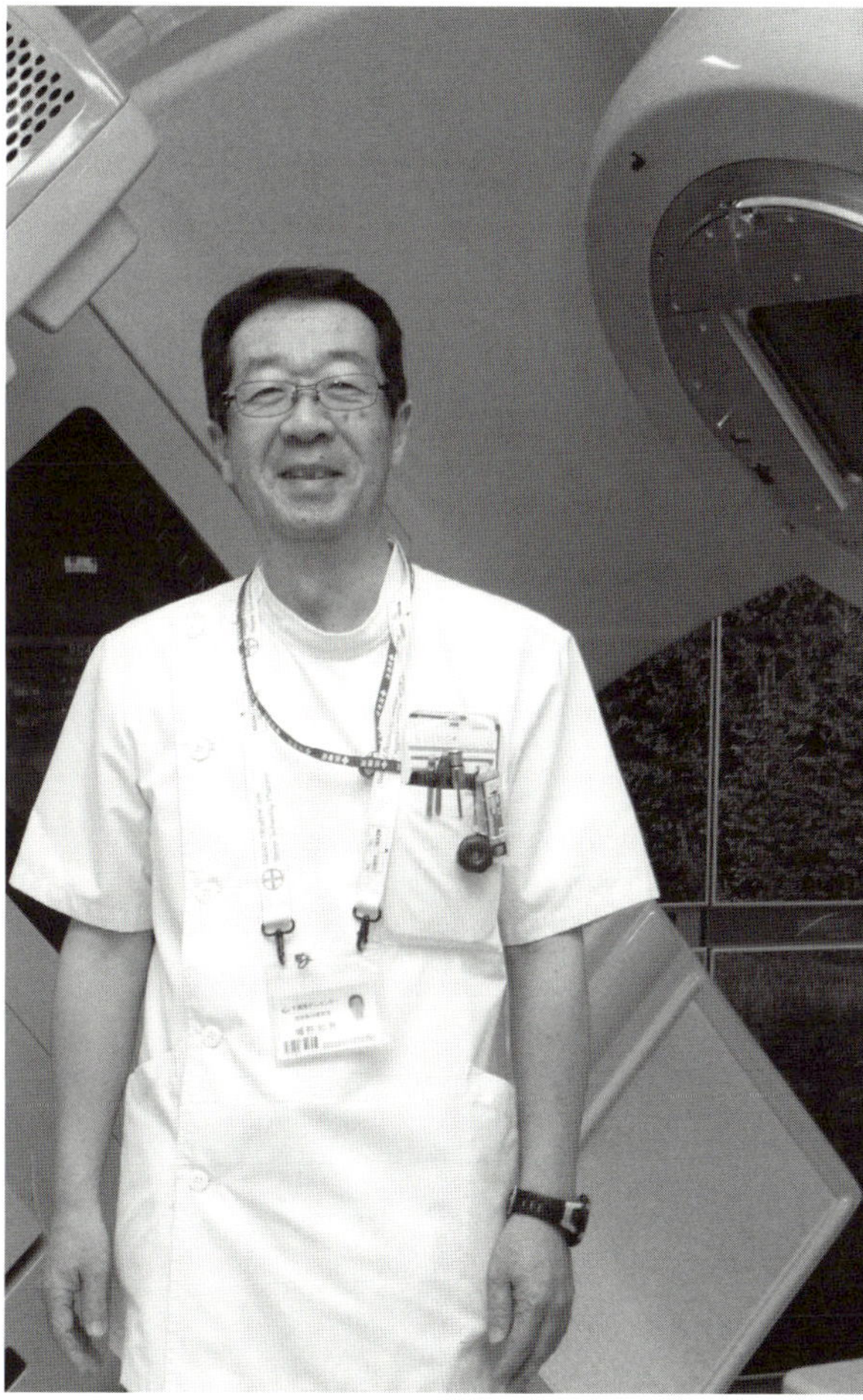

幡野和男（はたの・かずお）

1956年山梨県生まれ。日本大学医学部卒。国立病院医療センター、榛原総合病院放射線科医長、米国ペンシルバニア・ハーネマン医科大学放射線腫瘍科フェロー、千葉大学医学部講師を経て、1994年から現職。2000年IMRT国内第1例を手がける。

放射線療法

抜群の破壊力で悪性度の高いがんに対抗
重粒子線治療

放射線医学総合研究所
重粒子医科学センター
融合治療診断研究プログラムリーダー

辻 比呂志（つじ・ひろし）

放射線の一種である炭素イオン線を用いてがん細胞を強力に破壊する重粒子線治療は、体の内部の狙った位置へ最大のエネルギーを発するコントロールが可能。前立腺がんに対するこの治療法の第一人者、辻比呂志先生に治療の詳細を教えていただいた。

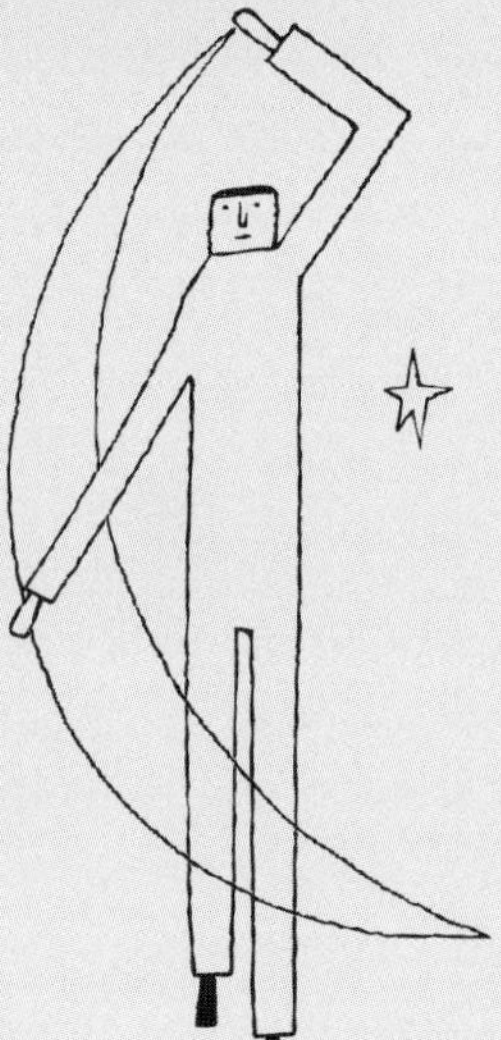

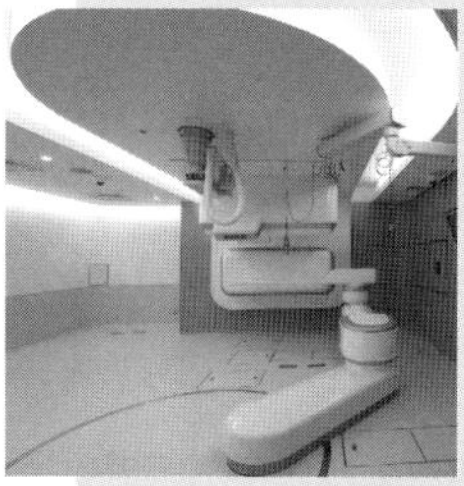

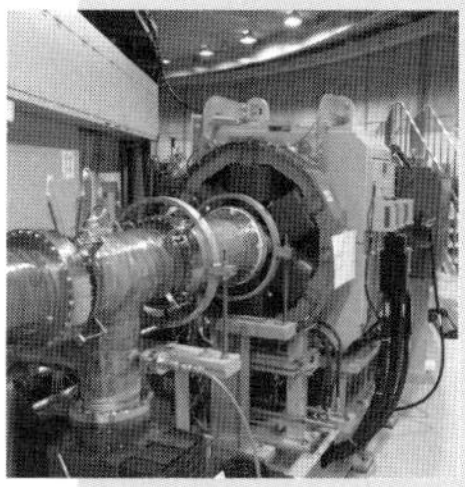

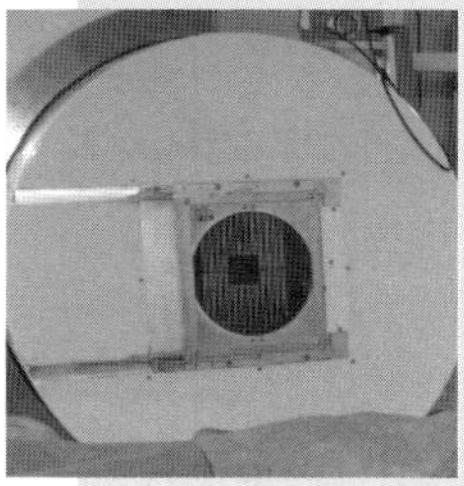

どんな治療法ですか？

重粒子線（炭素イオン線）を使って、がんを狙い撃ちにする治療です。悪性度の高いがん、高リスクのがん治療に強みをもっています。

●重粒子線治療の特徴

- 重粒子線（炭素イオン線）を用いる治療
- がん細胞のところで最大のエネルギーを発揮できる
- 正常細胞へのダメージが低く、副作用が少ない
- がん細胞を破壊する力が強い

●体内での線量分布の比較

Ｘ線などは体表付近で線量が高く、徐々に低くなっていくのに対し、重粒子線は体表付近では線量が低く、ターゲットであるがん細胞に到達したところで最大の線量になり、そこで止まる。

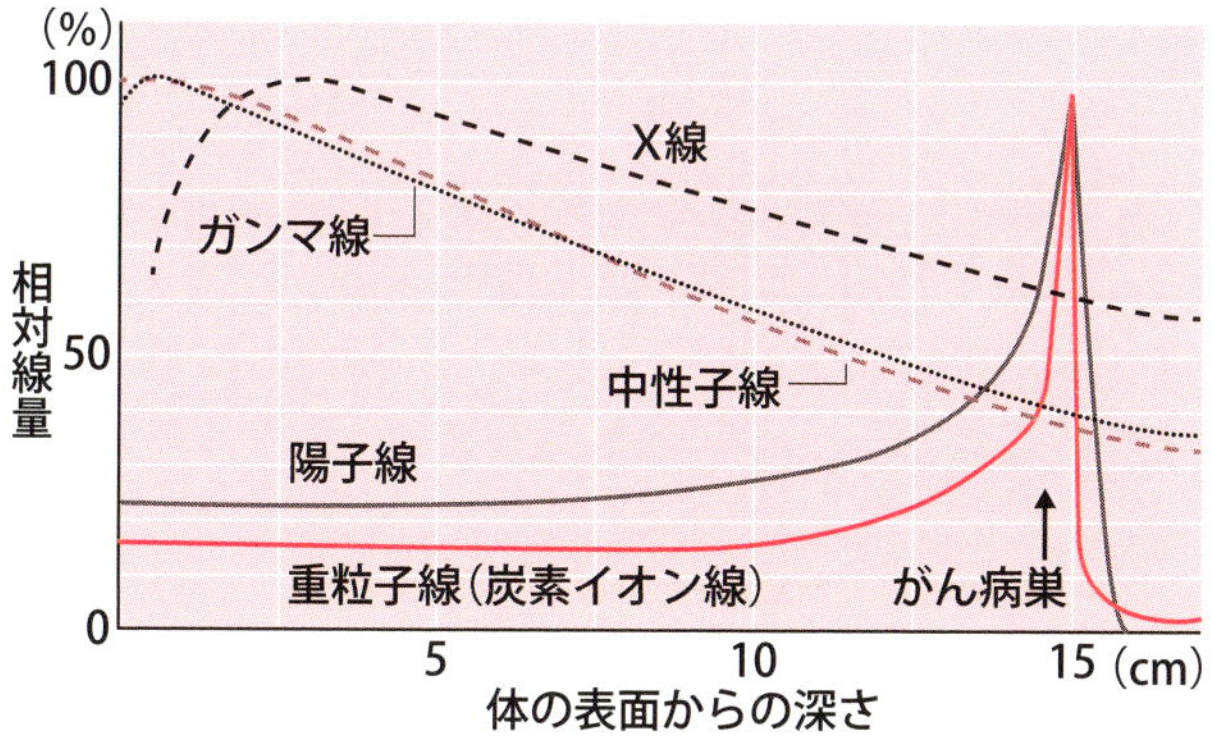

（独）放射線医学総合研究所 資料より

狙った深さに止められ悪性度の高いがんを治療

重粒子線治療は、放射線の一種である炭素イオン線を使った治療です。重粒子とは重く大きい炭素、ネオン、シリコン、アルゴンといった元素のイオン（プラスかマイナスの電気を帯びた原子）のことで、超高速に加速すると重粒子線という放射線になります。

目ではとらえられない、極小の粒状の物質を想像すればわかりやすいかもしれません。その小さな粒を光の速さの60～80％という猛スピードに加速して、がん細胞にドンとぶつけると、がん細胞のＤＮＡが傷ついて増殖できなくなり、がんが死滅するという原理です。

前立腺がんの治療には、放射線の仲間であるＸ線も使われていますが、Ｘ線は体に入ったときがもっとも放射線の量が高く、その後は放射線量が低下しながら、体を通り抜けていきます。

重粒子線はＸ線とは性質が異な

●重粒子線を発生させ、加速する装置 HIMAC

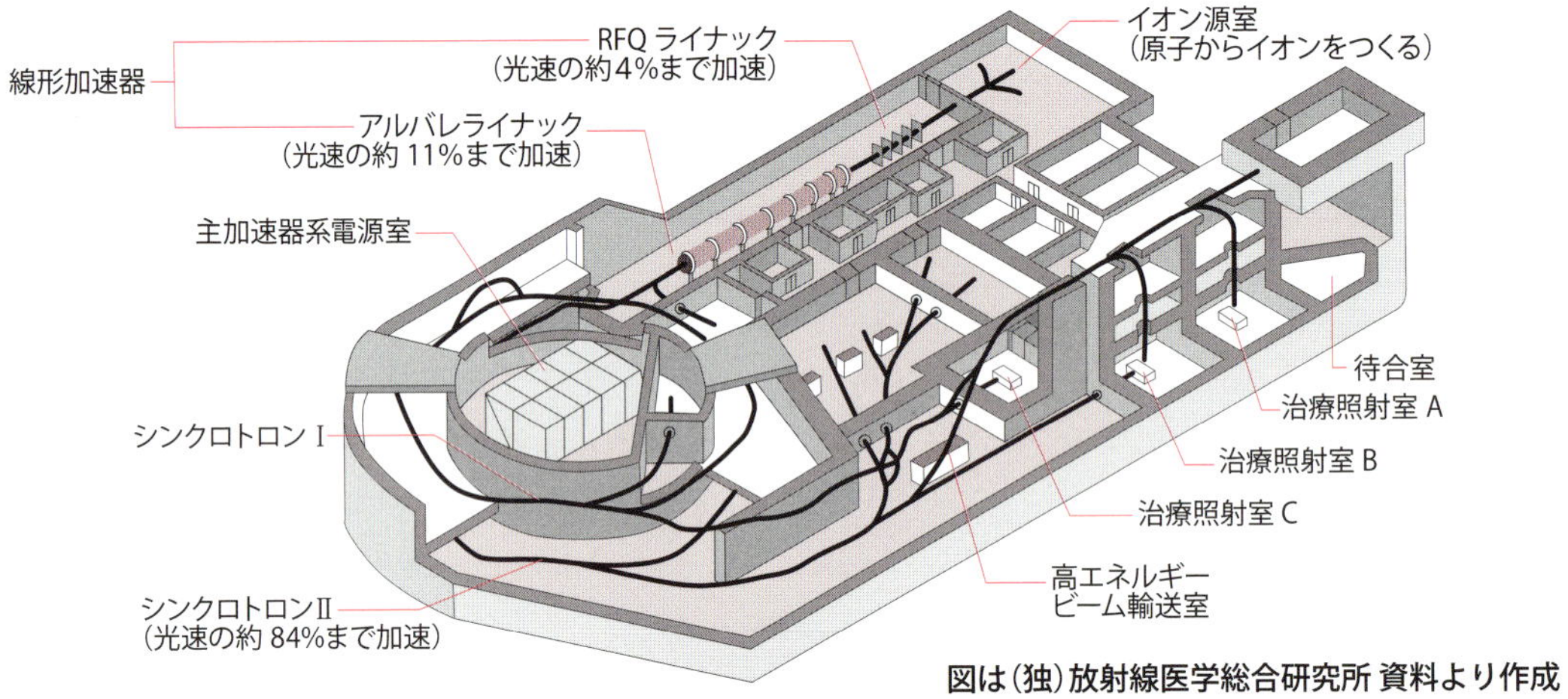

図は（独）放射線医学総合研究所 資料より作成

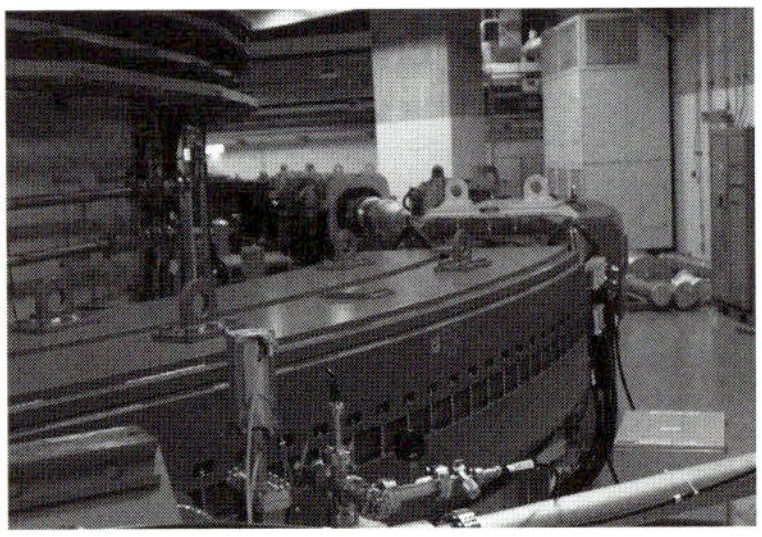

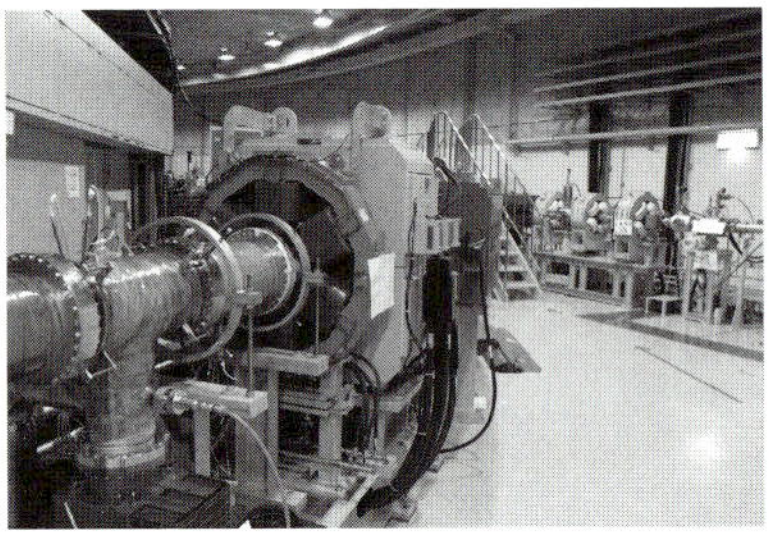

炭素イオンのスピードを上げる加速器

写真提供：（独）放射線医学総合研究所

り、体内に入ると放射線量が低いまま進み、ある一定の深さで止まります。止まる直前に放射線量がピークになり、その位置より先には進みません（前ページ図参照）。このピークになる位置を調整すれば、前立腺の形に合わせた照射が可能です。

X線では目標となるがん細胞より奥に位置する正常細胞を避けることが難しいのですが、重粒子線では当てたくない部分を避けて、合併症を少なくすることができます。

放射線の一種、陽子線も狙う深さを調節できますが、がん細胞を破壊する力は、重粒子線のほうが2～3倍強力とされています。この性質のため、重粒子線治療は合併症が少なく、悪性度の高いがんを退治できるという、すぐれた治療法になっているのです。

また、強度変調放射線治療（IMRT）で、理想的な線量分布を得るには、非常に複雑な計算をして7方向から放射線を当てる必要がありますが、重粒子線治療では照射範囲とともに到達する深さもコントロール

●日本国内の実施施設状況

2011年4月現在

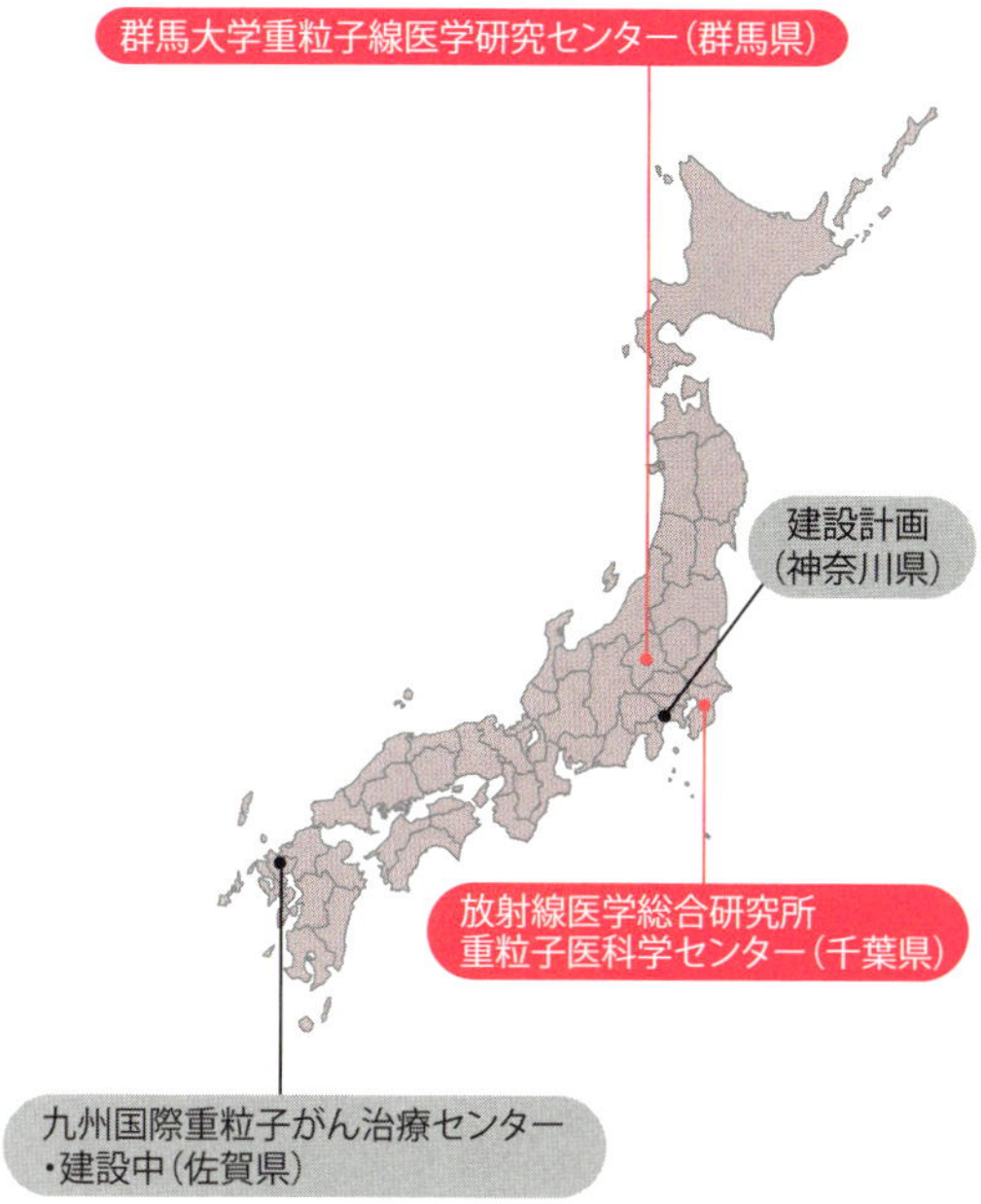
群馬大学重粒子線医学研究センター（群馬県）
建設計画
（神奈川県）
放射線医学総合研究所
重粒子医科学センター（千葉県）
九州国際重粒子がん治療センター
・建設中（佐賀県）

（赤枠）の施設は先進医療の承認を受けている。

＊先進医療として認められていると、照射の技術料以外には健康保険が適用される。

●炭素イオンを超高速に加速する世界初の医療専用装置HIMAC

重粒子線治療に世界で初めて取り組んだのは、アメリカのローレンスバークレイ研究所で、1970年代のことでした。ネオンイオン線を用いた研究でしたが、十分な成果を得られないまま、資金難のため1993年で研究は打ち切られました。

日本では放射線医学総合研究所（放医研）が、1993年に重粒子線がん治療装置（HIMAC）を完成させ、1994年からがん治療に用いています。

ローレンスバークレイ研究所は、物理学の基礎研究用の施設の一部を借りて医療用に使っていたのですが、放医研のHIMACは世界初の医療専用装置です。

HIMACは直径約40 m、周長約130 mの巨大な主加速器をもっています。炭素イオンを徐々にスピードアップし、最終的にこの加速器で光速の6～8割という猛スピードに加速し、治療に使っています。

できるので、治療計画はＩＭＲＴよりシンプルで、３方向からの照射となります。

前立腺がんの治療が多く全体の２割を超える

前立腺がんの重粒子線治療は現在、千葉県の私が勤務する施設（放射線医学総合研究所重粒子医科学センター）と群馬大学重粒子線医学研究センターの２カ所だけで行われています。このほか、佐賀県では２０１３年のオープンをめざした九州国際重粒子がん治療センターが建設中で、神奈川県でも建設計画があります。

重粒子線治療はさまざまながんの治療ができますが、当施設では前立腺がんの患者さんを全体の22％ともっとも多く治療しています（次ページグラフ参照）。

高リスクでも５年生存率は82％

前立腺がんの重粒子線治療は、限局がん、局所進行がんが適応となり、リンパ節やほかの臓器に転移がある

●重粒子線治療は高リスク例の治療成績にすぐれている

●リスクグループ別5年生存率

治療法		アメリカの放射線療法グループによる臨床試験		重粒子線治療
		放射線単独	ホルモン療法併用	ホルモン療法併用
グループ2	症例数	443	114	212
	生存率（%）	82	76	99
グループ3	症例数	338	138	202
	生存率（%）	68	79	95
グループ4	症例数	324	103	84
	生存率（%）	52	63	82

グループ2　グリソンスコア2~6で病期T3、またはグリソンスコア7で病期T1、T2

グループ3　グリソンスコア7で病期T3、またはグリソンスコア8~10で病期T1、T2

グループ4　グリソンスコア8~10で病期T3

「放医研 研究レポート2006-2010」より

●重粒子線によるがん治療数のトップは前立腺がん

1994年6月～2011年2月

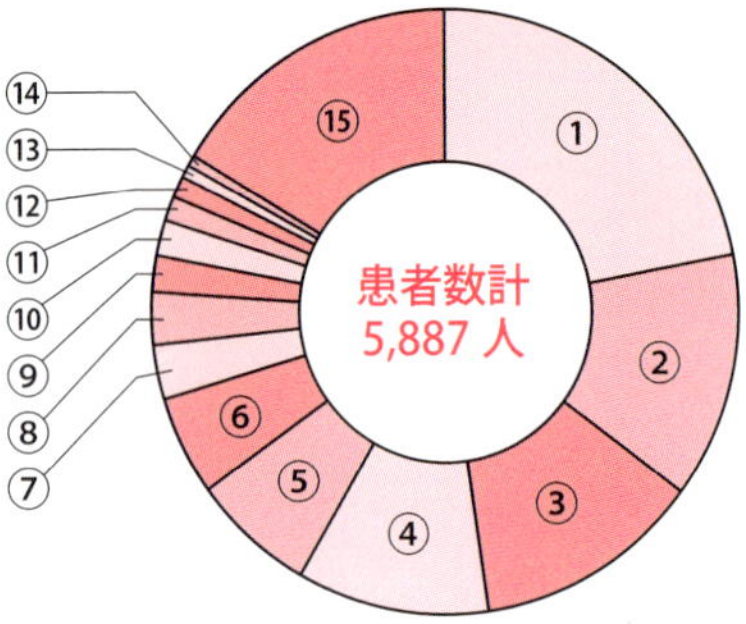

①前立腺
1,298（22.0%）
②骨軟部
767（13.0%）
③頭頸《とうけい》部
740（12.6%）
④肺
642（10.9%）
⑤肝臓
403（6.8%）
⑥直腸術後
306（5.2%）
⑦膵臓《すいぞう》
168（2.9%）
⑧婦人科
166（2.8%）
⑨眼
109（1.9%）
⑩中枢神経
105（1.8%）
⑪頭蓋底《ずがいてい》
77（1.3%）
⑫消化管
64（1.1%）
⑬腹部リンパ節
32（0.5%）
⑭涙腺
21（0.4%）
⑮総合
989（16.8%）

（独）放射線医学総合研究所のデータより

場合は、適応にはなりません。

重粒子線治療がほかの治療法に比べてすぐれているのは、悪性度の高い高リスクの患者さんの治療成績です。この場合の悪性度の高さはグリソンスコア（18ページ参照）で表していますが、グリソンスコアで患者さんをグループ分けし、放射線療法と重粒子線治療の成績を比較したのが上の表です。放射線療法はアメリカのグループによる臨床試験のデータです。放射線療法単独の場合と、放射線療法とホルモン療法を併用した場合のデータがあります。一方、重粒子線治療は当施設のデータで、ホルモン療法と併用しています。

リスクの高いグループ4で比較すると、放射線療法とホルモン療法の併用で、5年生存率が約20ポイントもの大差がついています。この結果は、重粒子線を照射した場合の再発率が低いからではないかと考えています。重粒子線治療はリスクの低いがんを治せるのはもちろんですが、悪性度の高い高リスクの患者さんにも適しているといえるでしょう。

治療の進め方は？

治療計画を立て、コリメータ、ボーラスなどの重粒子線をコントロールする器具を製作。その後、入院して4週間の治療を受けます。

審査を経て承認された患者さんだけが治療対象に

初診時には紹介状、ＣＴやＭＲＩの検査画像、病理組織検査報告書を持参してもらいます。最初にがんの進行状態や性質について診断をします。治療に耐えうる全身状態かどうか、治療の説明を理解する能力があるかどうかもチェック対象です。

当施設での重粒子線治療は先進医療として認められていますが、国の施設ということもあって、研究的な側面があります。患者さんには、その点を理解してもらわなければなりません。また、当方でも患者さんにとって適切な治療法かどうか倫理審査を行い、承認された患者さんだけが治療の対象となります。

こうした手続きも含めて、患者さんにはきちんとした説明をしています。また、説明したその場で治療についての同意を求めることはしていません。１～２週間の間をおき、よく考えたうえで、再度来院してもらい、同意書に署名、捺印《なついん》していただきます。

治療が決まったら、準備を行います。重粒子線を正確に狙ったところに当てるためには、毎回同じ姿勢をとる必要があります。そこで、横になった状態で体を固定するプラスチ

●重粒子線照射のしくみ

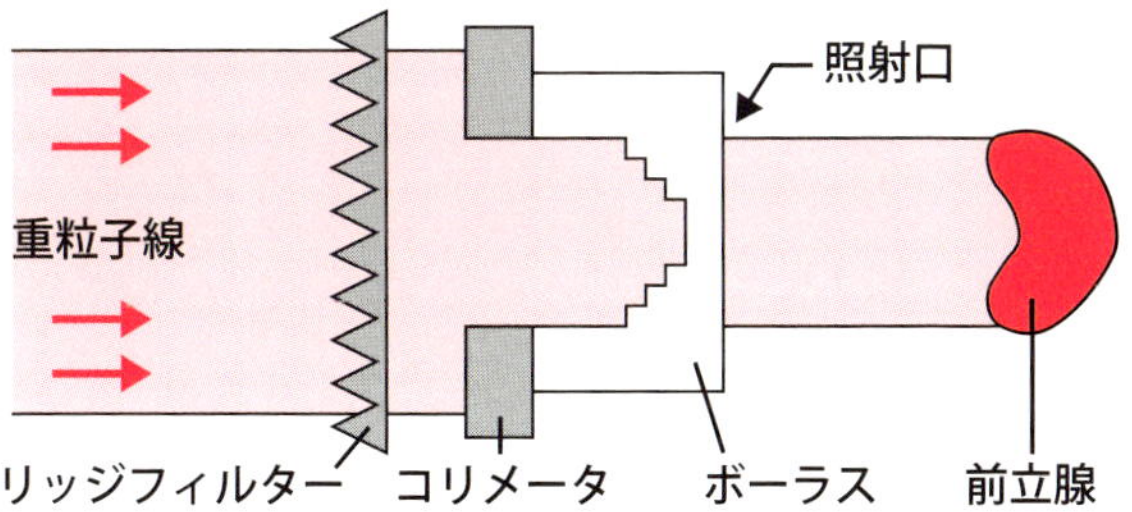

図は（独）放射線医学総合研究所 資料より作成

コリメータ（真ちゅう製・右）とボーラス（ポリエチレン製・左）

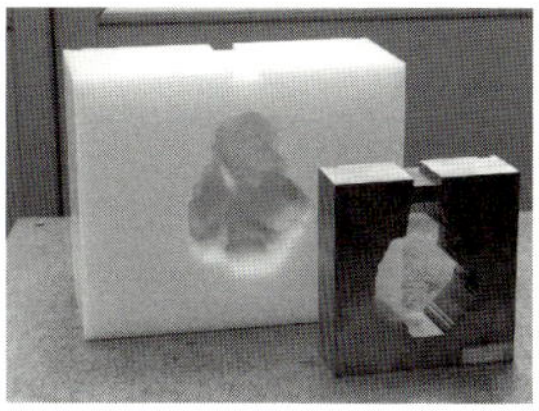

照射口部分にセットされたリッジフィルターで重粒子線のエネルギー分布を調節、コリメータで照射範囲を絞り、ボーラスで到達する深さを調整して、前立腺の形に合わせ、効果の高い照射を行う。

ック製の固定具を製作します。もちろん、患者さん一人ひとり専用のものです。

　固定具を作ったあとに、治療計画用のＣＴ画像を撮影します。治療計画ではＣＴ画像に照射する部位や周辺の重要臓器の輪郭を入力し、どの方向からどのくらいの線量を照射するか、コンピュータを使って、綿密に計算します。

　この治療計画をもとにして、コリメータとボーラスを製作します。コリメータは厚さ５㎝の金属製板の中央を病巣の形にくり抜いて、重粒子線を照射する範囲を絞るものです。金属製の板は重粒子線をさえぎるので、当てたい範囲の形を作ることができます。

　ボーラスは彫り込みによって、厚みのある部分と薄い部分を作った、立体的なポリエチレン製の器具です。山岳や平野を表した立体模型のようなものを想像してください。

　山岳部分、すなわち厚みのある部分を通過した重粒子線は、それだけエネルギーを失うので、体のあまり深いところまでは届きません。一方、平野の部分、つまり厚みの薄い部分を通過した重粒子線は、エネルギーのロスが少ないので、体の深いところまで届きます。ボーラスは体内のどの深さまで重粒子線を到達させるのかをコントロールする器具といえます。

　コリメータとボーラスを使って、コンピュータで計算した治療計画どおり、前立腺の形に合った放射線量の分布を実現するわけです。さらに、患者さん一人ひとりについて、治療

●初診から治療終了後まで

初診～意思確認（2～3週間）	・紹介による受診 ・重粒子線治療で治療可能かを判断 ・治療を希望するかの意思確認 ・倫理審査
治療準備（意思決定から1～4カ月後）	・固定具作成、治療計画用ＣＴ撮影 （入院１泊２日） ・治療計画作成、コリメータ・ボーラス製作（１週間） ・治療計画の確認
入院・治療開始	・治療開始前日、または数日前に入院 ・治療リハーサル（1時間30分～2時間） ・治療（重粒子線照射・2～3分） ・治療期間4週間・全16回
治療終了後	・終了時効果判定 ・治療終了翌日退院 ・原則3カ月ごと検診。画像検査 ・原則10年間フォロー

（独）放射線医学総合研究所
重粒子医科学センターの場合

●治療室と重粒子線の流れ

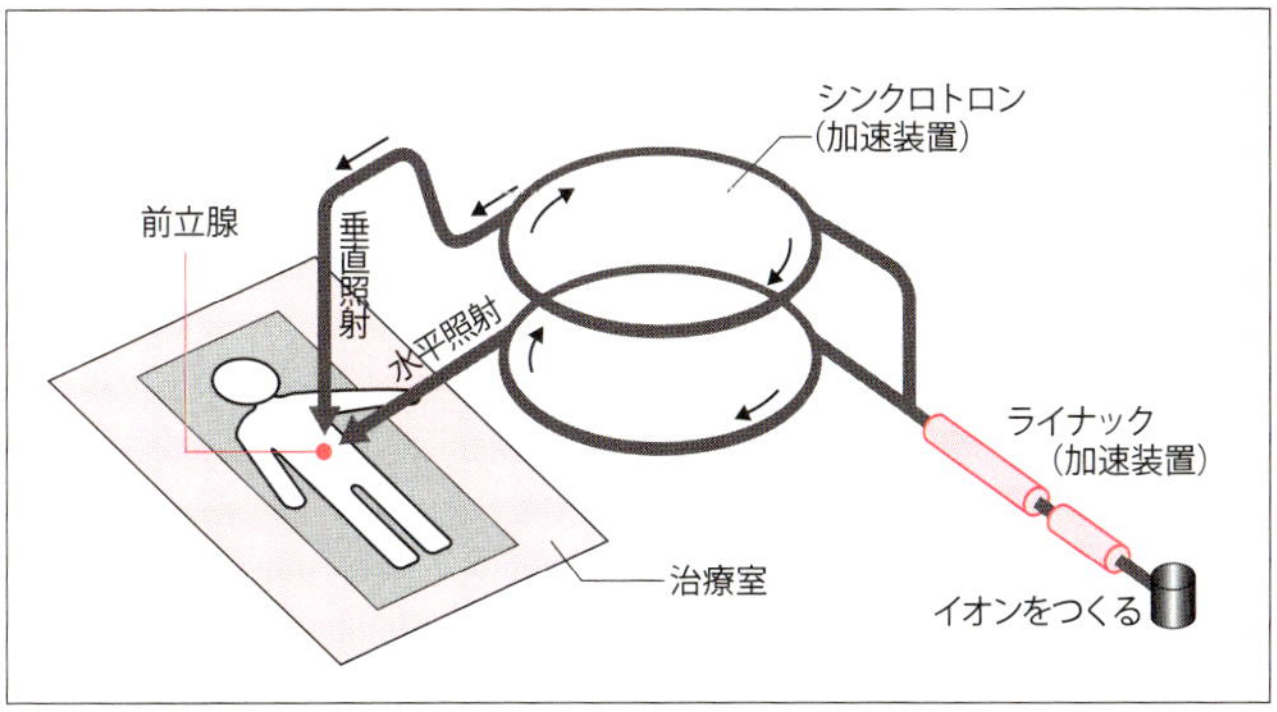

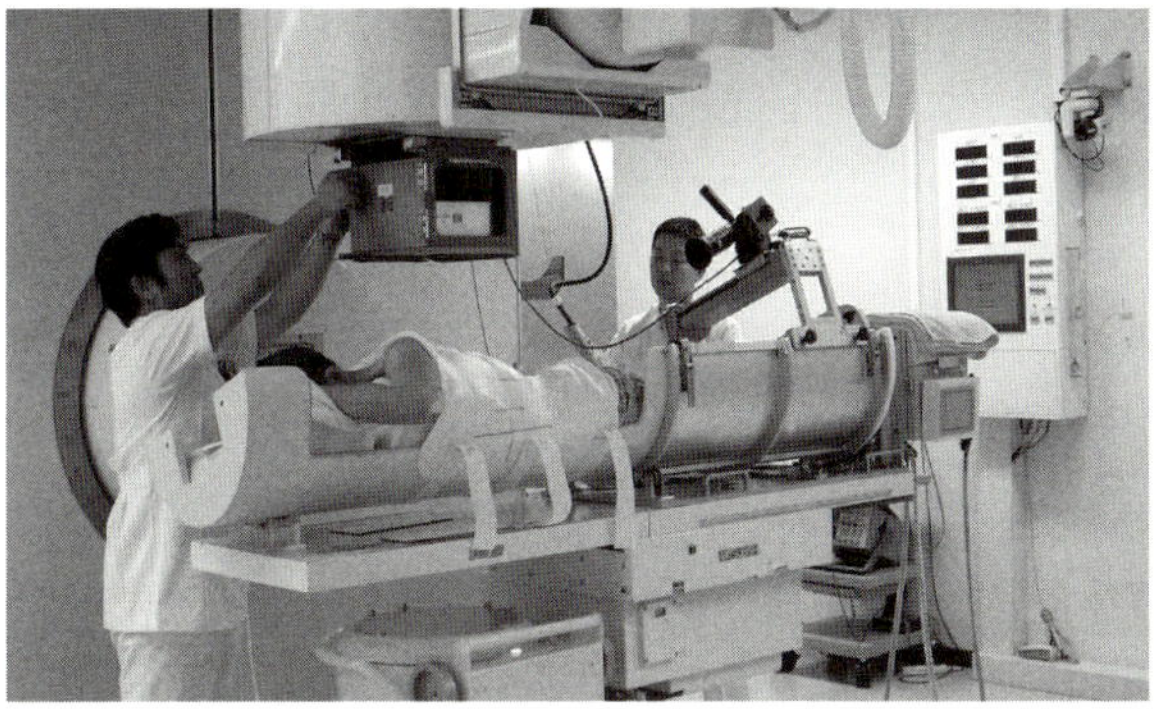

図は（独）放射線医学総合研究所 資料より作成
画像提供：（独）放射線医学総合研究所

●治療の手順

治療着で照射室の治療台にあお向けに寝る
▼
診療放射線技師が固定具で体を固定
▼
リハーサル時の画像をもとに5～20分かけて位置合わせ
▼
診療放射線技師が操作室で治療装置を操作
▼
重粒子線照射（2方向から・2～3分）

計画の確認を行います。

準備が整ったら、入院してもらい、重粒子線治療室の隣にあるリハーサル室で、位置決めに使うX線写真を撮影するなどして、治療のリハーサルを行います。このリハーサルには1時間30分～2時間程度かかります。

その後、いよいよ治療に入ることになります。

治療期間は4週間、合計57・6グレイを照射

前立腺がんの治療では、重粒子線の照射は4週間かけて16回行います。照射1回当たりの線量は3・6グレイ（放射線のエネルギーを人体が受ける量の単位：線量）で、総線量は57・6グレイになります。

リハーサルで撮影したX線画像をもとにしながら、5～20分かけて慎重に位置合わせをし、重粒子線を照射します。照射に要する時間は2～3分程度です。

治療全体としては3方向から照射しますが、1回の照射では2方向か

らしか照射しません。患者さんは横たわった状態でじっとしているだけです。痛み、熱さなどの不快感はまったくありません。リラックスした状態で照射を受けることができます。

4週間の治療が終了したら、翌日に退院となります。退院後はもともと診察を受けていた泌尿器科と当施設の、両方で経過観察をしていくことになります。前立腺がんの場合は、定期的にPSA検診を受けて、PSA値（14ページ参照）が上昇していないかどうかをチェックすることが大切です。また、治療開始から6カ月以内に、CTやMRIで画像診断を受けてもらいます。

前立腺がんの患者さんの場合、もともと症状がなかった人が多いので、治療が終了しても自覚症状に変化はありません。ただし、合併症がみられる場合もあるので、原則1～3カ月ごとに検診を受け、何か異常を感じたらすぐに医師に伝えるようにしてもらっています。

効果を落とさずに合併症を減らす治療法改善に常に挑んでいる

重粒子線治療は、1回当たりの照射線量が3・6グレイ（放射線から受けるエネルギー量の単位）、合計16回の治療で総線量57・6グレイの治療を4週間かけて行っています。これが現在確立されている標準治療です。

スタート時の治療
1回当たり3.3グレイ×20回
5週間で総線量66グレイ

▼

総線量を63グレイに減

▼

現在の標準治療
1回当たり3.6グレイ×16回
4週間で総線量57.6グレイ

▼

2010年度より臨床試験中
治療期間を3週間に縮める

われわれの施設、放射線医学総合研究所は、国の研究機関として常に医療の進歩をめざすという使命があるため、現在の治療法よりもさらに期間を短縮して3週間で治療できないか、臨床試験を始めています。治療期間が短縮できれば、より多くの患者さんを受け入れることが可能になります。

実は今の標準治療も、以前に取り組んでいた治療法を改善して確立したものです。もともとは5週間かけて20回の照射、1回当たり3・3グレイ、総線量66グレイという治療で始めました。その後、総線量を63グレイにまで落とし、さらに今は57・6グレイにまで落としたのです。治療効果を維持しながら、副作用をより少なくし、かつ治療期間を4週間にまで短縮したわけです。

今取り組んでいる3週間の治療も、治療効果を落とさずに、より副作用を少なくすることが大前提となっています。3週間の治療が確立されるまで、順調にいっても3年はかかる見通しです。

治療後の経過は？

各リスク平均の5年生存率は95％。とくに高リスクの治療成績がほかの治療法に比べて高く、合併症はほかの治療法に比べて軽いのが特徴です。

●重粒子線治療後の生存率と PSA 非再発生存率

高リスク例の治療が多いことを考慮すると、非常に良好な成績といえる。

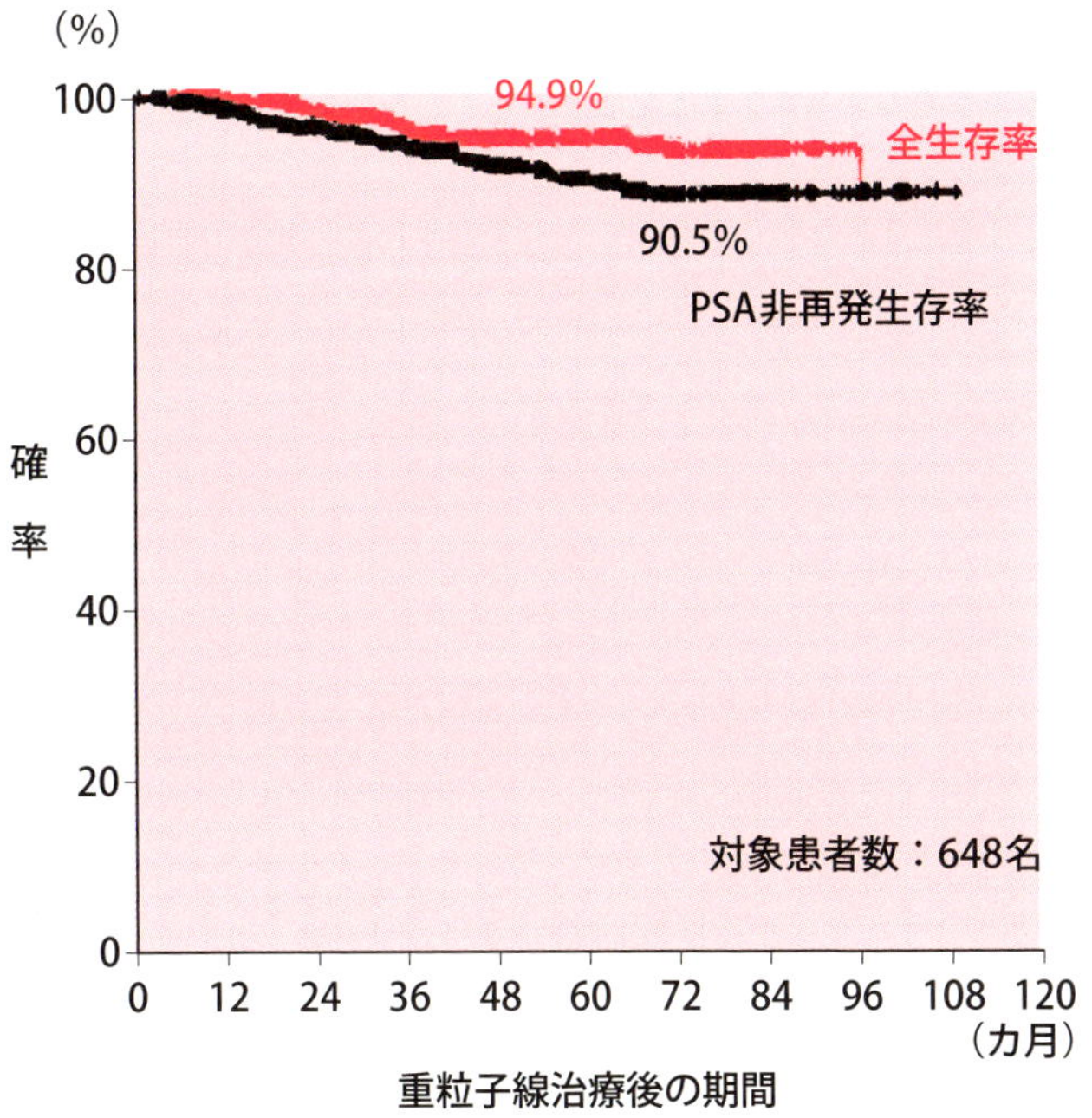

（独）放射線医学総合研究所のデータより

PSA非再発生存率も90％、重い合併症はみられない

重粒子線治療の治療効果は非常に高いものがあります。上のグラフは、われわれの施設での重粒子線治療による5年生存率とPSA非再発生存率を示しています。5年生存率は約95％、PSA非再発生存率は約90％です。

当施設での重粒子線治療は、高リスクの患者さんが全体の60％近くを占めているという特徴があります（122ページグラフ参照）。治療が難しいとされる患者さんが多いなかでの結果ですから、非常に高い成績といえるでしょう。

一方、合併症がきわめて軽いのも重粒子線治療の特徴です。123ページの表は、当施設における前立腺がんの重粒子線治療での合併症発生率を示したものです。この表を見るとわかるとおり、外科的治療を要する重い合併症（3度）は1例もありません。理論的にはこうした合併症がおこることもありうるので、事前にそのリスクを患者さんに説明していますが、今のところおこっていません。

現段階での標準的な治療として確立している総線量57・6グレイを16回に分けて照射する方法では、2度の合併症は直腸で0・7%、膀胱《ぼうこう》・尿道では2・6%ときわめて少なくなっています。こうした成績をほかの放射線療法と比較したものが、次ページの右下の表です。海外の施設との比較になりますが、当施設の重粒子線治療で合併症の発生率がきわめて低いことがよくわかります。

重粒子線治療では、早期にみられる合併症と、晩期合併症といって治療後半年から数年たってみられるものがあります。

早期の合併症としては、頻尿《ひんにょう》が多くみられます。頻尿の程度には個人差があるものの、おおむね1年以内にほとんど気にならない程度に改善します。頻尿以外には、残尿感がある、オシッコの切れが悪いといった症状もみられますが、これらもいずれ改善します。

一方、まれにではありますが、血尿や、オシッコが出にくくなってしまったりすること（尿閉）があり、尿閉をおこさないことが重要なテーマになっています。なお、手術療法と違って尿失禁になることはありません。

晩期合併症でときにみられるのが、直腸からの出血です。これも程度に個人差があって、排便時にトイレットペーパーに血がつくことが

●リスク別にみた前立腺がん重粒子線治療件数の推移

高リスクの件数が全体の60%近くを占めているのが特徴となっている。

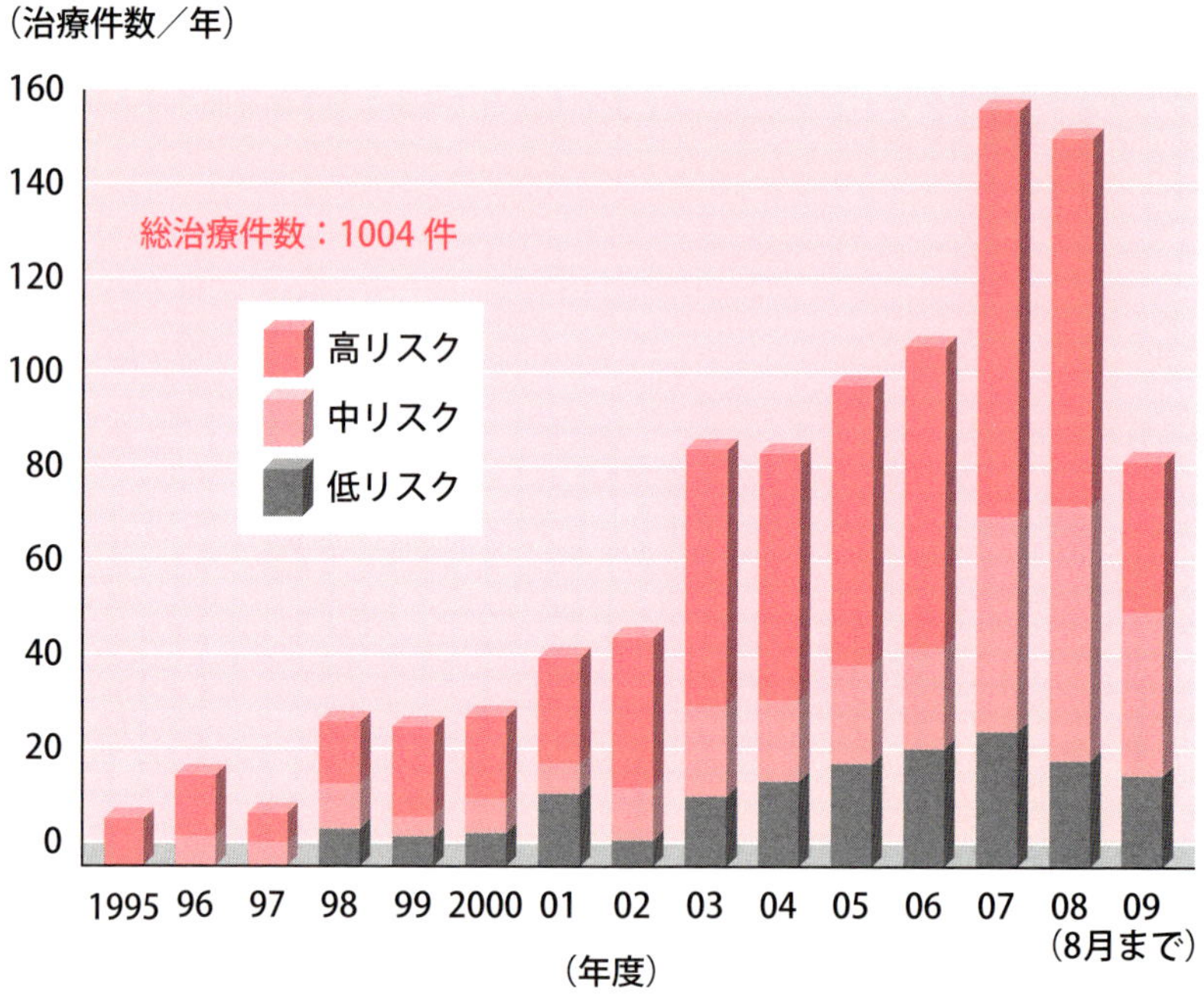

（独）放射線医学総合研究所「HIMAC 15周年記念講演会 抄録集」より

●重粒子線による前立腺がん治療の基本情報

麻酔	なし
所要時間	10～20分程度
入院期間	4週間（全16回）
費用	治療費314万円（照射技術料のみ全額自己負担。検査、入院費等は健康保険適用。高額療養費制度適用）

（（独）放射線医学総合研究所 重粒子医科学センターの場合）

●重粒子線治療による合併症

●現在の標準治療による合併症の発生率

総線量と回数	治療件数	直腸				膀胱《ぼうこう》・尿道			
		なし	1度	2度	3度	なし	1度	2度	3度
57.6グレイ 16回	274	252	20	2	0	156	111	7	0
	（%）	92	7.3	0.7	0	56.9	40.5	2.6	0

●各放射線療法の合併症発生率の比較

施設名	放射線療法の種類	治療件数	2度以上の合併症発生率（%）	
			直腸	膀胱・尿道
MDアンダーソン	従来法	189	14.8	8.5
フォックスチェイス	3次元原体照射	232	11.0	7.0
クリーブランド	強度変調放射線治療	770	4.4	5.2
ロマリンダ大学	陽子線	901	3.5	5.4
放射線医学総合研究所	重粒子線	274	0.7	2.6

＊度数は合併症の重症度。3度は外科的治療を、2度は内科的治療を必要とする

重粒子線がん治療成果報告「前立腺がんに対する重粒子線治療」より

1、2回あったという程度の人もいれば、しばしば出血するという人もいます。ただし、これも先に説明したとおり、ほかの治療法に比べて割合として多いものではありません。

性機能については、重粒子線治療では性的な意欲も含めて、勃起《ぼっき》機能は残せる可能性があります。ただし、前立腺の機能がだんだん落ちてくるので、精液が少なくなったり、出なくなったりすることは覚悟しなければなりません。

また、高リスクの場合はホルモン療法を併用するので、性機能を維持するのは難しいと考えられます。

先進医療として認められているが技術料は自己負担

重粒子線治療は、炭素イオンを光の速度の約7割以上にまで加速するため、大がかりな設備を必要とします。このため、治療費が高くなってしまうのが泣きどころです。

ただし、重粒子線治療は2003年10月から、先進医療として承認をされているため、照射の技術料以外の診察、検査、投薬、入院などにかかる費用には健康保険や高額療養費制度が適用されます。照射の技術料は全額自己負担となり、当施設では314万円です。

生命保険では先進医療の特約がついているものもあり、加入していれば、保険金で賄うことができます。

なお、臨床試験に参加される場合は、費用の自己負担はありません。

辻 比呂志

（つじ・ひろし）
放射線医学総合研究所　重粒子医科学センター
融合治療診断研究プログラムリーダー

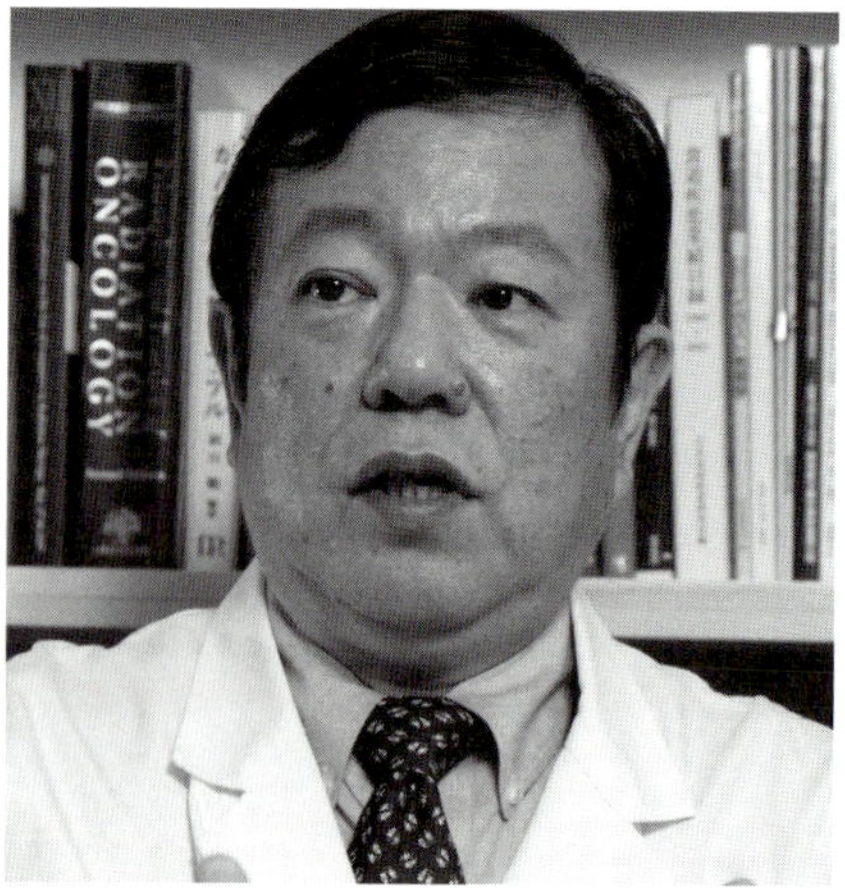

ほかの放射線療法では治らないがんが、どんどん治る。ここに最大の魅力を感じています。

辻先生は福岡県の生まれですが、大学は北海道大学に進みました。北海道の大地に憧《あこが》れがあったといいます。

「放射線科を選んだのは、もともと物理的なことに興味をもっていたことと、放射線科の先生がとても魅力的だったからです。一人は当時の放射線科の教授だった入江五朗先生。もう一人は講師だった辻井博彦先生。辻井先生は最近まで放射線医学総合研究所の理事を務めておられた方です」

辻先生は筑波大学で陽子線によるがん治療に取り組んでいましたが、さらに一歩先をいく重粒子線治療に関心を抱き、放射線医学総合研究所への異動を希望したそうです。

「当時、重粒子線治療は放射線医学総合研究所でしか行われていませんでした。重粒子線治療は炭素イオンの原子核を加速して治療に用いるのですが、陽子線治療で使う水素よりも粒が大きく、質量も大きい。このため治療効果も高いのです。たとえば、重粒子（炭素イオン）線はX線より3倍強いというい方をしますが、X線を3倍量当てても、炭素イオン線と同じ治療効果が得られるわけではありません。ほかの放射線療法では治らないがんが、重粒子線治療ではどんどん治る。これは非常に大きな魅力でしたね」

辻先生はこれまで骨肉腫《こつにくしゅ》や食道がんなど前立腺以外のがんも治療してきています。そんななかで、前立腺がんの患者さんには、特徴があるといいます。

「前立腺がんの場合、みなさん症状がありません。そんな状態でも重粒子線治療を希望される方はほとんどが、非常によく勉強をなさっています。聡明《そうめい》で知識も豊富な方々ですね。私から重粒子線治療を強く勧めるということはあえてしません」

むしろ、最初から重粒子線治療を受けると決めつけている患者さんに対しては、あえてゆっくり考えてから決めてほしいとアドバイスしているといいます。

「ある種の幻想を抱いてこられると困るのです。１００％治るとか、副作用（合併症）はまったくないとか。それは事実ではありません。もちろん私たちは重粒子線治療がベストだと思ってやっていますが、泌尿器科の先生のなかには手術療法がベストと考えておられる方もいらっしゃいます。異なる立場の少なくとも二人のお医者さんの意見を聞いてから判断してほしい。こういうと、医師が忙しくなってしまいますけどね（笑）」

　前立腺がんの重粒子線治療は、４週間が標準的な治療として確立されていますが、辻先生はさらなる治療期間の短縮をめざして、３週間での治療の臨床試験を始めています。

「５週間で行っていた治療を４週間にしたことによって、治療効果は変わらないのに合併症を減らすことができたのです。また、施設側からいえば、治療回数が20％減ったことによって、治療できる患者さんの数を20％増やすことができました。治療期間を３週間に縮めることができれば、同じようなメリットをもたらすことができるでしょう」

　また、重粒子医科学センターでは、新しい治療棟ができています。ここでは、重粒子線を病巣に当てる方法がこれまでと変わってくるそうです。

「これまで前立腺がんの治療では、前立腺全体に均等に重粒子線を当てていましたが、尿道や直腸に近い部分には当てる線量を少し減らすなど、副作用を減らす工夫がこれまでよりもきめ細かくできる可能性があります。治療期間の短縮や線量の工夫だけでなく、こうした技術的な改良も組み合わせて治療を進歩させていきたいですね」

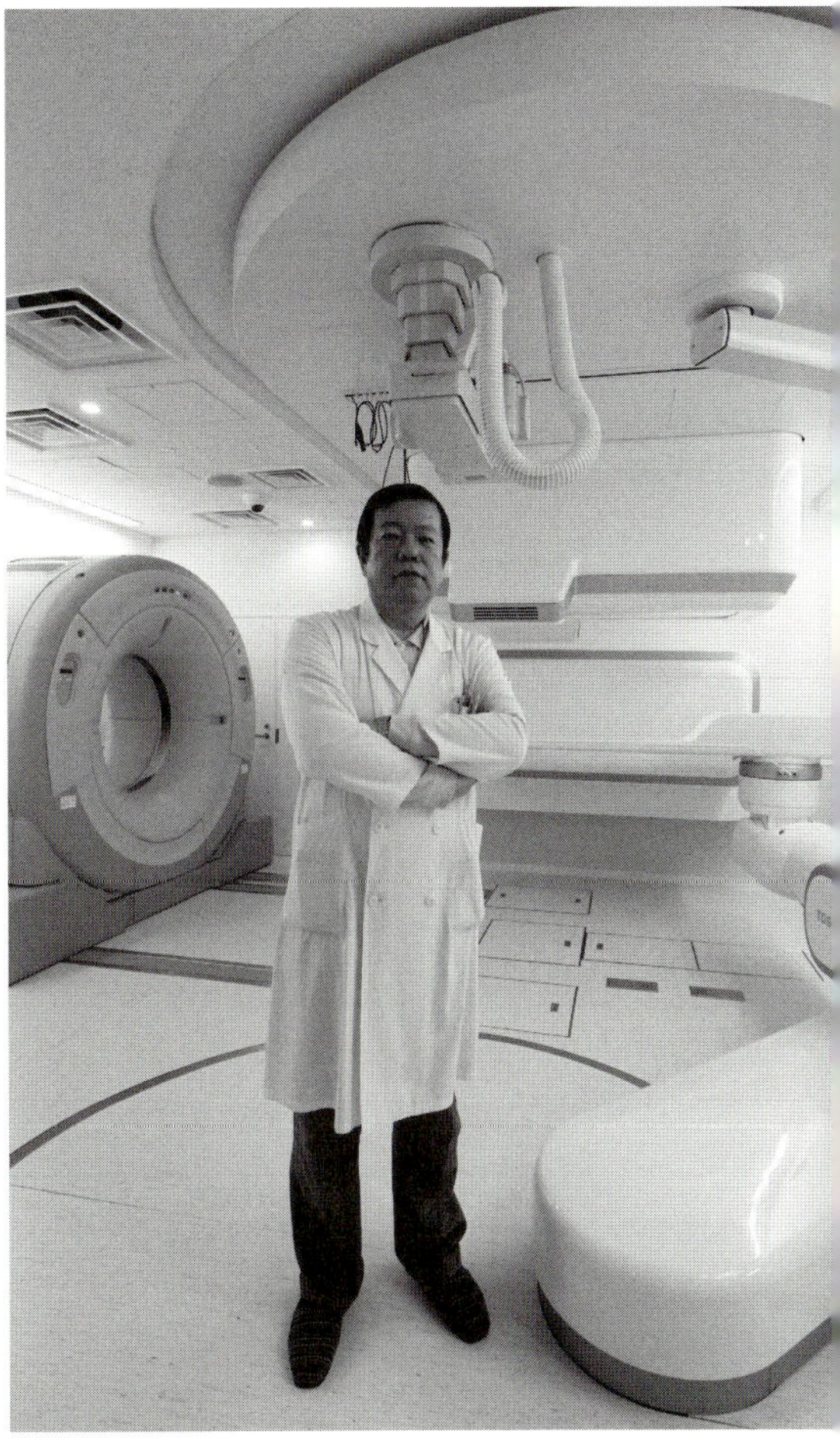

新しい治療設備の前で

辻比呂志（つじ・ひろし）

1956年福岡県生まれ。北海道大学医学部卒。道内の病院勤務を経て、筑波大学で陽子線によるがん治療に取り組む。1995年スイスポールシェラー研究所へ留学。1997年から放射線医学総合研究所。2007年から現職。前立腺がんのほか、眼球悪性黒色腫、涙腺がんも専門としている。

放射線療法

ピンポイント照射で体に優しい

陽子線治療

静岡県立静岡がんセンター
陽子線治療科部長

村山重行（むらやま・しげゆき）

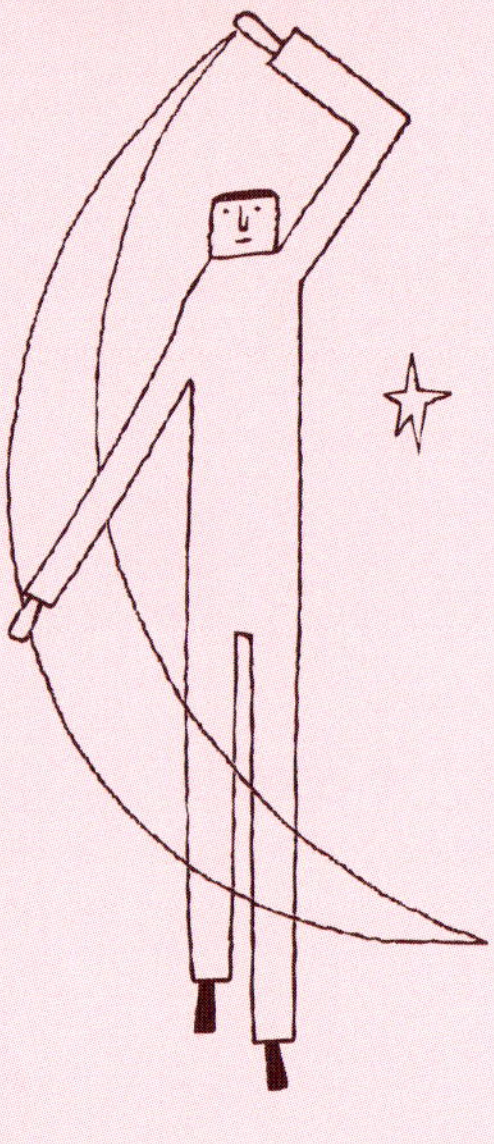

水素の原子核である陽子を超高速に加速。前立腺のみを狙ってぶつけ、正常組織への影響を抑えて、がん細胞を破壊する。早くから陽子線治療に取り組んだ、この治療法のスペシャリスト、村山重行先生に治療の原理や効果を教えていただいた。

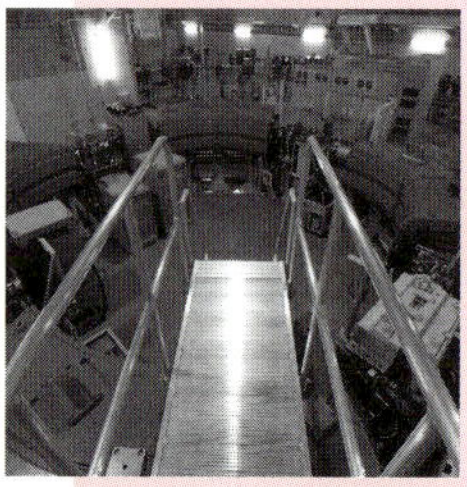

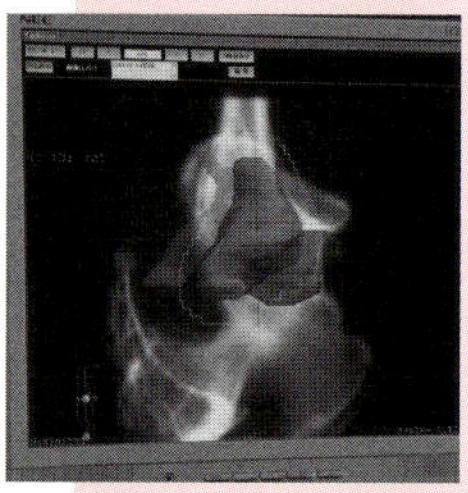

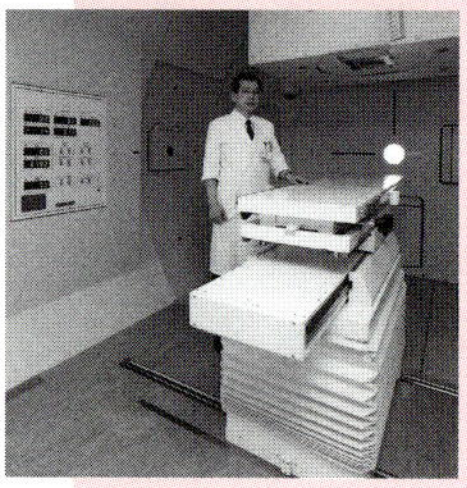

どんな治療法ですか？

放射線の一種である陽子線を使う治療法です。
ダイナミックな装置で陽子を加速し、標的に照射。
合併症の少ない治療ができます。

陽子線の性質を利用し ピンポイントで狙い撃つ

陽子線治療は放射線療法の一種です。陽子とは水素の原子核のことで、プラスの電気を帯びた粒子です。陽子線治療では、まず、水素ガスをもとにして、水素原子から電子を引き離して陽子をつくります。その陽子を加速器を用いて、光の速度の70％にまで加速すると、体に浸透しやすい陽子線となります。光速の70％というのは1秒間に地球を約5周するくらいの速さです。

陽子線は放射線量が低い状態で体のなかに入り、ある一定の深さで完全に止まります。この止まる寸前のところで最大のエネルギーを放出、つまり、ここで放射線量はピークになります。この放射線をがん細胞にぶつけてＤＮＡを傷つけ、増殖を抑えて死滅に導くのが、陽子線治療です。

陽子線が止まる深さは自在にコントロールすることができ、エネルギーを放出したあとは、それより奥には進みません。

このようにピンポイントで狙い撃つことができる性質をもつため、前立腺のように体の奥にある臓器を治療する際にも、体の表面や浅いところ、あるいは前立腺よりさらに奥側にある正常組織にはあまり影響を与えず、合併症を最小限に抑えることができます。

陽子線治療は、基本的には重粒子線治療と似た治療法です。どちらも何回かに分けて照射を行いますが、陽子線治療の場合、1回当たりの放射線量を少なくして合併症を抑えています。このため、重粒子線治療より照射回数が多くなります。前立腺がんの治療では、8週間かけて37回の治療を行っています。

私の勤務する静岡県立静岡がんセンターでは、前立腺がんの陽子線治

●陽子線治療の特徴

- ●水素の原子核である **陽子** を用いる治療
- ●がん細胞のところで最大の効果を発揮するように **調節が可能**
- ●正常細胞へのダメージが低く、合併症が **少ない**

●陽子線によるがん治療数のトップは前立腺がん

2003年10月～2008年12月に静岡県立静岡がんセンターで陽子線治療を受けた患者さん（691人）の内訳を示しています。

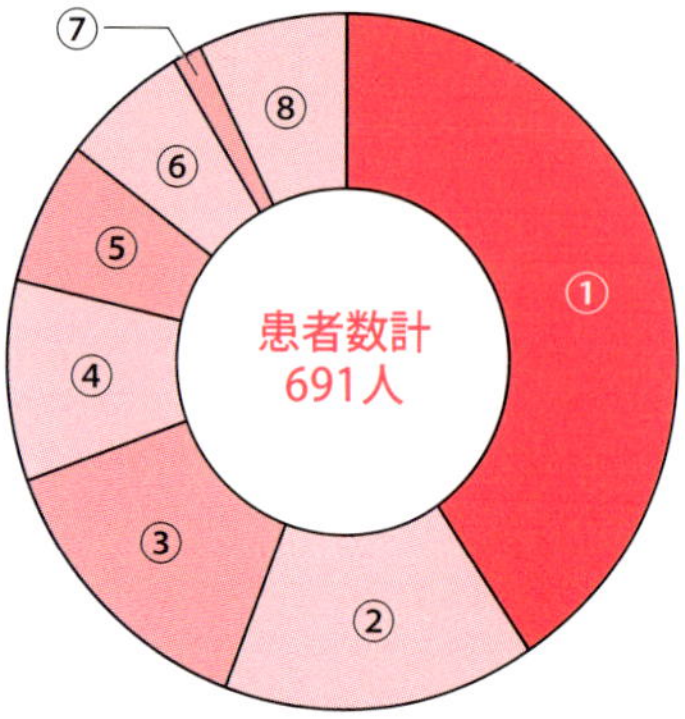

①前立腺がん 280（40.5%）
②肝臓がん 105（15.2%）
③肺がん 95（13.7%）
④頭《とう》頸《けい》部《ぶ》腫《しゅ》瘍《よう》 64（9.3%）
⑤脳腫瘍 46（6.7%）
⑥骨軟部腫瘍 42（6.1%）
⑦直腸がん術後再発 10（1.4%）
⑧その他 49（7.1%）

静岡県立静岡がんセンターのデータより

●日本国内の実施施設状況

2011年6月現在

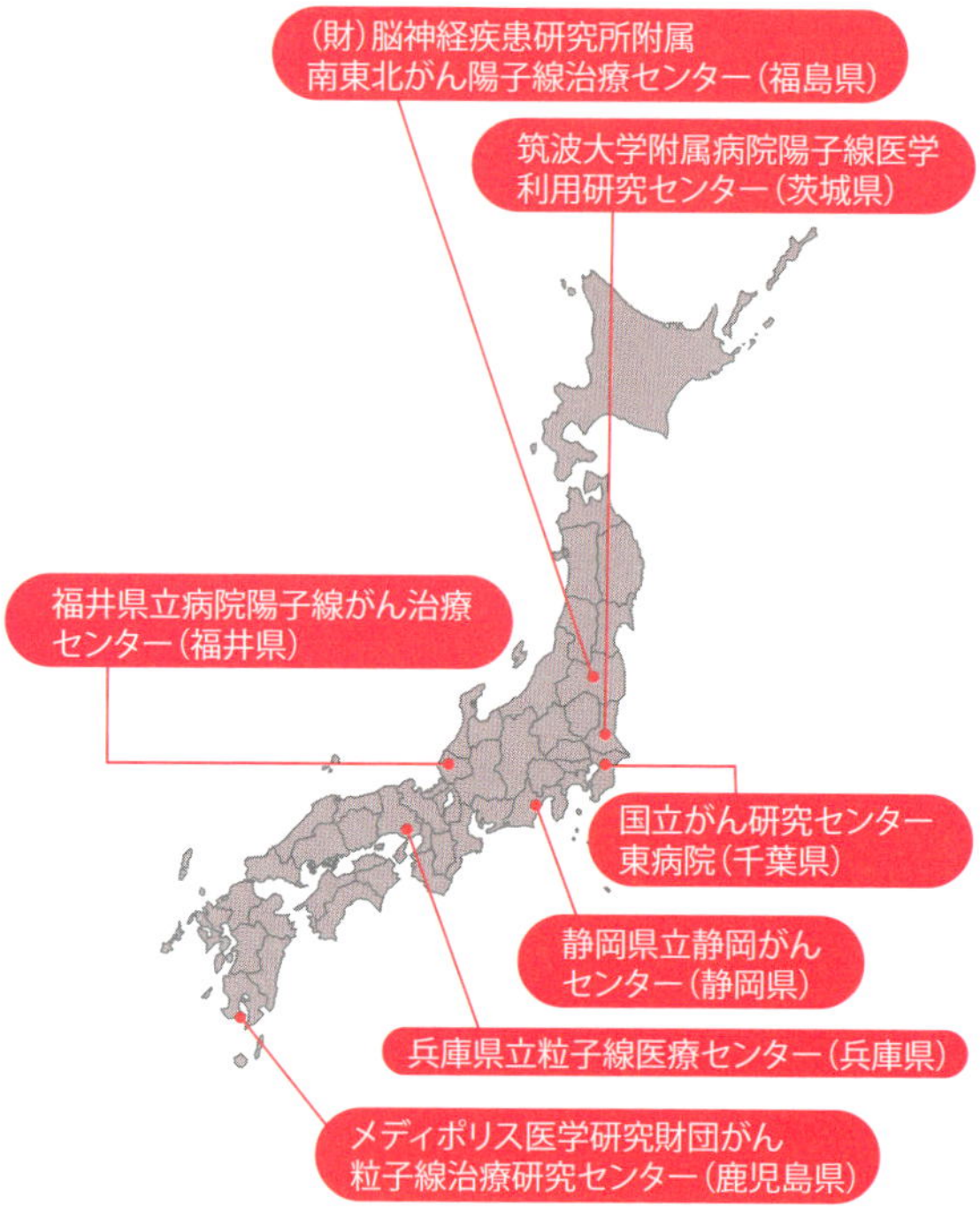

上記の施設は先進医療として認められている。

＊先進医療として認められていると、陽子線照射にかかわる技術料以外には健康保険が適用される。

療が、先進医療として認められています。

ほかに陽子線治療が先進医療として認められている施設は、承認年順に、国立がん研究センター東病院（千葉県）、兵庫県立粒子線医療センター、筑波大学附属病院陽子線医学利用研究センター（茨城県）、（財）脳神経疾患研究所附属南東北がん陽子線治療センター（福島県）、メディポリス医学研究財団がん粒子線治療研究センター（鹿児島県）、福井県立病院陽子線がん治療センターです。

前立腺がんが約40%、転移がなければ治療可能

当施設では、2003年10月から陽子線治療を始めました。さまざまながんの治療を行っていますが、もっとも多いのは前立腺がんの患者さんです。

2003年10月から2008年12月までのデータでは、当施設で陽子線治療を受けた患者さんは691名です。そのうち280名、割合にし

●左右２方向から、前立腺に放射線量を集中

下の写真は陽子線治療と放射線療法の外照射（三次元原体照射）による放射線量分布の違いを示したものです。左側の外照射は６方向から放射線を当て、右側の陽子線治療では左右２方向から陽子線を当てています。

外照射と比べると、陽子線治療のほうが、写真の中心部分にある前立腺に放射線が集中して当たっていることがわかります。ターゲットにピンポイントで放射線量を集中できるため、陽子線治療はしっかりとした治療効果を発揮しながら、合併症を抑えることができるのです。

●三次元原体照射（6 方向）

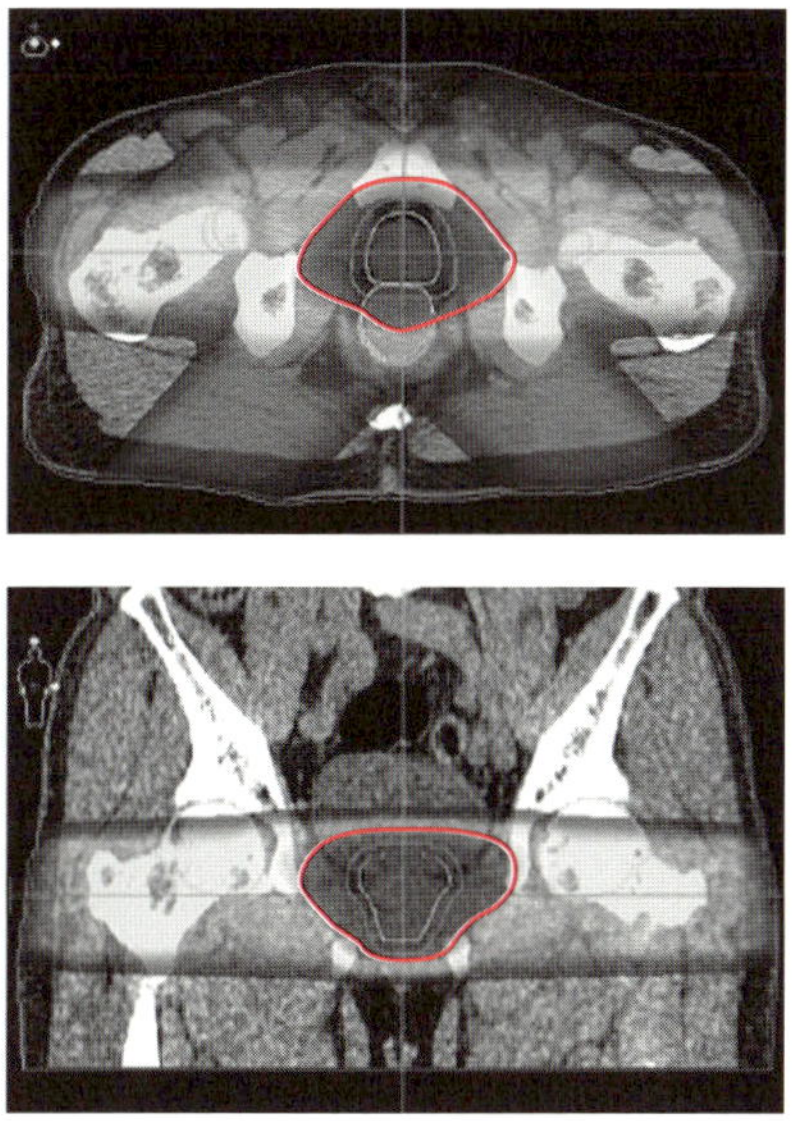

●陽子線左右対向照射（2 方向）

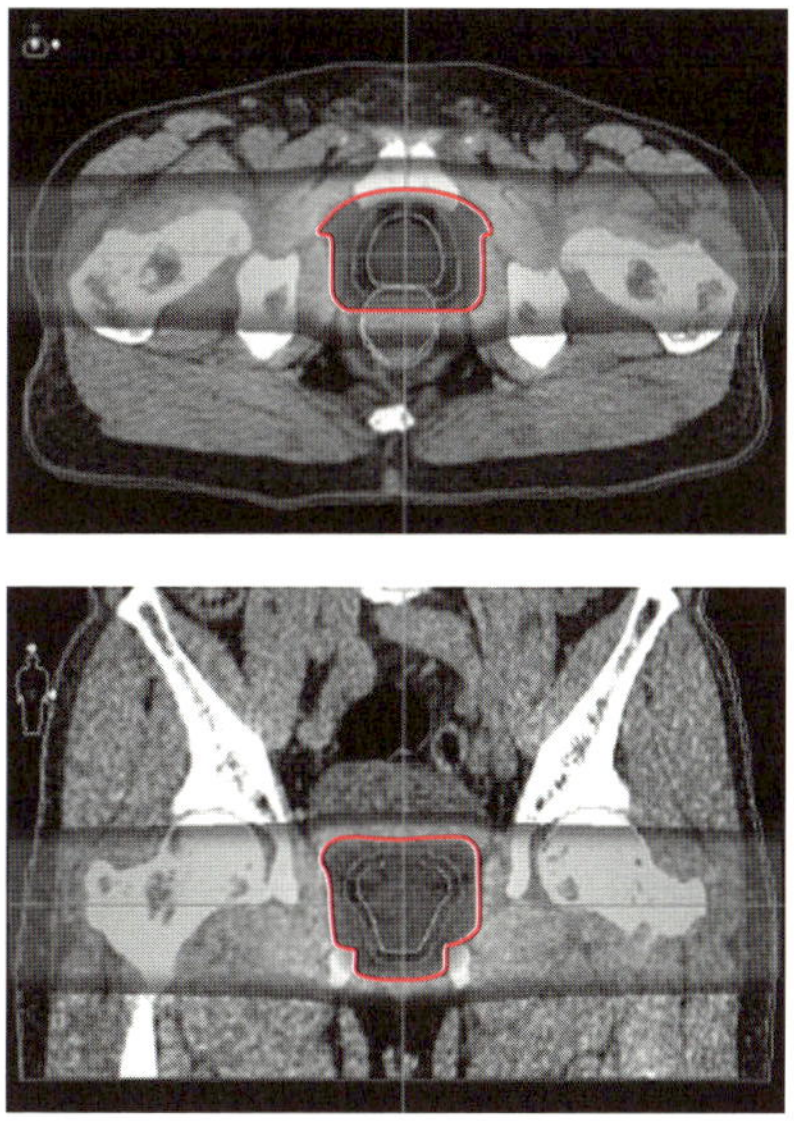

写真中央部の黒っぽい部分に放射線量が集中している

写真提供：
静岡県立
静岡がんセンター

て約40％を前立腺がんの患者さんが占めています（前ページグラフ参照）。

陽子線で治療できるのは、限局がんと局所進行がんです。手術療法や放射線療法の外照射など、前立腺がんの完治をめざす治療ができる場合は、すべて陽子線治療の対象になりますが、リンパ節転移やほかの臓器に転移のある進行がんの場合、陽子線では治療できません。

当科では毎週1回、泌尿器科と合同カンファレンス（症例検討会）を開き、患者さん一人ひとりについてどんな治療法が適しているか意見交換しています。当科にかかった患者さんにすべて陽子線治療を行うわけではなく、多種の治療法からその患者さんにもっとも適した治療法を検討します。

私自身は陽子線治療科の医師ですが、患者さんには泌尿器科医の意見も聞いてもらったうえで、治療法を選んでもらいます。

●陽子を加速し、回転ガントリー照射室に

前立腺がんの陽子線治療には、回転ガントリー照射室が使われています。患者さんは横たわった状態で、照射装置が回転し、最適な角度からがんの大きさや深さに応じて陽子線が照射されます。

回転ガントリー照射室の壁の裏側には、回転機構を生む巨大な機械（ガントリー）が設置されています。ガントリーは全長、高さとも10m、総重量は170トンです。患者さんからは見えませんが、照射装置が回転しているときは、その裏側でこの巨大な機械（ガントリー）も回転しているのです。

このガントリーにつながるのが、陽子線を送り込んでいる加速器です。水素ガスからつくり出された陽子が、線型加速器に送り込まれ電気エネルギーで加速されます。

さらに、サーキットのようにぐるぐる回る全周20mのシンクロトロンという装置で、陽子の本格的な加速が行われます。シンクロトロンでは、磁石で経路を曲げながら陽子を走らせ、光速の60〜70％という猛スピードに加速します。

こうしてつくられた陽子線が回転ガントリーを経て、患者さんに照射されるしくみです。

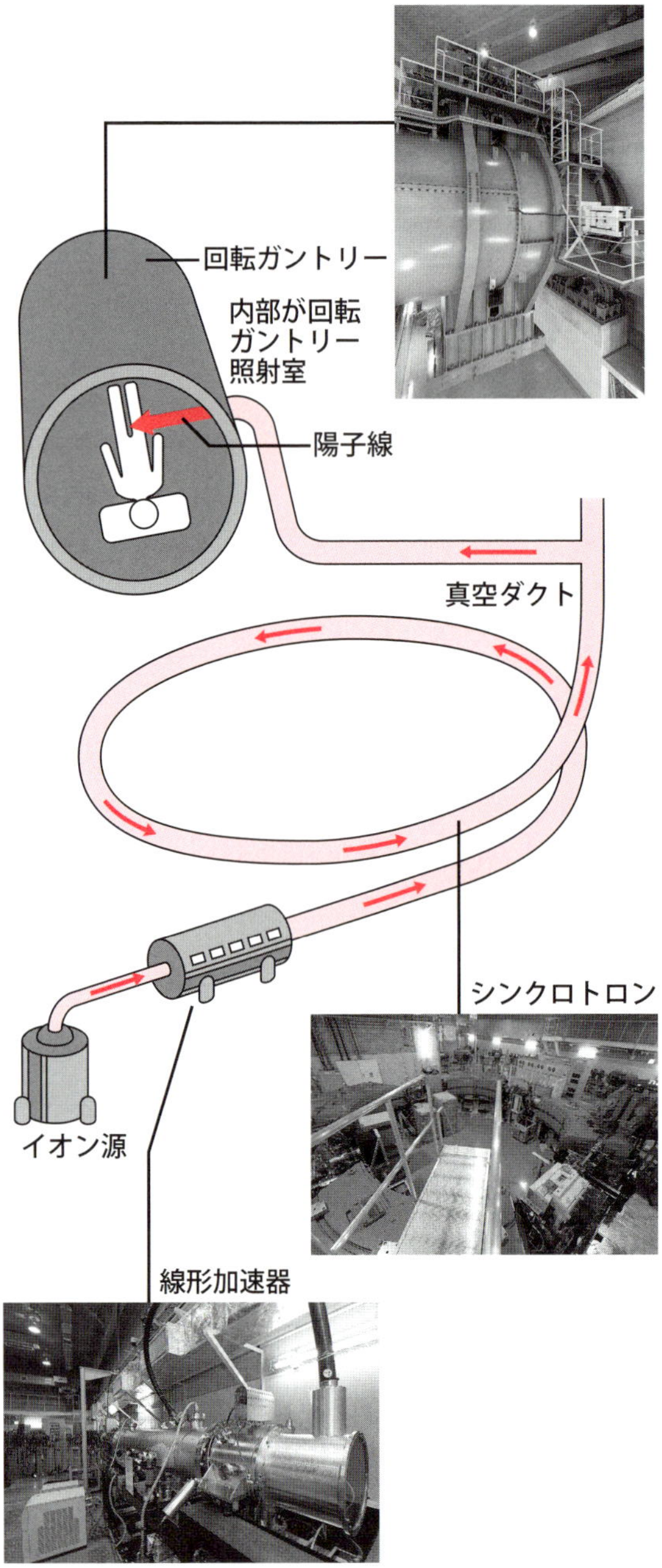

静岡県立静岡がんセンター資料より作成

治療の進め方は？

説明と同意、固定具作成、治療計画の立案、検証などの準備期間ののち、8週間かけて計37回の照射を実施。通院で治療ができます。

一人ひとりに合わせた治療計画が立てられる

われわれの施設では、陽子線治療を始める前に、陽子線治療科と泌尿器科との合同カンファレンスを開いています。そこで、紹介されてきた患者さんの病理組織や各データなどを多くの目で注意深く吟味しながら、患者さん一人ひとりについて選択可能な治療法が話し合われます。その結果を踏まえて、患者さんと相談し、治療法を選んでもらいます。

陽子線治療を行うことが決まったら、ご本人と家族に対して治療の効果、考えられる合併症の可能性などについて説明を行います。また、看護師から治療の流れや治療中の日常生活の注意点などについても説明します。

次に患者さん専用のプラスチック製の固定具(吸引式固定バッグ)を作ります。陽子線治療中に体を動かしてしまうと、狙った場所に集中して陽子線を当てられなくなるため、治療中は体を固定します。固定具が完成したら、それを装着した状態でCT画像を撮影します。このCT画像をもとにして治療計画を立案します。

治療計画は、陽子線を当てる部分の輪郭を医師が描きます。それにしたがい、医学物理士がコンピュータを使って計算し、左右それぞれの角度（90度と２７０度）から照射の範囲、陽子線が到達する深さ、照射する放射線量などを決めます。標的の前立腺には十分な線量を集中させ、正常組織にはなるべく影響がないようにしていきます。

治療計画が決まったら、照射範囲の形を決めるコリメータ、陽子線が止まる深さを調節するボーラスといった照射器具を製作します。患者さんによって、前立腺の形も大きさも

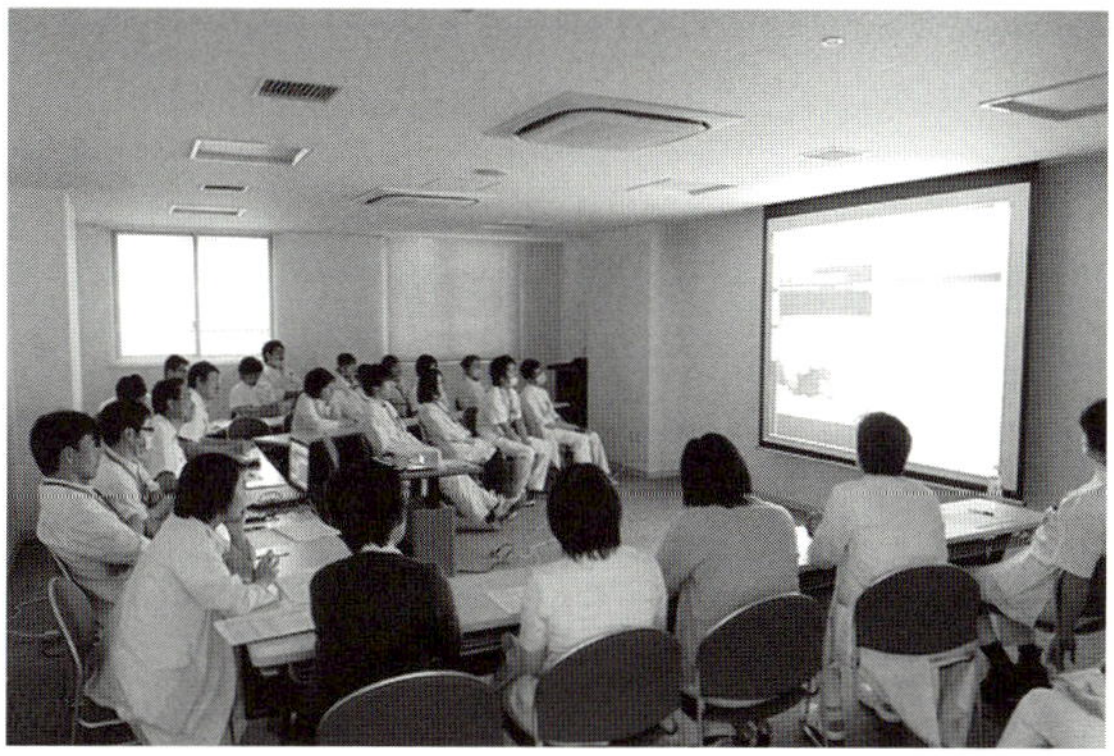

多職種が集まるカンファレンス（写真提供：静岡県立静岡がんセンター）

異なるので、一人ひとりに合わせて作ることになります。

　次に、完成した照射器具を使って、照射する陽子線の量や分布を測定します。治療計画どおりに前立腺に照射されるかどうかを、検証します。

1回2グレイを計37回 8週間かけじっくり治療

　これだけの準備を経たうえで、実際の治療を行います。患者さんはベッドに横たわって固定具で体を固定し、X線で正確な位置を確認してから、陽子線を照射します。患者さんはベッドにじっとしているだけで、照射に伴う痛みや熱感などはありません。回転ガントリーと呼ばれる機械が動いて、照射角度を調整します。

　1回の治療は、位置確認が10分程度、照射は2分で終わります。

　前立腺がんの陽子線治療では、1

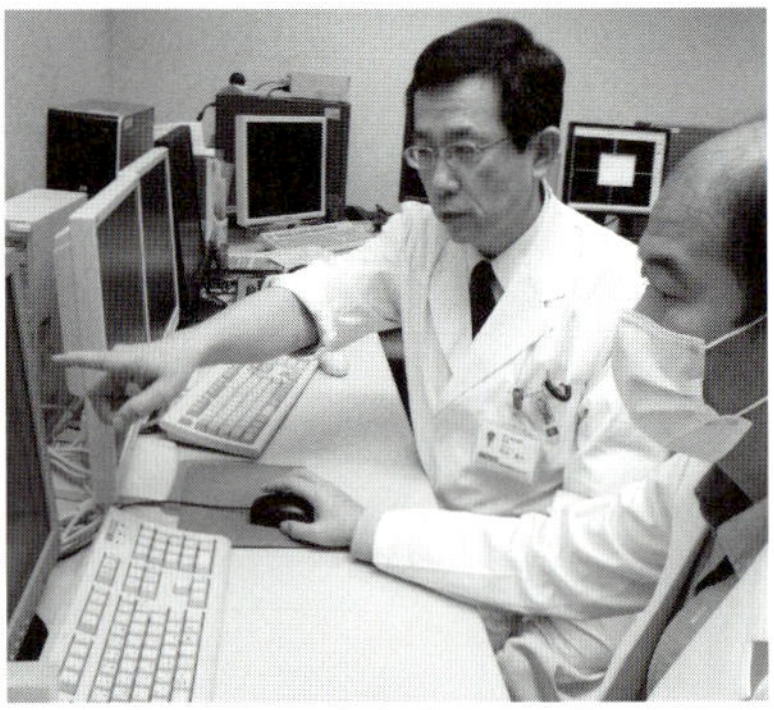

コンピュータに患者さんのデータを取り込み、医学物理士とともに治療計画を立てる

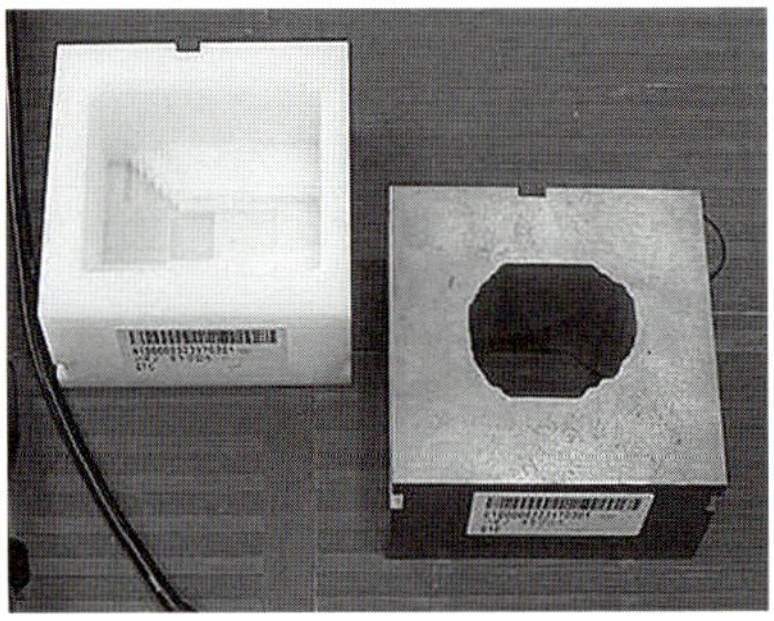

前立腺がん治療用のボーラス（左）とコリメータ（右）

（写真提供：静岡県立静岡がんセンター）

●初診から治療終了後まで

初診～意思確認
- 紹介による受診
- 合同カンファレンス
- 治療法の決定
- 治療の説明と患者さんの意思確認

治療準備
- 固定具作成および治療計画用ＣＴ撮影（外来）
- 治療計画作成、コリメータ・ボーラス製作（約７日間）
- 治療計画検証

治療開始
- 照射位置の確認（約 10 分）
- 治療（陽子線照射・約 2 分）
- 治療期間 8 週間（全 37 回）

治療終了後
- 経過観察（定期的なＰＳＡ値測定）により長期的にフォローする

静岡県立静岡がんセンターの場合

●回転ガントリー照射室

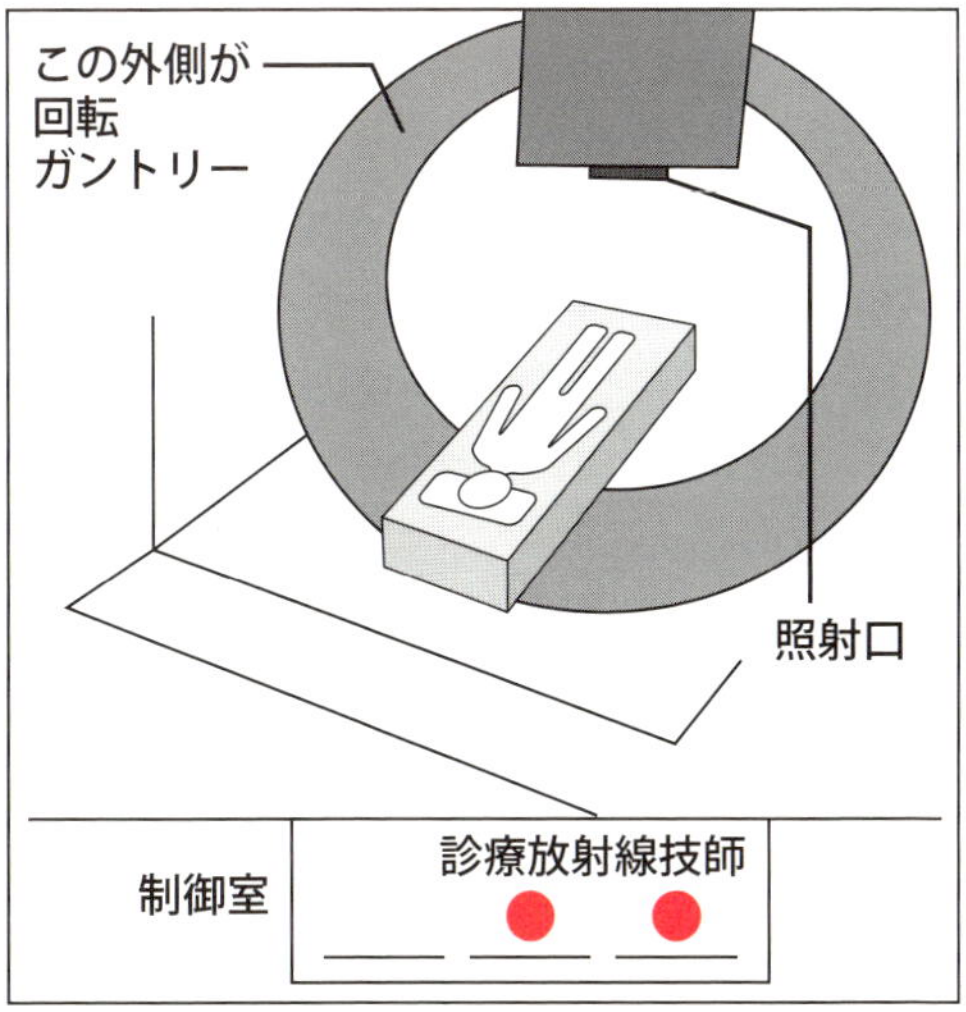

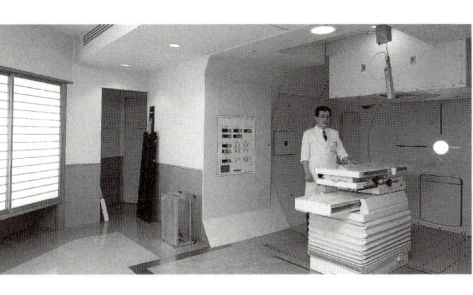

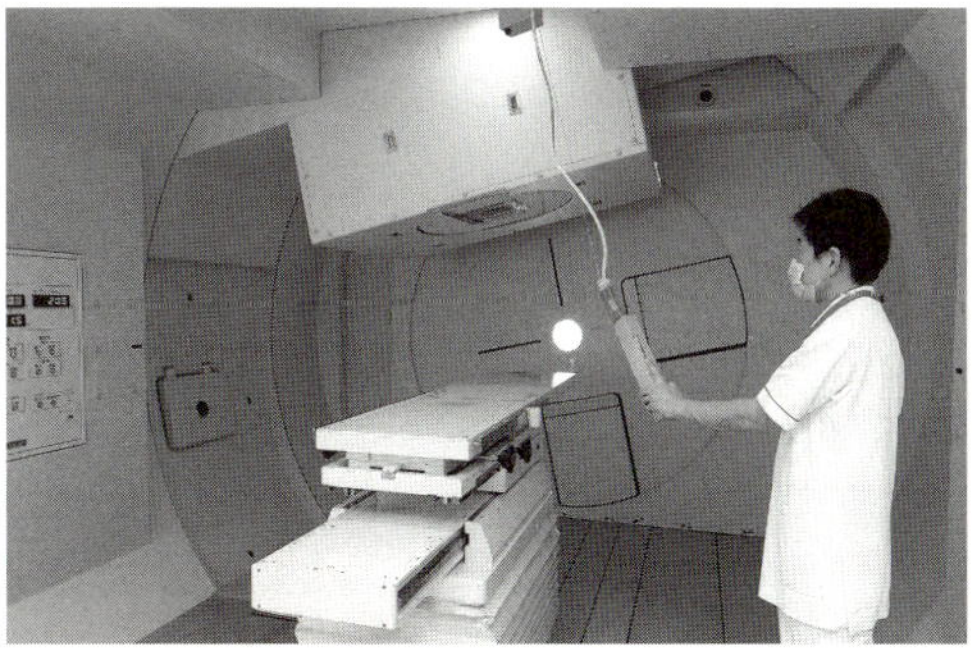

●治療の手順

患者さんに合わせて作られた吸引式固定バッグにあお向けに寝る

▼

診療放射線技師が操作室で治療装置を操作

▼

治療位置の確認（約10分）

▼

陽子線照射（2方向から約2分）

回2グレイ（放射線のエネルギーを人体が受ける量の単位：線量）の照射を計37回行います。土曜、日曜、祝日は休みなので、およそ8週間かかります。最初の25回は精のうも含めて前立腺全体に陽子線を当て、後半の12回は精のうの部分はカットして、前立腺だけを狙って照射します。治療は外来通院で行い、遠方の人は入院治療でも対応できます。

治療終了後は、紹介元の医療機関と連携して、定期的に患者さんの状態を観察し、治療効果の評価や合併症のチェックを行います。

陽子線治療では、前立腺がんのリスク分類（24ページ参照）にしたがい、ホルモン療法を併用することがあります。低リスクの場合は、陽子線単独で治療ができます。中リスクでは病状に応じて、陽子線治療単独、あるいは、ホルモン療法との併用を選択することになります。高リスクの場合はホルモン療法との併用を勧めています。陽子線治療の開始前からホルモン療法を始め、治療終了後も2年間は続けるのが原則です。

治療後の経過は？

治療効果はほかの治療法と遜色なし。合併症は手術療法と比べて尿もれや性機能障害が少なく、軽くすみます。

合併症が少なく、軽くすむのが特徴

日本での前立腺がんの陽子線治療は、まだ歴史が浅く、十分なデータがそろっているとはいえません。しかし、今のところ、完治が可能なほかの治療法と比べても遜色《そんしょく》のない結果が出ています。

治療効果としては、10年生存率が90％以上とされる手術療法と、10年生存率が80～90％とされる放射線療法の外照射のほぼ中間の成績になると考えられています。

前立腺がんに対する陽子線治療は、米国・カリフォルニアのロマリンダ大学陽子線医療センターで精力的に進められています。ここは、１９９０年、臨床に初めて陽子線を用いた施設としても知られており、さまざまながんに用いられていますが、なかでも前立腺がんの患者さんが多いのが特徴です。

２００４年の１２５５名を解析した治療実績の報告によると、ＰＳＡ値が再上昇する確率が27％、合併症については、グレード（重症度）３以上の重症の直腸障害および膀胱《ぼうこう》尿道障害が発生する確率は１％未満とされています。日本でも同等の実績が期待できます。

陽子線治療では、治療中に軽い排尿障害がみられますが、ほとんどの場合、治療が終わるとともに改善していきます。ただし、もともと排尿障害のある患者さんの場合、症状が続くことがあります。なお、手術療法と違って治療後の尿失禁はみられません。

性機能については、軽度の障害がありうる状況です。

放射線療法では早期（急性）合併症と、晩期合併症といって治療後半年から数年後にみられるものがあります。

晩期合併症として、排便時の出血がみられることがあります。前立腺のすぐうしろに直腸が位置しているため、直腸の前壁《ぜんへき》部分を完全に避けて照射するのは非常に難しいからです。このため、直腸出血は放射線療法全般に避けられないものです。

ただし、三次元原体照射による外照射では、直腸の前壁のほかに、側壁や後壁にも放射線がある程度当たってしまうのですが、陽子線治療の場合は、直腸の前壁にのみ陽子線の影響があります。このため、直腸出血がおこる場合でも、比較的軽度で

おさまります。

先進医療が認められていて通院なら総額３００万円

静岡県立静岡がんセンターにおける陽子線治療は、先進医療として認められています。このため、照射にかかわる料金（基本料金と照射料金）は全額自己負担となりますが、その他の診察、検査、投薬、入院などの費用には健康保険が適用されます。当施設の場合、陽子線治療の基本料金は２４０万円です。この料金には10回までの照射料金が含まれています。照射回数によって、基本料金に照射料金が加算されます。

前立腺がんの治療の場合、基本料金と照射料金の合計は２８０万円になります。

このほか、診察費などの金額を加えると、外来通院で治療した場合、自己負担の金額として約３００万円の費用がかかります。入院治療の場合は、自己負担の金額として約３５０万円になります。

民間の生命保険の場合、先進医療に関する特約がついているものがあり、利用が可能です。

●陽子線治療の基本情報

麻酔	なし
所要時間	約12分
治療期間	週5回8週間（全37回）
費用	治療費280万円（照射技術料のみ全額自己負担。検査費など別、健康保険適用。高額療養費制度適用）

（静岡県立静岡がんセンターの場合）

●3施設合同研究にみる陽子線治療の合併症

●早期（急性）合併症

総件数 151	直腸		
	なし	1度	2度
件数	135	15	1
%	89	10	0.7

総件数 151	膀胱		
	なし	1度	2度
件数	46	87	18
%	30	58	12

●晩期合併症（2年間以上追跡）

総件数 147	直腸		
	なし	1度	2度
件数	115	27	5
(%)	78	18	3

総件数 147	膀胱			
	なし	1度	2度	3度
件数	128	9	8	2
(%)	87	6	5	1

＊1度～3度は合併症の重症度の示標。数が多いほど重症。
静岡県立静岡がんセンター、国立がん研究センター東病院、兵庫県立粒子線医療センターの共同研究（2004 － 2007）

村山重行

（むらやま・しげゆき）
静岡県立静岡がんセンター
陽子線治療科部長

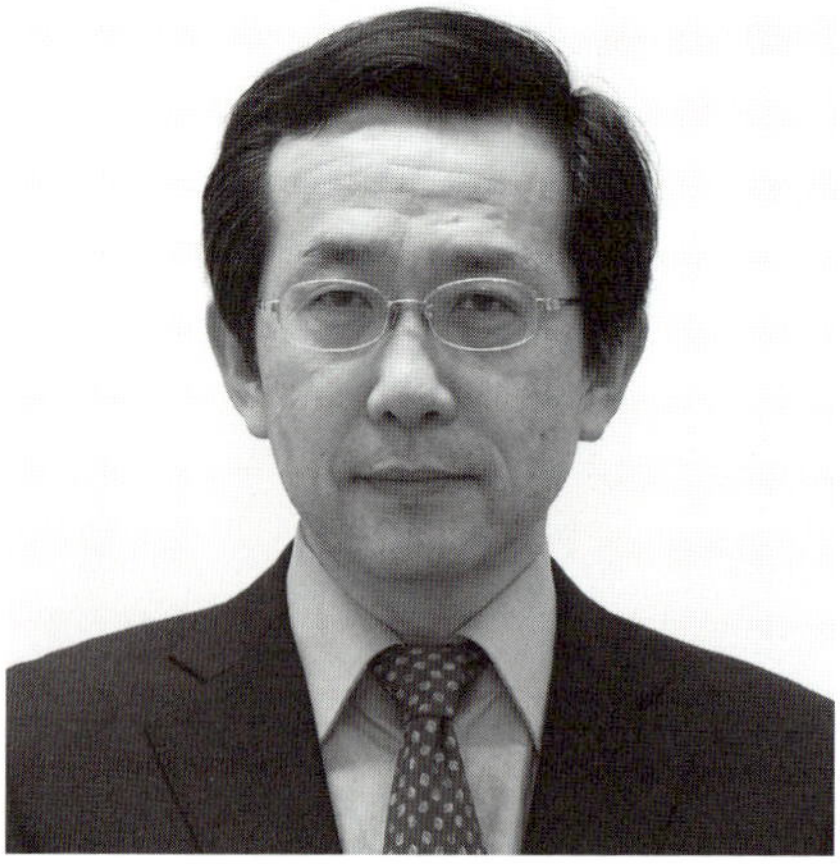

実施施設が限られた治療なので治療後の患者さんの経過には責任をもたなければなりません。

村山先生は医学部に進む前に東京大学理学部を卒業しています。初めはのちにノーベル物理学賞を受賞することになる小柴昌俊先生の研究室に進もうと考えたこともありました。

一方、物理学を医学に生かす分野にも関心があったといいます。

「高校のころ、読売新聞が湯川秀樹博士の発見した中間子をがん治療に使う研究を応援していました。それを見て異質な分野の融合のようなものに魅力を感じ、医学部へ行こうと決めたのです」

そこで学士の編入に力を入れていた大阪大学医学部に進みました。そして、医学部に進んだ時点で物理学と縁が深い放射線療法を専門分野にしようと決めていたそうです。

医学部を卒業したあと、筑波大学の大学院に国内留学の形で在籍し、筑波研究学園都市にある高エネルギー物理学研究所で陽子線について学びました。その後、放射線医学総合研究所、国立がんセンター中央病院などで陽子線治療に携わり、２００２年、オープンと同時に静岡県立静岡がんセンターの陽子線治療科にやってきました。

「陽子線治療を手がけている施設のなかには、患者さんを紹介してもらって、陽子線治療だけを行っているところもあります。もちろんそれでも治療はできるのですが、私どもの科では、もともと病気をみている治療科との連携を大切にしています。前立腺がんでいえば、泌尿器科との連携です。陽子線治療だけがすぐれているわけではなくて、患者さんによっては手術療法のほうが適していることもあります。泌尿器科と合同カンファレンスを開き、複数の専門家の目で患者さん一人ひとりの病状を見つめ直すことに力を入れています」

体にメスを入れずにがんを治すことができ、合併症（副作用）も少ないのが陽子線治療です。理想的ともいえる治療ではありますが、リスクがまったくないわけではありません。

「残念ながら、合併症がまったくないというわけではありません。そこはていねいに患者さんに説明するようにしています。誤解があるといけませんからね。前立腺がんで陽子線治療を希望される患者さんは、非常に几帳面《きちょうめん》な方が多いという印象があります。陽子線治療について、ものすごくよく勉強されていますね」

　少しでもわからないことがあると、そのままにしないで、何度も質問をする患者さんもいます。

「前立腺がんの患者さんは、確かに細かい質問をなさることもありますが、こちらがていねいに理にかなった説明をすると、なるほどと納得する、理解力のある方が多いという印象です」

　先生の手帳には、開院してからこれまで陽子線治療を受けた患者さんのＰＳＡ値の推移が、小さな文字でびっしりと書き込まれていました。ＰＳＡ値の推移は、泌尿器科医に任せておいてもよさそうなものですが、そこに、村山先生の医師としての信念があるようです。

「陽子線治療ができる施設はまだ限られており、費用も決して安くはありません。そういう特殊な治療をしている以上、治療後の患者さんの経過には、私たちが責任をもつ必要があると思うのです」

　静岡県立静岡がんセンターで陽子線治療を始めたのは２００３年のこと。治療後10年のデータを整理して示すのが、村山先生の目下の目標になっています。

「泌尿器科の先生からは、手術と同等以上の結果が出るのではないか、といっていただいています。よい成績を示せるのではないでしょうか」

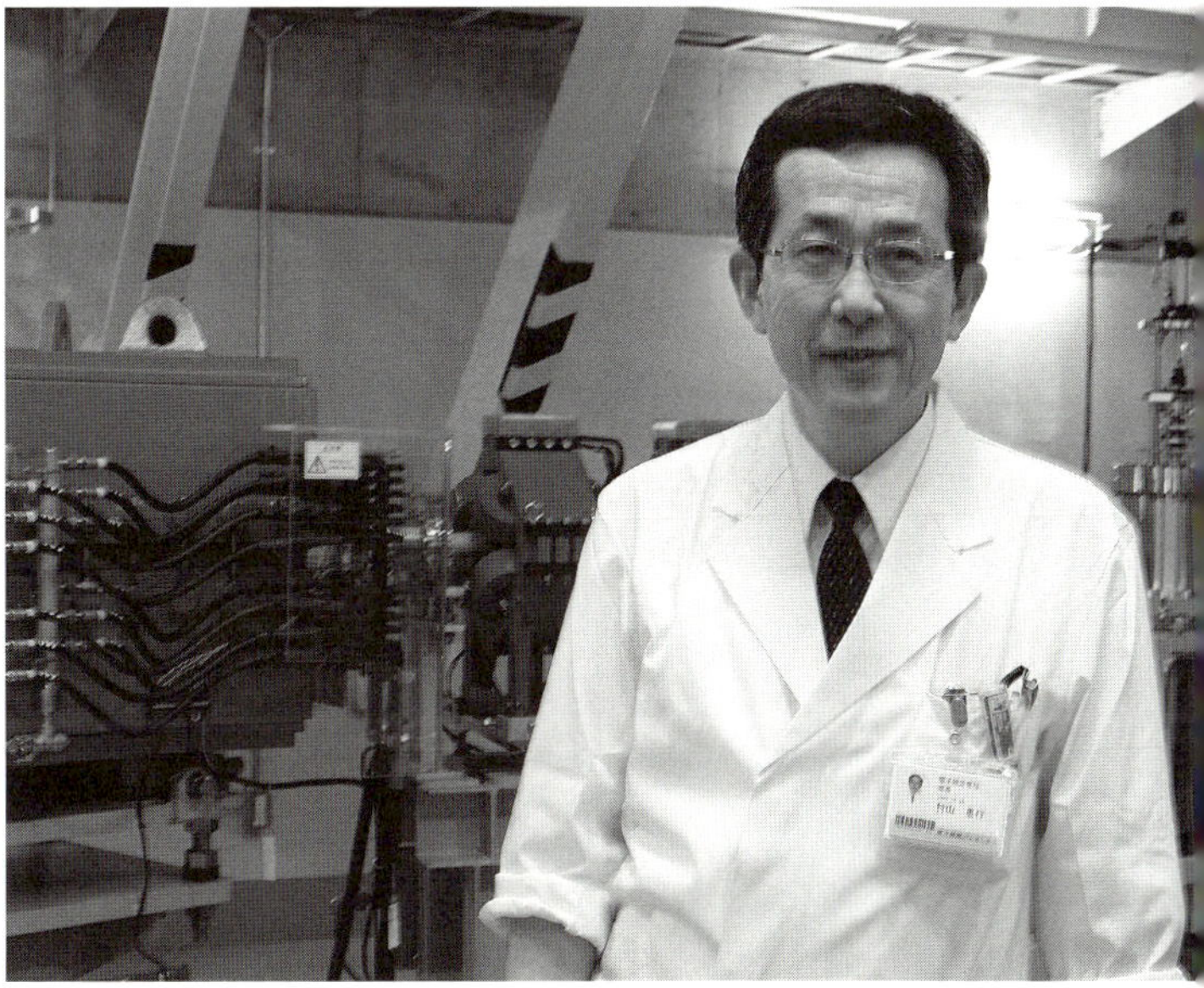

村山重行（むらやま・しげゆき）

1958年生まれ。東京大学理学部物理学科卒。大阪大学医学部卒。放射線医学総合研究所病院部、大阪大学医学部放射線医学教室、国立がんセンター中央病院放射線治療部を経て、2002年から現職。陽子線治療のスペシャリストとして活躍中。

薬物療法

男性ホルモンを抑えてがんを縮小させる
ホルモン療法（内分泌療法）

金沢大学附属病院
泌尿器科教授
並木幹夫（なみき・みきお）

飲み薬と注射剤の併用などでがんを縮小させるホルモン療法は進行がんなら第一に選ばれる治療法。経験豊富で薬の使い方に精通した並木幹夫先生に、この治療法のポイントについて教えていただいた。

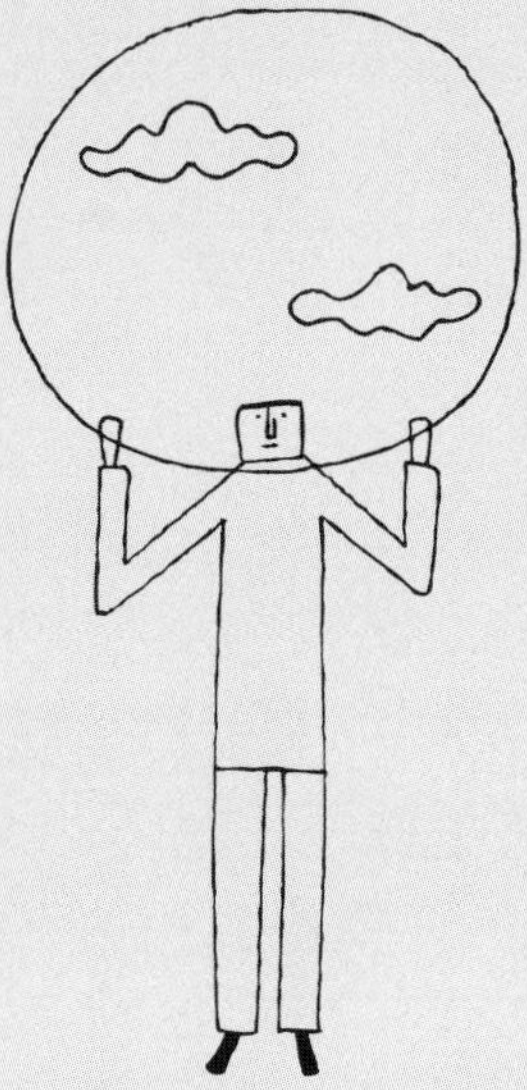

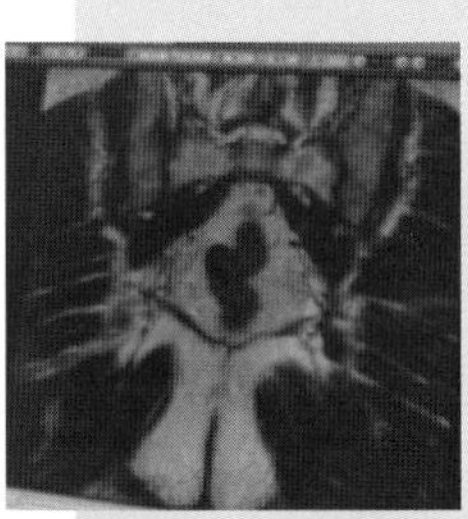

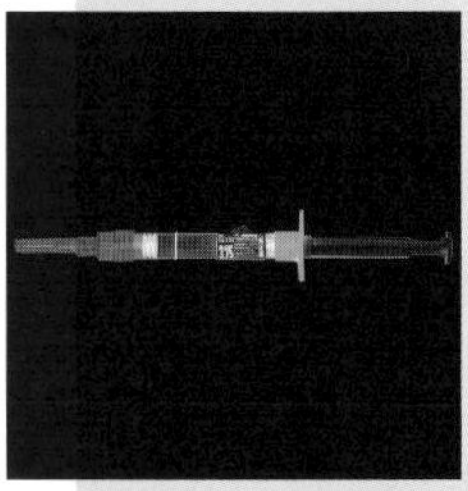

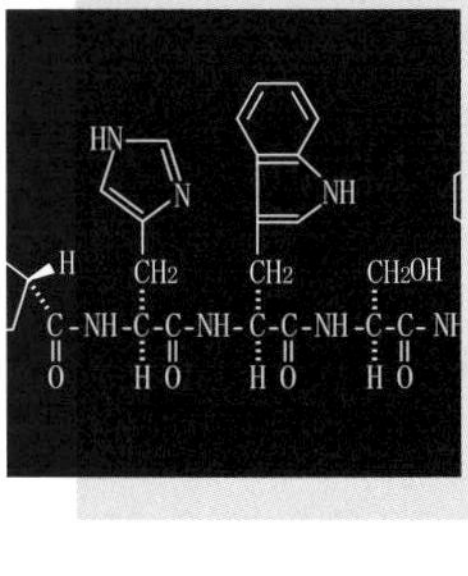

どんな治療法ですか？

がんの増殖に影響する男性ホルモンを抑制。進行がんには単独で用い、局所進行がんには手術療法や放射線療法と併用することもあります。

精巣と副腎から分泌される男性ホルモンをブロック

ホルモン療法は内分泌療法ともいいます。前立腺がんは男性ホルモンと関係が深く、男性ホルモンがたくさんあるほど増殖する性質があります。そこで、男性ホルモンの分泌やその作用を抑えて、前立腺がんを小さくしていくのがホルモン療法です。

がんを根治できるとは限りませんが、前立腺がんの進行は遅いので、とくに高齢者にはきわめて有効な治療法といえるでしょう。

男性ホルモンは主に精巣《せいそう》から分泌されていますが、一部は副腎《ふくじん》からも分泌されます。そこで、精巣からの男性ホルモンをブロックする薬と、副腎からの男性ホルモンをブロックする薬があります。それぞれ単独で使われることもありますが、両者を併用して治療するのが一般的です。

●精巣からの男性ホルモンをブロックするＬＨ-ＲＨアゴニスト

精巣からの男性ホルモンをブロックする方法として今いちばん多く使われているのは、ＬＨ-ＲＨアゴニスト（酢酸ゴセレリン／商品名ゾラデックス、酢酸リュープロレリン／商品名リュープリン）と呼ばれる注射剤です。ＬＨ-ＲＨとは性腺刺激ホルモン放出ホルモンのことです。

少し複雑な話になりますが、薬が効くメカニズムを説明しておきましょう。次ページの図を見てください。

精巣から分泌される男性ホルモンのテストステロンは、脳内にある下垂体から分泌されるＬＨ（性腺刺激ホルモン）によって分泌をコントロールされています。さらに、ＬＨ

●ホルモン療法の特徴

- ●がんを増殖させる**男性ホルモンを抑制**
- ●がんの進行を**抑え、縮小**させる
- ●主に**進行がん**に用いられる
- ●手術療法や放射線療法との**併用**で治療の効果を高める

扉写真・中央　提供：武田薬品工業株式会社（リュープリンの4週間持続型製剤、3.75mg）

●ホルモン薬が男性ホルモンを抑えるしくみ

●ＬＨ-ＲＨアゴニスト・抗アンドロゲン薬の働き

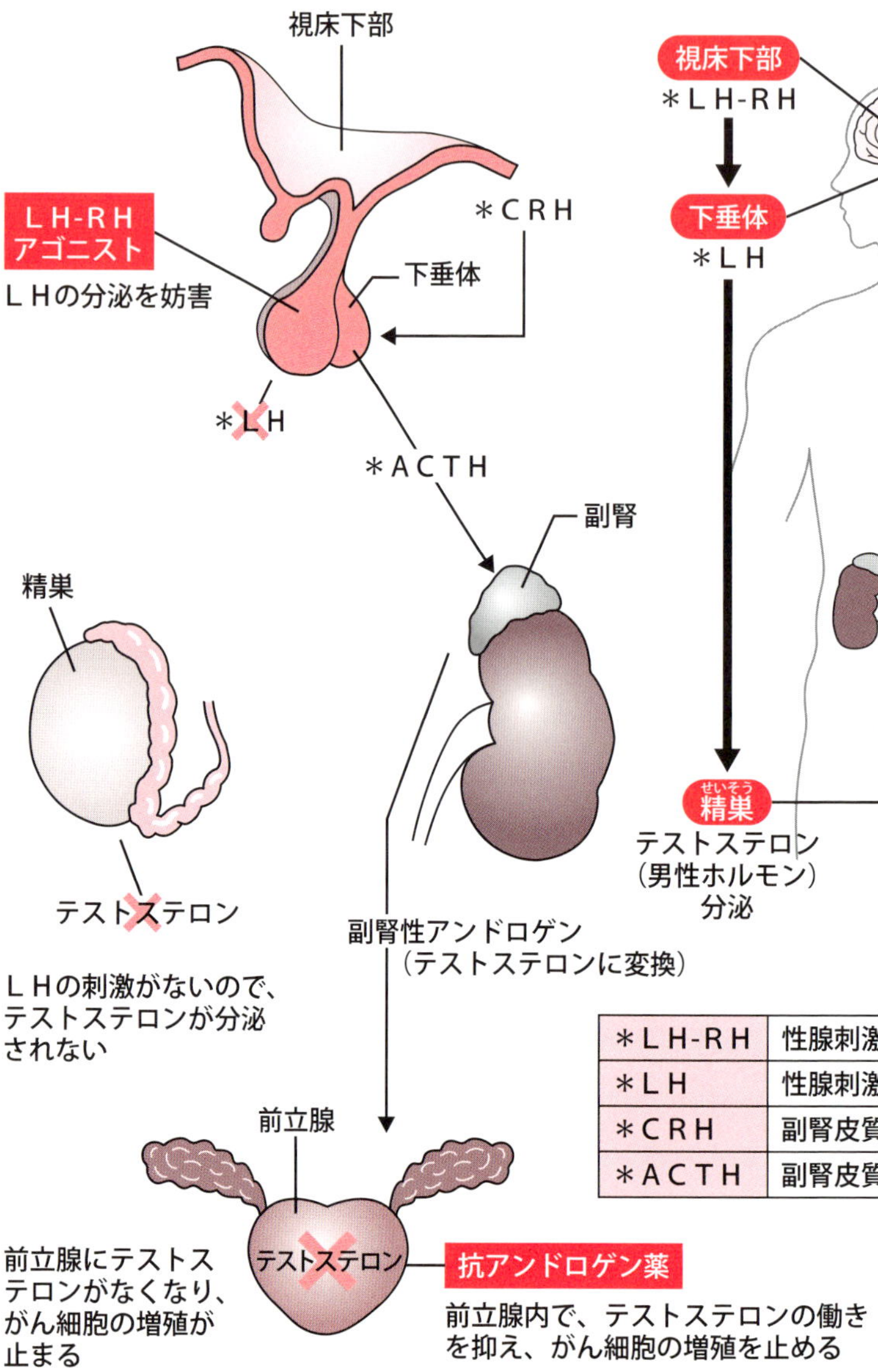

●男性ホルモン分泌のしくみ

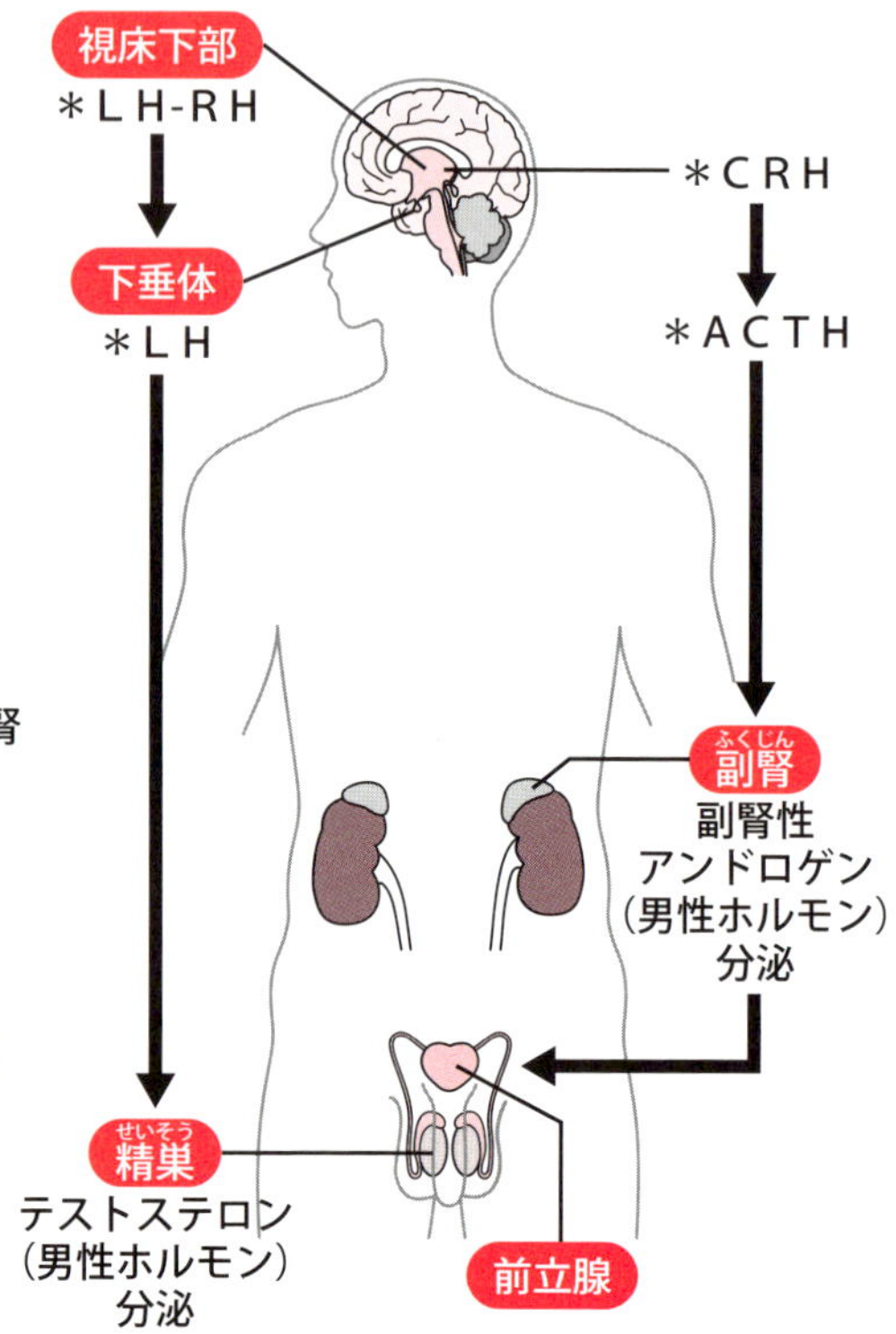

＊ＬＨ-ＲＨ	性腺刺激ホルモン放出ホルモン
＊ＬＨ	性腺刺激ホルモン
＊ＣＲＨ	副腎皮質刺激ホルモン放出ホルモン
＊ＡＣＴＨ	副腎皮質刺激ホルモン

は、脳内の視床下部から分泌されるLH-RH（性腺刺激ホルモン放出ホルモン）によって分泌をコントロールされています。LH-RH→LH→テストステロンという順番で分泌されていくわけです。

そこで、この流れのいちばん上流であるLH-RHが働かないようにしてしまおう、というのがLH-RHアゴニストという注射剤です。

●主なホルモン療法

LH-RHアゴニスト	皮下注射	• 下垂体に働きかけホルモン分泌を抑制 テストステロン分泌を強力に抑える 薬代が高い
抗アンドロゲン薬	飲み薬	• 副腎からの男性ホルモンが前立腺がんに作用しないようにする この薬だけでは効果が不十分な可能性がある
ステロイド系		• 下垂体からのLH分泌を阻害する働きももつ 主な副作用は性機能障害と女性化乳房
非ステロイド系		• 前立腺内の抑制作用のみ 主な副作用は肝機能障害と女性化乳房
CAB療法	皮下注射 ＋ 飲み薬	• LH-RHアゴニストと抗アンドロゲン薬を併用 ホルモン療法でもっとも多く行われている がんを抑える効果が単独での使用より高い
精巣摘除術	手術	• 男性ホルモンを分泌する精巣を取り除く １回だけの治療ですみ、治療費が安い 手術が必要 副作用は少ないが、性機能が失われる

アゴニストとは作用薬という意味ですが、わかりやすくいえば、〝そっくりの偽物〟です。LH-RHアゴニストは、LH-RHと似た構造の偽物で、下垂体にあるLHの受け皿である受容体と結びつきます。このため、本来結びつくはずのLH-RHがやってきても、結びつくことができません。結果として、LHは分泌されなくなるしくみです。

LH-RHの偽物を送り込んで、本物のLH-RHを働けないようにしてしまうのが、この注射剤です。注射剤になっているのは、飲み薬でとると、肝臓で薬としての働きを失ってしまう性質があるためです。

LH-RHアゴニストは、下腹部に打つ皮下注射です。月に1回注射を打つタイプと、3カ月に1回注射を打つタイプがあり、どちらも、効果や副作用に違いはありません。

精巣から分泌される男性ホルモンをブロックするにはもう一つ別の方法があります。精巣摘除術で、去勢術とも呼ばれます。男性ホルモンを分泌する精巣（睾丸《こうがん》）そのものを切り取ってしまう治療法で、30分程度の手術時間、数日の入院を要します。精巣を取るので、男性ホルモンは回復しません。

ＬＨ-ＲＨアゴニストの開発により、この治療法を受ける人は減りましたが、ホルモン薬を長期に使用することに比べれば経済的に安価なため、現在でも主として高齢の患者さんに、希望があれば行います。

◎副腎からの男性ホルモンをブロックする抗アンドロゲン薬

副腎から分泌される男性ホルモンをブロックするには、抗アンドロゲン薬を使います。アンドロゲンは男性ホルモンの総称です。

抗アンドロゲン薬は飲み薬で、副腎から分泌された男性ホルモンが、前立腺の内部でがん細胞に対して働くのを防ぐ作用をもっています。

抗アンドロゲン薬にはステロイド系のもの（酢酸クロルマジノン／商品名プロスタール）と、非ステロイド系のもの（ビカルタミド／商品名カソデックス、フルタミド／商品名オダインなど）があります。

ステロイド系のものは、副腎から分泌された男性ホルモンの働きを抑える作用のほかに、下垂体からのＬＨの分泌を妨げ、テストステロンの分泌を抑える効果があります。一方、非ステロイド系のものは、副腎から分泌された男性ホルモンのがん細胞への働きを防ぐ作用だけをもっています。

抗アンドロゲン薬の副作用には、ステロイド系では、性機能障害（勃《ぼっ》起《き》障害＝ＥＤ）と女性化乳房（乳房が女性のようにふくらむ）があり、非ステロイド系では肝機能障害と女性化乳房があります。

非ステロイド系のものは、男性ホルモンの分泌自体を抑制することはないので、性機能障害はおこりにくいと考えられています。このため、性機能を重視する場合は、非ステロ

●日本人はホルモン療法の効果が高い

ホルモン療法を受けたハワイ在住の日系人と白人を比較すると、日系人の生存率が高くなっている。

●全生存率

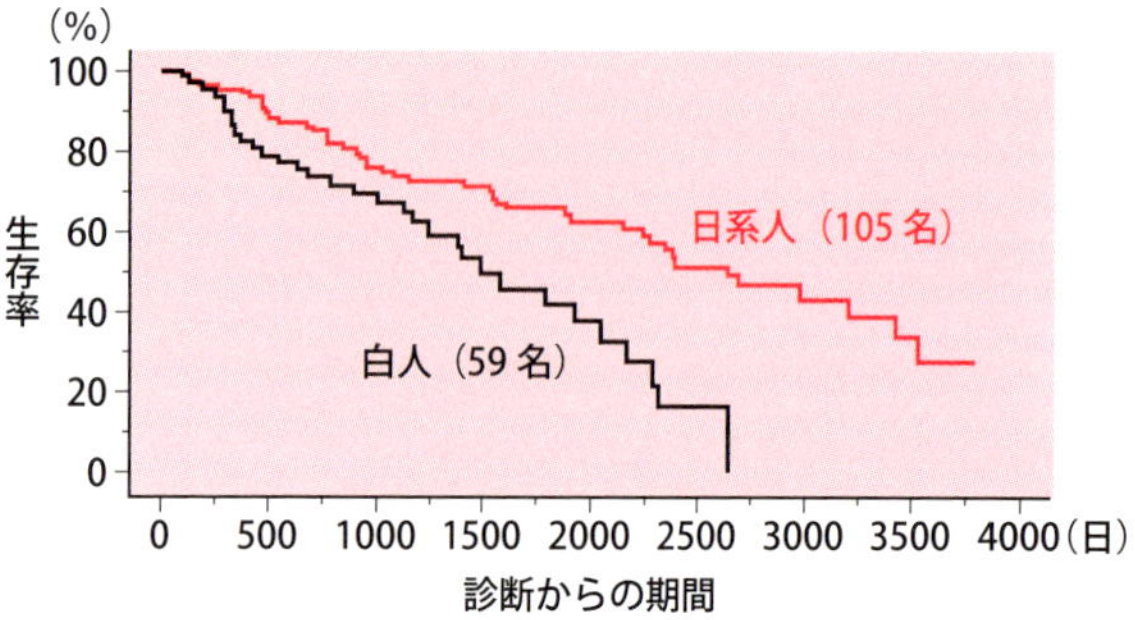

●前立腺がんによる死亡者数のみを除いた生存率

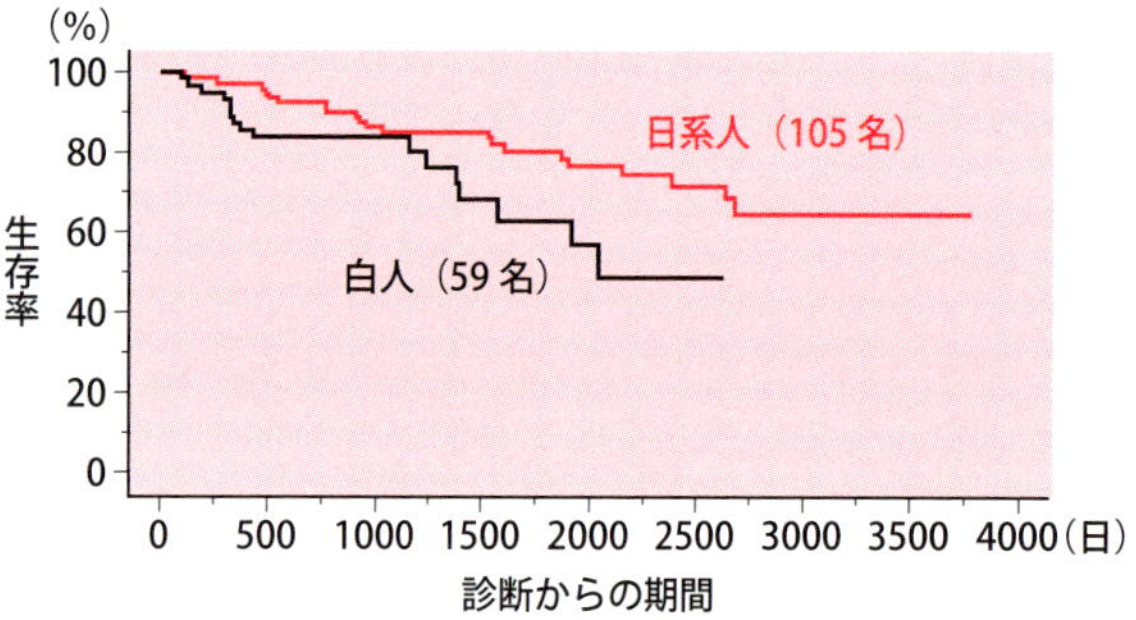

Fukagai et al.BJU Int,2006 より

イド系の抗アンドロゲン薬を単独で用いることもあります。

転移がんなら第一に選択 局所進行がんなら併用

ホルモン療法は転移（進行）がんの場合、第一に選択される治療法です。また、局所進行がんの場合は、手術療法や放射線療法と併用されることがよくあります。

手術療法や放射線療法のあとの治療（アジュバント療法）としてホルモン療法を行う場合と、手術療法や放射線療法の前の治療（ネオアジュバント療法）としてホルモン療法を行う場合があります。

限局がんでは、ホルモン療法は第一に勧められる治療法にはなっていません。欧米では限局がんに対してはホルモン療法を行わないのが一般的です。ところが、日本では限局がんでもホルモン療法をすることがめずらしくありません。

この理由の一つには、日本人が手術療法や放射線療法などの治療を好まないという国民性があります。また、日本人は欧米人に比べて、ホルモン療法の有効性が高いことも理由の一つです。

ハワイ在住の日系人と白人の間でホルモン療法の有効性を比較した試験では、全生存率でも、前立腺がんによる死亡者数のみを除いて出した生存率でも、白人より日系人のほうが高くなっています（前ページのグラフ参照）。

また、限局がんでホルモン療法単独治療をした日本人を10年間経過観察したところ、生存率は同年齢の前立腺がんにかかっていない日本人とほぼ一致したという報告もあります。

ホルモン療法のあとに前立腺全摘除術（手術療法）を行った患者さんの組織を調べると、その15・7％以上ではがん細胞が見つかりません。また、28・7％の患者さんでは、がん細胞の半分以上が死滅していました。これは、ホルモン療法をすると、前立腺がんの大半がアポトーシス（細胞死）をおこすためです。

このようなことを総合的に考えると、ホルモン療法は限局がんに対しても有効な治療法といえます。

私の勤務する金沢大学附属病院泌尿器科では、前立腺がんに対してさまざまな治療法を提供していますが、ホルモン療法については上の表のように位置づけています。

●金沢大学附属病院泌尿器科でのホルモン療法

病期	リスク分類（D'Amico）	ホルモン療法の適用	
限局がんまたは局所進行がん	低リスク	△	ホルモン療法を行う場合もある
	中リスク	△	
	高リスク	○	併用がよく行われる 手術療法＋ホルモン療法 放射線療法＋ホルモン療法
転移がん		○	第一に選択される

＊病期は20ページ、リスク分類は24ページ参照

治療の進め方は？

CAB療法から始め、その後は使用する薬の交換、治療を一時中断して再開するなど、いろいろな治療方法が試みられています。

通常は、単独療法より強力なCAB療法が第一選択

　ホルモン療法として、もっとも一般的に行われている治療法は、LH-RHアゴニストと抗アンドロゲン薬を併用する治療法です。これは、CAB（combined androgen blockade）療法と呼ばれ、二つの薬を組み合わせて用い、精巣と副腎から分泌される男性ホルモンの働きを両方とも抑えてしまおうというものです。

　精巣からのホルモンを抑える方法として、LH-RHアゴニストの代わりに、精巣摘除術を組み合わせる場合もあります。

　LH-RHアゴニストの単独療法と、抗アンドロゲン薬（ビカルタミド）を加えた併用療法の進行がんに対する治療効果を比べた試験では、併用療法のほうが前立腺がんの増殖を止める力が強いことがわかっています（次ページのグラフ）。

PSA値が0・2未満まで低下すれば効果あり

　低リスクまたは中リスクの患者さんがホルモン療法を希望する場合には、まずCAB療法を始めてみて、6カ月以内のPSA値（14ページ参照）の変化から治療効果を見極めます。それによって、継続するかどうかを判断します。

　PSA値が、0・2未満にまで下がれば、そのままホルモン療法を続けることができます。0・2未満に下がらない場合は、薬への反応が悪く、がんを抑えきれない確率が高いので、手術療法もしくは放射線療法を勧めます（146ページの図参照）。

　高リスクの患者さんの場合は、CAB療法を始めてみて、6カ月後にPSA値が0・2未満になり、かつ次の3条件のうち一つでも当てはまるものがあれば、手術療法や放射線療法などの根治をめざす治療を勧めます。

①グリソンスコアが6以下、②診断時のPSA値が20以下、③PSA値が0・2未満になるまでの期間が6カ月以内。

　根治をめざす積極的な治療を勧めるのは、万一、その治療を行ったあとに再発した場合でも、ホルモン療法を再び開始すれば効果が得られると期待できるからです。

３条件のうちどれも当てはまらない場合は、体に負担のある治療は勧められません。６カ月後のＰＳＡ値が０・２より高い場合も同様です（146ページの図参照）。

薬の効きが低下したら さまざまな工夫で効果を持続

ホルモン療法では、一定期間治療を続けると、効きが悪くなり、がん細胞の増殖を抑えきれなくなることがわかっています。そこで、ホルモン療法を行うにあたっては、いかに、効果を持続させるかに、さまざまな工夫がなされています。どのくらいの期間で効果がなくなってしまうかは、患者さんによって大きく差があり、数カ月の人もいれば、10年ほど持続する人もいます。

●進行がんに対する単独療法、併用療法の比較

前立腺の進行がんをＬＨ－ＲＨアゴニスト単独と、ＬＨ－ＲＨアゴニスト＋抗アンドロゲン薬（ビカルタミド）の併用で治療した結果を比較すると、併用療法のほうが治療効果が高く、がん細胞の増殖が抑えられているのがわかる。

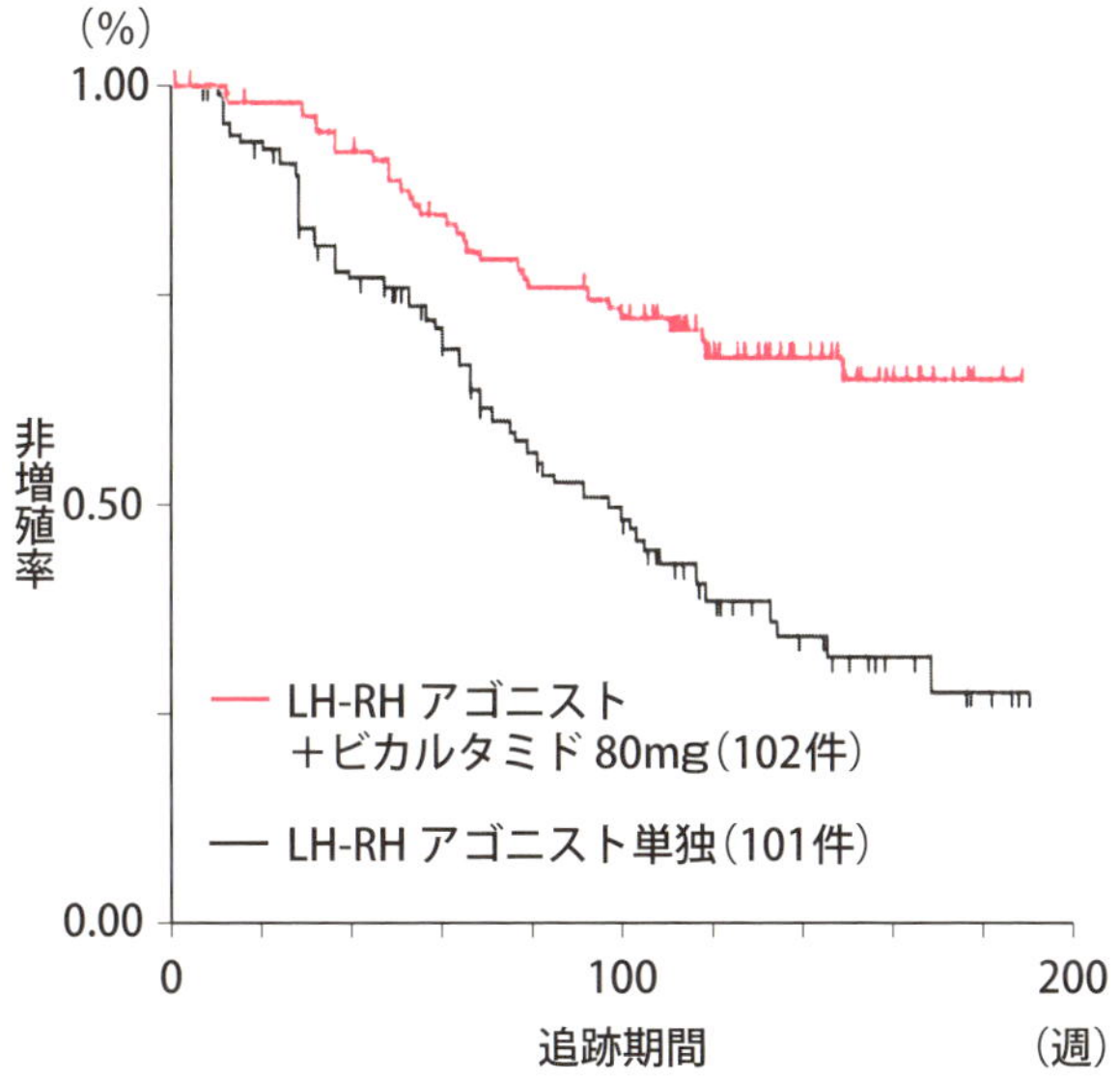

Usami M,et al.:Prostate Cancer Prostatic Dis10:194,2007 より改変引用

●抗アンドロゲン交替療法

ＰＳＡ値が高くなってがん細胞の増殖が疑われるときは、ＬＨ-ＲＨアゴニストはそのまま続け、抗アンドロゲン薬を別の薬に変えます。抗アンドロゲン薬には、大きく2種類（非ステロイド系とステロイド系）があり、違う種類に変えることで、再びＰＳＡ値を抑えることができます。

●女性ホルモン薬との併用療法

ただし、抗アンドロゲン薬を変えても、いずれ、その効果は薄れてきます。このような場合、抗アンドロゲン薬の代わりに女性ホルモン薬を使うことがあります。この場合も、ＬＨ-ＲＨアゴニストの注射は続けます。女性ホルモン薬は男性ホルモンの濃度を下げる働きがあります。

女性ホルモン薬を用いると、狭心症や心筋梗塞《こうそく》になりやすいという副作用が欧米では報告されていますが、日本人の調査結果では、必ずしもこの副作用の指摘は当たらないという結果が出ています。

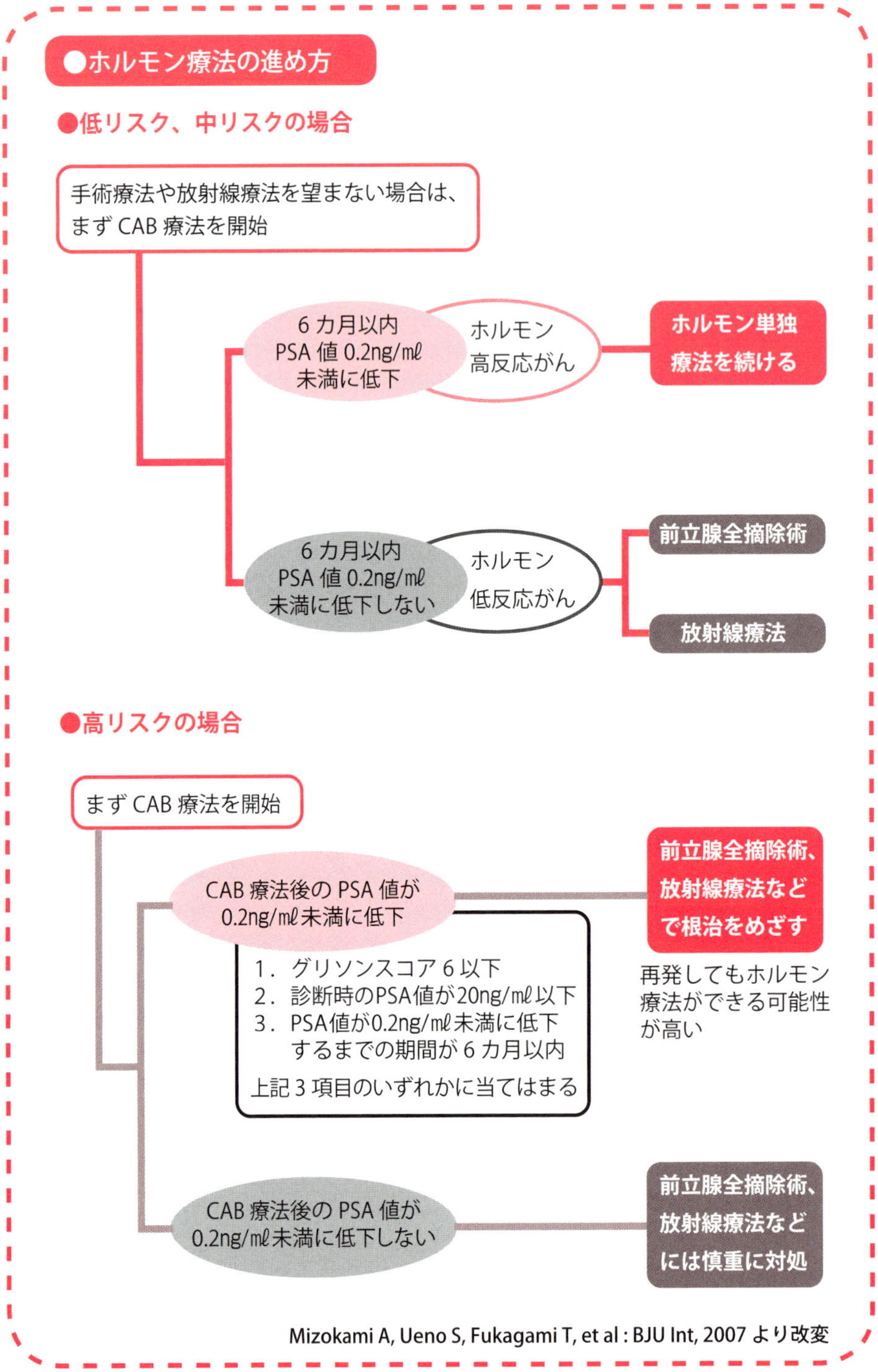

Mizokami A, Ueno S, Fukagami T, et al : BJU Int, 2007 より改変

●抗がん薬との併用や間欠療法

そのほか、ＬＨ－ＲＨアゴニストと抗がん薬との併用、ＬＨ－ＲＨアゴニストと副腎皮質ホルモン薬との併用などの方法がとられます。

また、できるだけホルモン療法の効果を延長させるために間欠療法という方法が試みられることもあります。ＰＳＡ値が一定の値まで低下したら、いったん完全にホルモン療法を中断し、その後ＰＳＡ値がある値を超えたら再開するという方法です。

●リスク別に治療成績をみる

ホルモン療法の効果はリスク別にみても高い。手術療法や放射線療法を望まない人に対して、まずホルモン療法を開始するのも一つの治療手段といえる。

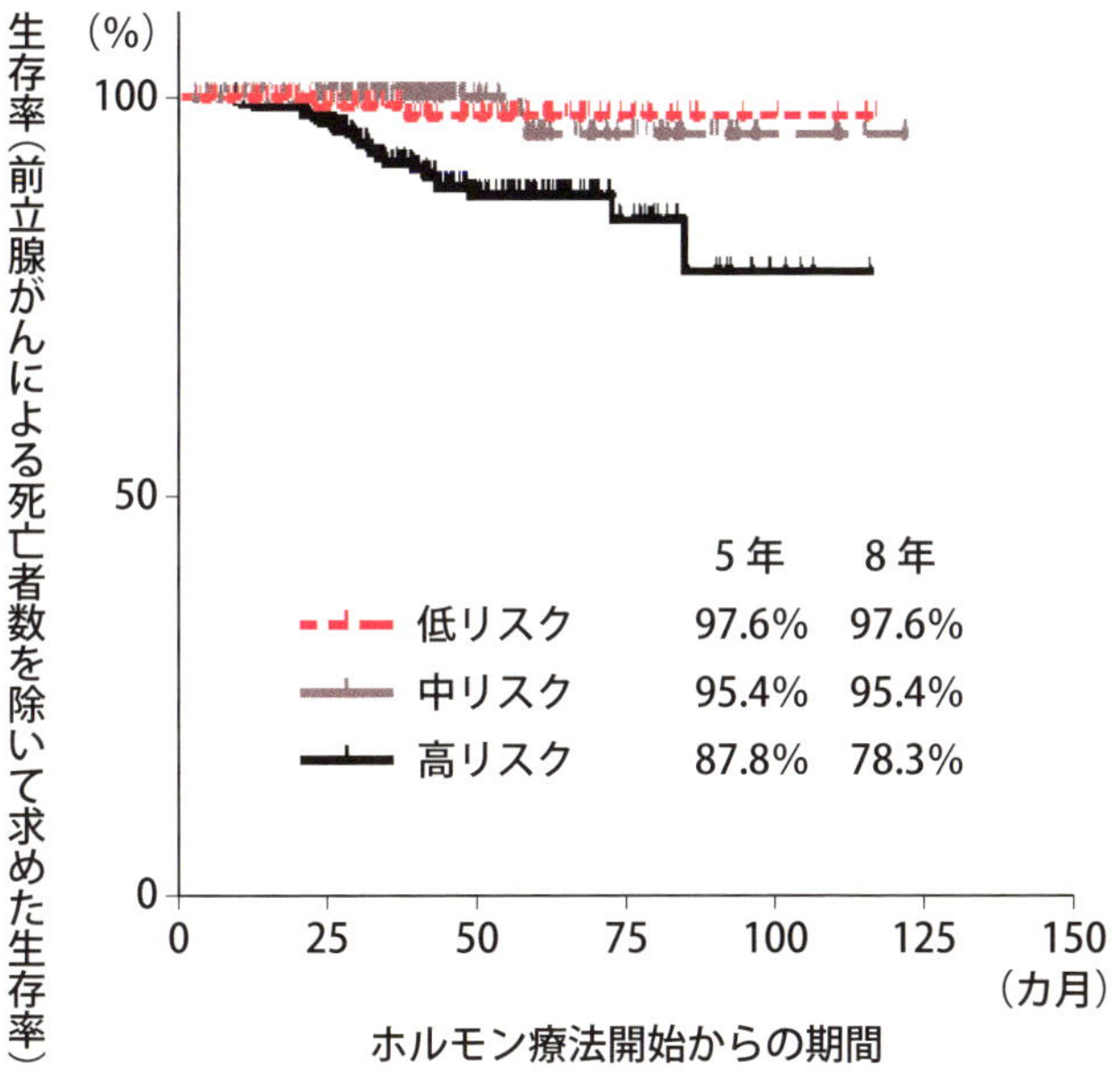

Ueno S, Namiki M, et al : Int J Urol, 2006 より改変

治療後の経過は？

低リスク、中リスクなら高い生存率。高リスクでも、5年生存率は87・8%になります。ただし、性機能障害は避けられません。

骨粗しょう症予防にはビスホスホネート製剤が有効

ホルモン療法を単独で行った場合のリスク分類別の治療効果を示したのが上のグラフです。低リスクでは5年と8年の生存率が同じで97・6%、中リスクでも5年と8年の生存率が同じで95・4%と良好な成績です。高リスクは5年生存率が87・8%、8年生存率が78・3%と少し落ちます。なお、このグラフでは、病期を除外して、ＰＳＡ値とグリソンスコアだけでリスクを分類しています。

ホルモン療法の副作用についてまとめたのが次ページの図です。ホルモン療法を行うと、ほとんどの場合、性機能障害は避けられません。性機能障害を避けるためには、非ステロイド系の抗アンドロゲン薬を単独で使う方法がありますが、第一に選ぶべき治療法ではありません。

ホルモン療法では、メタボリックシンドロームになりやすいとも考えられています。内臓脂肪が蓄積しや

●ホルモン療法の副作用

男性ホルモン（アンドロゲン）が低下すると、体の各部に機能低下がみられるようになる。ホルモン療法を行う場合は、予防や治療に配慮が必要。

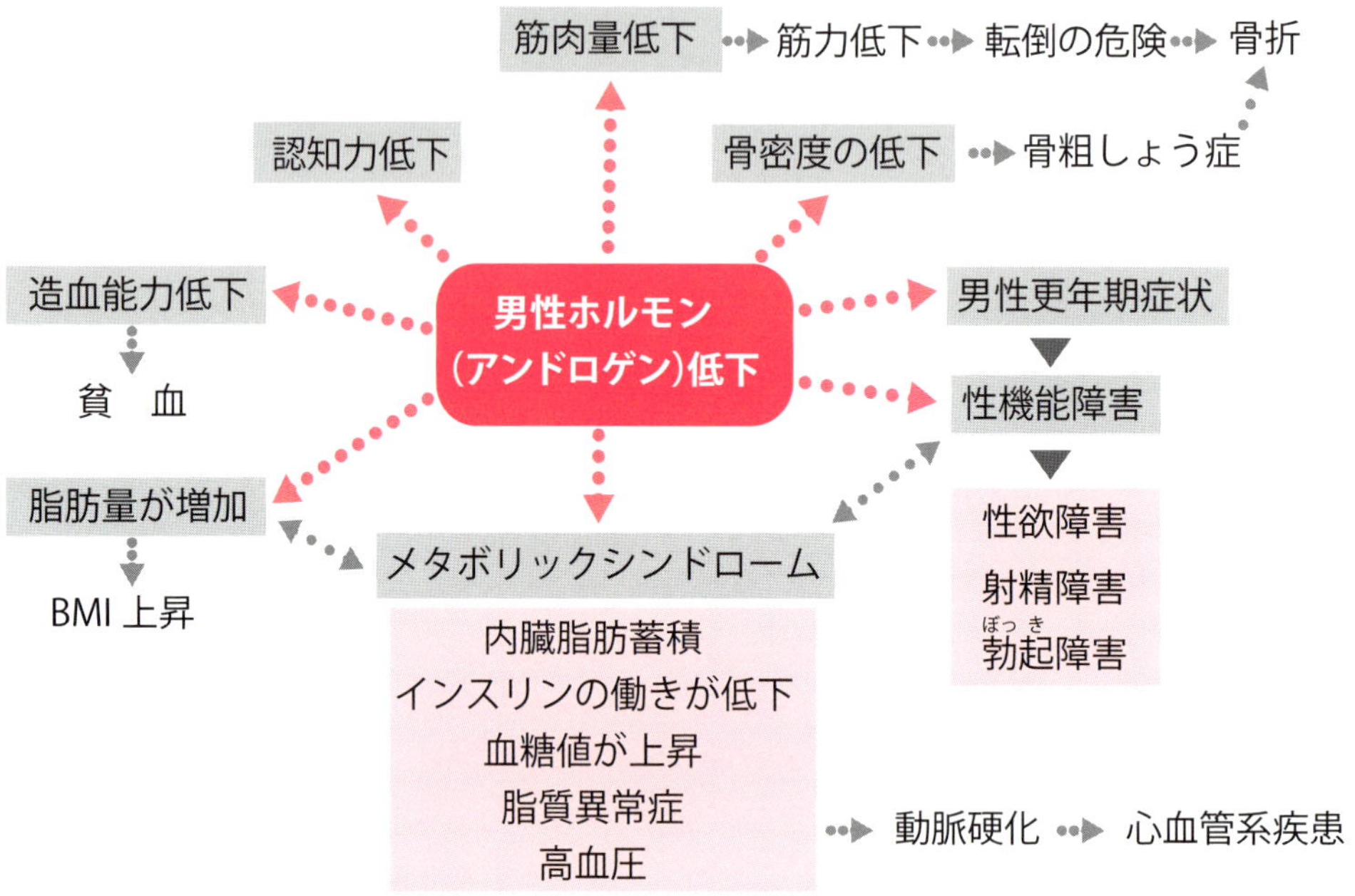

すく、糖尿病や脂質代謝異常、高血圧といった病気に注意が必要です。また、これらの病気になると、動脈硬化をおこしやすく、狭心症や心筋梗塞など、心血管系の疾患にも注意しなければなりません。

また、ホルモン療法を続けていると、骨密度が低下しやすく、骨粗しょう症にならないように注意することが大切です。ホルモン療法では、1年に数%ずつ骨密度が低下していきます。高齢者が骨粗しょう症になると、ちょっと転んだだけで骨折してしまう危険があります。

そこで、ホルモン療法を長期に続ける場合は、骨密度を定期的に測定し、適度な運動をするとともに、カルシウムやビタミンDをとるように心がけることが大切です。

また、骨粗しょう症の予防には、ビスホスホネート製剤と呼ばれる薬が有効です。骨密度が一定レベル以下の場合には、ビスホスホネート製剤を使って骨粗しょう症を予防しています。

また、ビスホスホネート製剤に

は、がんの骨転移に伴う痛みや、骨折に伴う痛みを軽くする働きもあります。

さらに、ビスホスホネート製剤の一種のゾレドロン酸水和物（商品名ゾメタ）という点滴剤には、抗腫瘍《しゅよう》作用もあると考えられています。そこで、前立腺がんで骨転移のある患者さんには、この薬を使っています。ただし、この薬は副作用も強いので、慎重に使わなければなりません。

このほか、ホルモン療法の副作用として貧血にも注意する必要があります。

また、薬によっては、ほてり（ホットフラッシュ）もしばしばみられる副作用です。

薬の価格はやや高めで自己負担は月額2万円超

ホルモン療法で使う薬は健康保険が適用されます。ただし、薬の価格はやや高めです。LH-RHアゴニストの注射剤は、月1回の注射が4～5万円、3カ月に1回の場合は、1回当たり7～8万円です。抗アンドロゲン薬も合わせると、1カ月の薬代は7万円を超え、健康保険が3割負担の場合は2万円超程度の自己負担となります。抗アンドロゲン薬にはジェネリックもあるので、それを使うと少し薬代が安くなります。

抗がん薬などに比べると安いのですが、長期に使うとなると、負担を感じる場合もあるでしょう。経済性を優先する場合は、LH-RHアゴニストの注射を打つ代わりに、精巣摘除術を受けるのも一つの考え方です。手術費用や入院費用が一時的にかかりますが、長期的にみれば経済性のある治療法です。

●ホルモン療法の基本情報

外来受診――月1回、または
3カ月に1回皮下注射
――飲み薬の処方

LH－RHアゴニスト注射剤――
1カ月1回につき約4～5万円
抗アンドロゲン薬――
1カ月につき薬1～3万円
（健康保険適用）

金沢大学附属病院の場合

●ホルモン療法を始める前のチェックポイント

●骨密度低下の予防のために

- □骨密度測定
- □身長測定
- □高リスクチェック
  - ・6カ月以上のホルモン療法
  - ・骨折したことがある
  - ・家族に骨粗しょう症の人がいる
  - ・BMI値が低い
  - ・ビタミンD値が低い
  - ・喫煙　・飲酒　・ステロイド薬使用

赤倉功一郎：泌尿器外科 22:735,2009、骨粗鬆症の予防と治療ガイドライン2006を参考に作成

●血糖値・脂質異常の予防のために

- □血液検査
  - ・脂質値、血糖値の異常をチェック
- □高リスクチェック
  - ・脳梗塞《こうそく》、冠動脈疾患をおこしたことはないか
  - ・家族に脳梗塞、冠動脈疾患の人はいないか
  - ・口の渇き、多飲、多尿、疲れやすいなどの症状はないか
  - ・糖尿病　・脂質異常　・高血圧
  - ・肥満　・喫煙

糖尿病治療ガイド2008-2009、動脈硬化性疾患予防ガイドライン2007を参考に作成

並木幹夫

（なみき・みきお）
金沢大学附属病院
泌尿器科教授

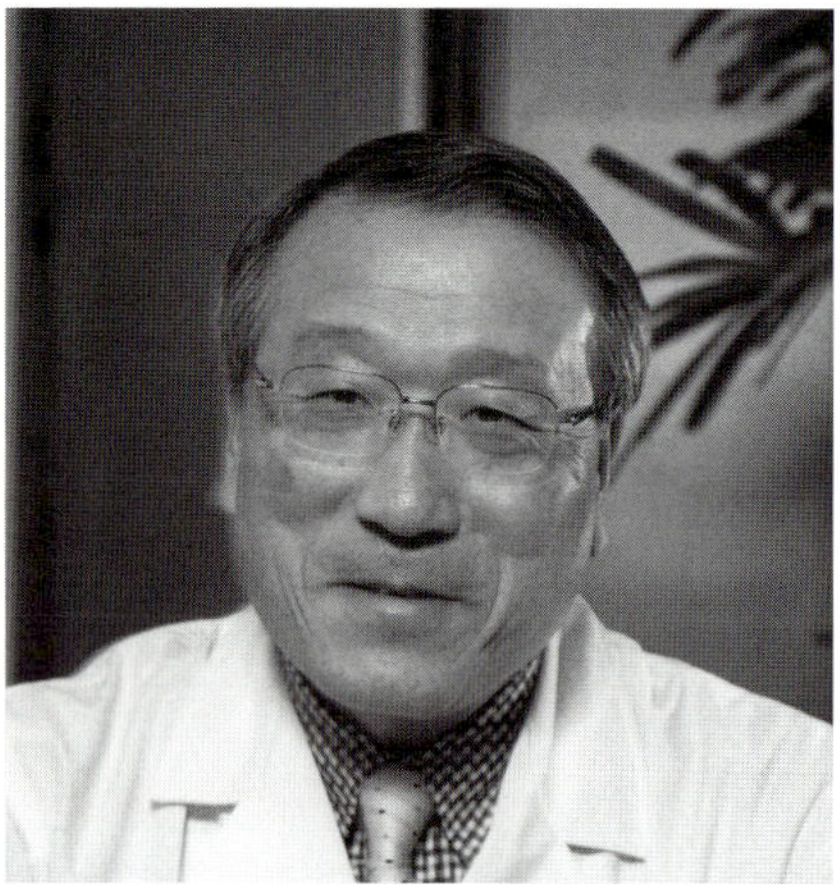

父親の前立腺がんをみずから手術。ホルモン療法を加えて快癒し、この療法の重要性を実感。

並木先生は子どものころ腎臓を患ったことがあり、医師を志すきっかけの一つになりました。

「泌尿器科を選んだのも、腎移植に興味をもったからです」

博士号取得のときにホルモンについて研究したこともあり、並木先生は前立腺がんのホルモン療法には若いころから関心をもっていたそうです。

しかし、ホルモン療法の効果を本当の意味で実感したのは、父親が前立腺がんになったことが契機となりました。１９９１年、並木先生はみずから父親の前立腺がんの手術を手がけることになります。

「当時、前立腺がんの手術はまだ歴史が浅く、ほかの方に頼むのも申し訳ないので、自分でリスクを引き受けるしかないと思ったのです。父のがんは前立腺の被膜外まで浸潤《しんじゅん》していて、悪性度もそこそこ高いがんでした。叔父が病理医で、手術に追加してホルモン療法を行うべきだと強く主張したこともあり、術後に女性ホルモン薬での治療を5年間行いました。むくみなどの副作用も出たのですが、91歳の今も元気です。ホルモン療法をうまく使うことが患者さんのためになることを実感したできごとでした。その後、新しい薬も登場し、また多くの患者さんを治療するなかで、ホルモン療法の重要性について、確信を深めています」

一方、父親の手術の前年に前立腺がんを治療した患者さんで、もう一人、並木先生には忘れられない人がいるといいます。

「この患者さんには大変申し訳ないことだったのですが、尿道と膀胱《ぼうこう》をつなぐのがうまくいかず、尿がもれる状態になってしまったのです。仕方なく腸で膀胱を代用する尿路変更術をして、おなかから排尿するしくみにしましたが、ＱＯＬ（生活の質）は落ちてしまいました。いつも患者さんにはおわびしているのですが、この方は『よく治してくれた』といってくださって、手術から20年経過した今もお便りをいただきます。この方もかなり進行したがんだったので、手術療法とホルモン療法を併用して根治できたわけですが、自分としては苦い思い出です」

ホルモン療法では、今年から前立腺内の男性ホルモンを減らす働きのある薬が2薬、臨床試験に入ります。新しい薬の臨床試験結果がよいものであれば、ホルモン療法の新しい展開につながる可能性もあります。

また、放射線療法後にホルモン療法を行うアジュバント療法についても、臨床試験が行われています。

「局所進行がんは、私の父の例でもわかりますが、上手に治療すれば治るがんです。ところが、治療が不十分だと、転移をおこして治らなくなってしまう。アジュバント療法については、これまで十分なデータがなかったので、今度の臨床試験は重要ですね」

金沢大学附属病院泌尿器科では、ホルモン療法以外にもたくさんの治療法を用意しています。開腹手術、ミニマム創内視鏡下手術、ロボット支援手術、放射線外照射、小線源療法など幅広い選択肢があります。

「リスク分類別の標準治療はこうなっていますという話はもちろんしますが、どの治療法についても説明していきます。患者さんの身になって、患者さんが選べるように、公平な立場から伝えていくことが大切です。大学病院は恵まれていて、手術がうまい医師もいれば、放射線療法が得意な医師もいる。どの治療法を選んでも、安心して治療を受けていただけると思います」

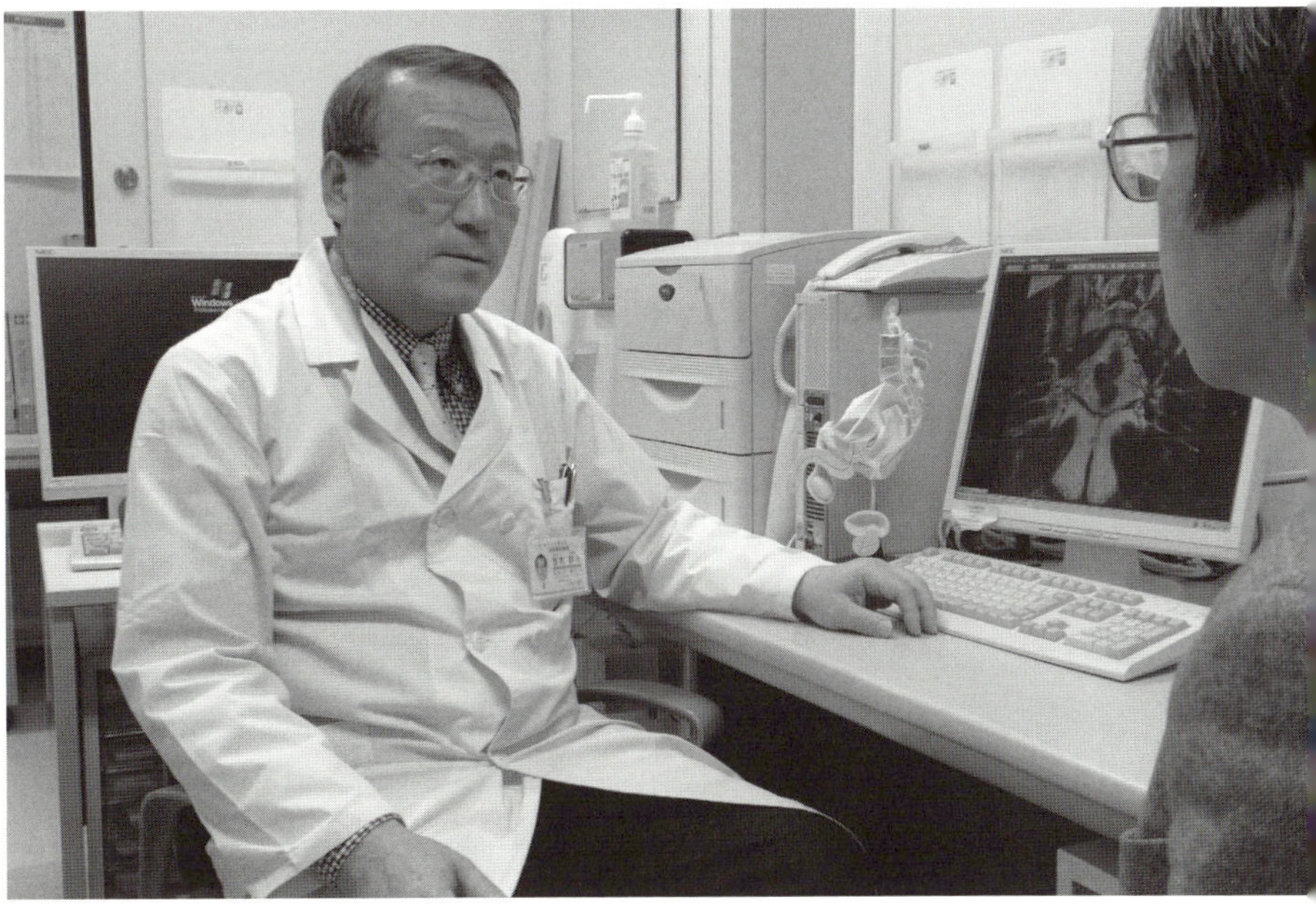

並木幹夫（なみき・みきお）

1950年神奈川県生まれ。大阪大学医学部卒。国立大阪病院などを経て、1995年から現職。2008年金沢大学附属病院副院長。日本アンドロロジー学会理事長。

薬物療法

抗がん薬を用いて転移がんに対応する

化学療法

東邦大学医療センター佐倉病院
泌尿器科教授

鈴木啓悦（すずき・ひろよし）

ホルモン療法の効果が薄れてきたときに次の手段として選択できる化学療法。副作用を抑えて、ＱＯＬ（生活の質）に配慮するのが治療のポイントとなる。化学療法に取り組む鈴木啓悦先生に前立腺がんの治療の進め方をうかがった。

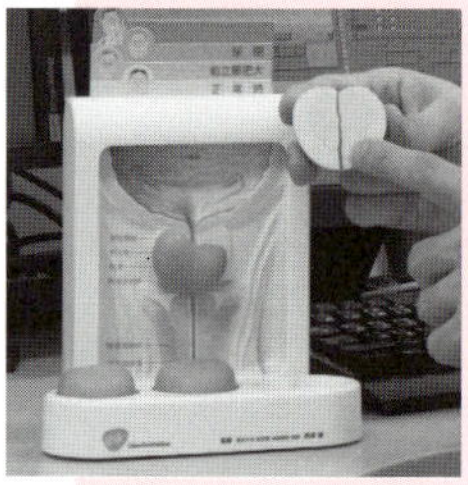

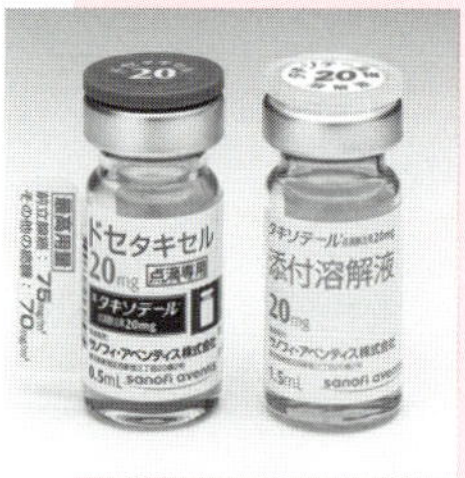

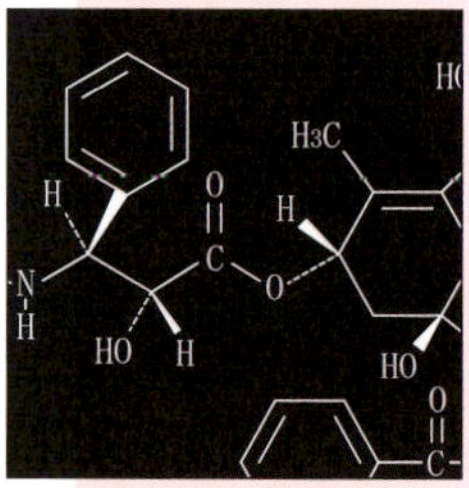

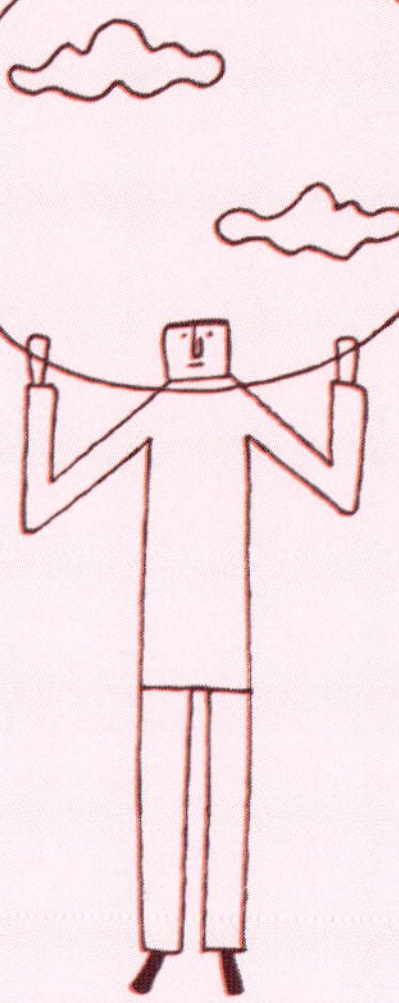

どんな治療法ですか？

抗がん薬を使って、がんの増殖や痛みを抑えます。ＱＯＬ（生活の質）を高めながら、がんと上手につきあっていく治療法です。

がん細胞の分裂を止めるドセタキセルが有効

　前立腺がんの化学療法は、精巣腫《せいそうしゅ》瘍《よう》や膀胱《ぼうこう》がんの治療と違って、根治をめざすものではありません。抗がん薬を使いながら、がんの増殖や痛みを抑え、がんと上手につきあっていく治療法です。

　化学療法の対象となるのは、転移（進行）がんの患者さんで、ホルモン療法を続けた結果、薬の効き目が悪くなってきた場合です。限局がんや、局所進行がんの患者さんは対象にはなりません。また、転移（進行）がんであっても、初めから化学療法を行うことはありません。ホルモン療法だけで十分対応できる場合もあるので、最初にホルモン療法を試してみることが大切です（138ページ参照）。

　前立腺がんの化学療法に使う抗がん薬はドセタキセル（商品名タキソテール）という点滴用の薬で、日本では２００８年に前立腺がんに対して健康保険が適用されました。

　ドセタキセルは微小管阻害薬とも呼ばれています。細胞の分裂には細胞中にある微小管というたんぱく質がかかわっていますが、ドセタキセルはこの微小管の働きをじゃまする性質をもつ薬です。ドセタキセルによってがん細胞は分裂できなくなり、死滅します。

　また、ドセタキセルはアンドロゲン受容体の働きを抑える力もあるとされています。アンドロゲンは男性ホルモンの総称で、男性ホルモンであるテストステロンは、細胞の男性ホルモンの受け皿であるアンドロゲン受容体を介して作用するしくみになっていますが、その働きを抑えて

●化学療法の特徴

- ●抗がん薬を使用して がんの増殖を抑える
- ●対象は 転移（進行）がん
- ●ホルモン療法で薬の 効果がなくなったとき に用いる
- ●QOL（生活の質）を保つ 副作用対策 が必要

●ホルモン療法から抗がん薬までの治療の経過―転移（進行）がんの場合

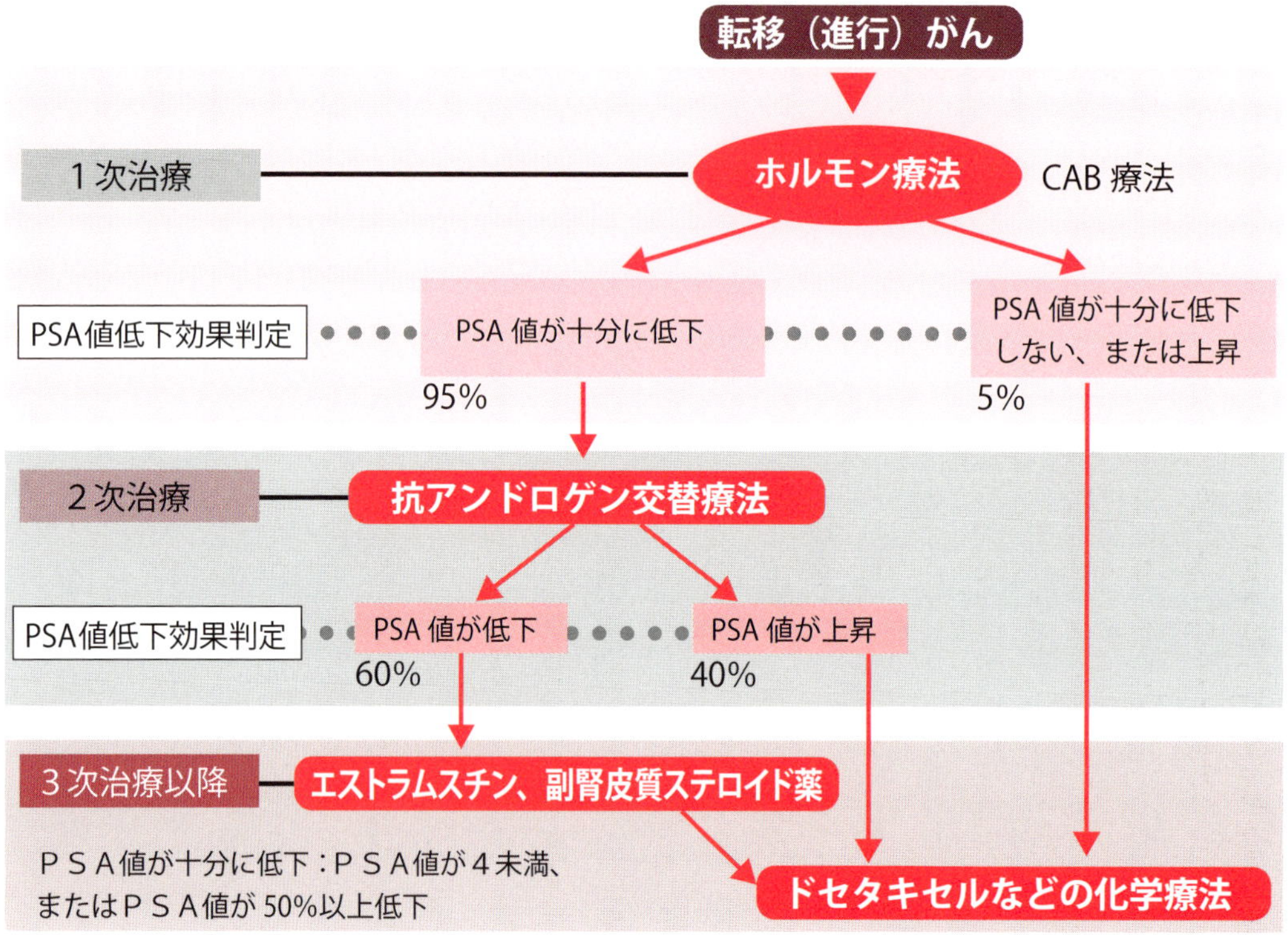

東邦大学医療センター佐倉病院泌尿器科資料より一部改変

しまうのです。前立腺がんは男性ホルモンで増殖する性質があり、ドセタキセルはこの経路も抑えることで、より効果を高めているのです。

さらにドセタキセルには骨転移によっておこる疼痛《とうつう》をやわらげる働きもあると考えられています。

ドセタキセルは抗がん薬のなかでは副作用の少ない薬ですが、手足のしびれやむくみ（浮《ふ》腫《しゅ》）などがみられるため、この副作用対策として、副腎《ふくじん》皮質ステロイド薬のプレドニゾロン（商品名プレドニゾロン、プレドニンなど）、あるいはデキサメタゾン（商品名デカドロンなど）を併用するのが一般的です。

ホルモン療法のあとに化学療法を始める

化学療法に入るタイミングを説明したものが、上の図です。転移（進行）がんでも、いきなり化学療法に入ることはありません。まずホルモン療法から始めます。

ホルモン療法を行っても、薬が効

かなかったり、最初は効いていたのに、使っているうちにだんだん薬が効かなくなったりすることがあります。薬の効果はＰＳＡ値（14ページ参照）で判断します。ＰＳＡ値が十分に下がれば効果ありと判断しますが、十分に下がらなかったり、逆に上がったりした場合は効果なしと判断します。

ホルモン療法で一般的な治療は、ＬＨ–ＲＨアゴニスト（酢酸ゴセレリン／商品名ゾラデックス、酢酸リュープロレリン／商品名リュープリン）と、抗アンドロゲン薬（ビカルタミド／商品名カソデックス、フルタミド／商品名オダインなど）を併用するＣＡＢ療法です。ＬＨ–ＲＨアゴニストの代わりに精巣摘除術を行う場合もあります。

ＣＡＢ療法でＰＳＡ値が十分に下がった場合は、そのまま治療を続けます。多くの人がＣＡＢ療法でＰＳＡ値が十分に下がるので、すぐにドセタキセルで治療を始めることにはなりません。

ただし、少数の患者さんでＰＳＡ値が十分に下がらなかったり、上がったりすることもあり、その場合はドセタキセルによる治療を始めます。

一方、ＰＳＡ値がある程度下がった場合は、そのままＣＡＢ療法を継続しますが、２、３年たって効果が落ちてきた場合は、抗アンドロゲン薬の種類を変えます。これを抗アンドロゲン交替療法といいます。

抗アンドロゲン薬を変えてもＰＳＡ値が上がる場合は、ドセタキセルによる治療を開始するか、もしくは女性ホルモン薬と抗がん薬の作用をあわせもったエストラムスチン（商品名エストラサイトなど）や、副腎皮質ステロイド薬などによる治療に切り替えます。

抗アンドロゲン薬を変えてＰＳＡ値が下がった場合は、そのまま治療を続けますが、薬が効かなくなってきたら、エストラムスチンや副腎皮質ステロイド薬などによる治療に切り替えます。この治療が奏効しない場合も、ドセタキセルによる治療を始めるタイミングとなります。

現在のところ、ドセタキセルを使った化学療法は最後の手段と考えられているので、ホルモン療法である程度効果があればなるべく続けるようにし、どうしてもがんの進行が止められないと判断した場合に、ドセタキセルを使った化学療法に踏み切るという流れになっています。

●ドセタキセル使用の対象となるのは

1　前立腺がんの診断が確定し、転移（進行）がんの場合
2　1次治療としてLH–RHアゴニストと抗アンドロゲン薬の併用療法（CAB療法）を行い、定期的にPSA値による経過観察をして、かつ次の条件を満たす場合 ①1次治療中にPSA再発をおこし、抗アンドロゲン薬を一定期間休止してPSA値の経過観察（抗アンドロゲン薬をいったん休止すると、PSA値が下がる場合がある） ②抗アンドロゲン薬を休止後、別の抗アンドロゲン薬に変更（抗アンドロゲン交替療法） ③交替療法開始後、原則として少なくとも3カ月以上のＰＳＡ値の経過観察

治療の進め方は？

治療開始のタイミングにも、指標があります。ドセタキセルの副作用を抑えるため、薬の分量を減らし、投与間隔をあける工夫をしています。

ベストのタイミングで治療を始めることが大切

ドセタキセルによる治療開始は、慎重を期す必要があります。

●ドセタキセル使用の留意事項

- 患者の治療の状況は？
- 始めるタイミングは？
- どのような内容で？
- 分量と間隔は？
- 併用薬を使用するか？
- いつまで続けるか？
- ドセタキセル治療後はどうするか？

ドセタキセルによる治療でＰＳＡ値が30％以上下がった人は、明らかに予後がよいことがわかっています。左ページの上図は私が以前勤務していた千葉大学医学部附属病院でのデータです。横軸が生存期間、縦軸が生存率を示しています。ＰＳＡ値が30％以上下がった人のほうが、長く生存できていることがわかります。

さらに詳しく調べてみると、ＰＳＡ値が30％以上下がる人は、ある特徴をもっていることがわかりました。それには左ページの表に示す四つの条件が関係しています。

この条件からリスク分類をすると、４条件のうちどれか一つでも当てはまるようになったら、そのタイミングでドセタキセルによる治療を始めれば、ＰＳＡ値が30％以上低下する確率が高いと考えられます。

もちろん、４条件がみられないうちからドセタキセルによる治療を始めてもいいのですが、ドセタキセルによる治療が最終手段であることを考えると、踏み切るタイミングはなかなか難しいものがあるといえるでしょう。

治療開始は早すぎても遅すぎてもよくないのです。ベストのタイミングで治療を始めるためには、血液検査や骨シンチグラフィ（21ページ参照）などで、病状をしっかり把握しておくことが大切です。

薬の分量や投与間隔を日本人に合わせる工夫

ドセタキセルの分量と投与間隔は、細かく決められていて、体表面積１㎡当たり１回70～75㎎の量を１時間以上かけて点滴することになっています。正式には体表面積ということですが、体重によって量が変わると考えれば、大きくは違いません。体重の重い人は薬の量がそれだけ増え、体重の軽い人は、それだけ少なくなるということです。

1回点滴したあとは3週間の間をあけて、再び70～75㎎／㎡の量を1時間以上かけて点滴するしくみです。この間、プレドニゾロン、あるいはデキサメタゾンといった副腎皮質ステロイド薬を併用することになっています。プレドニゾロン、デキサメタゾンはいずれも飲み薬です。

ドセタキセルは1回75㎎／㎡が標準の量として定められていますが、実はこれは欧米の基準に合わせたもので、日本人の場合はもう少し減ら

●ドセタキセル使用効果による生存率

ドセタキセル使用によりＰＳＡ値が 30%以上下がった人の生存率が高い。

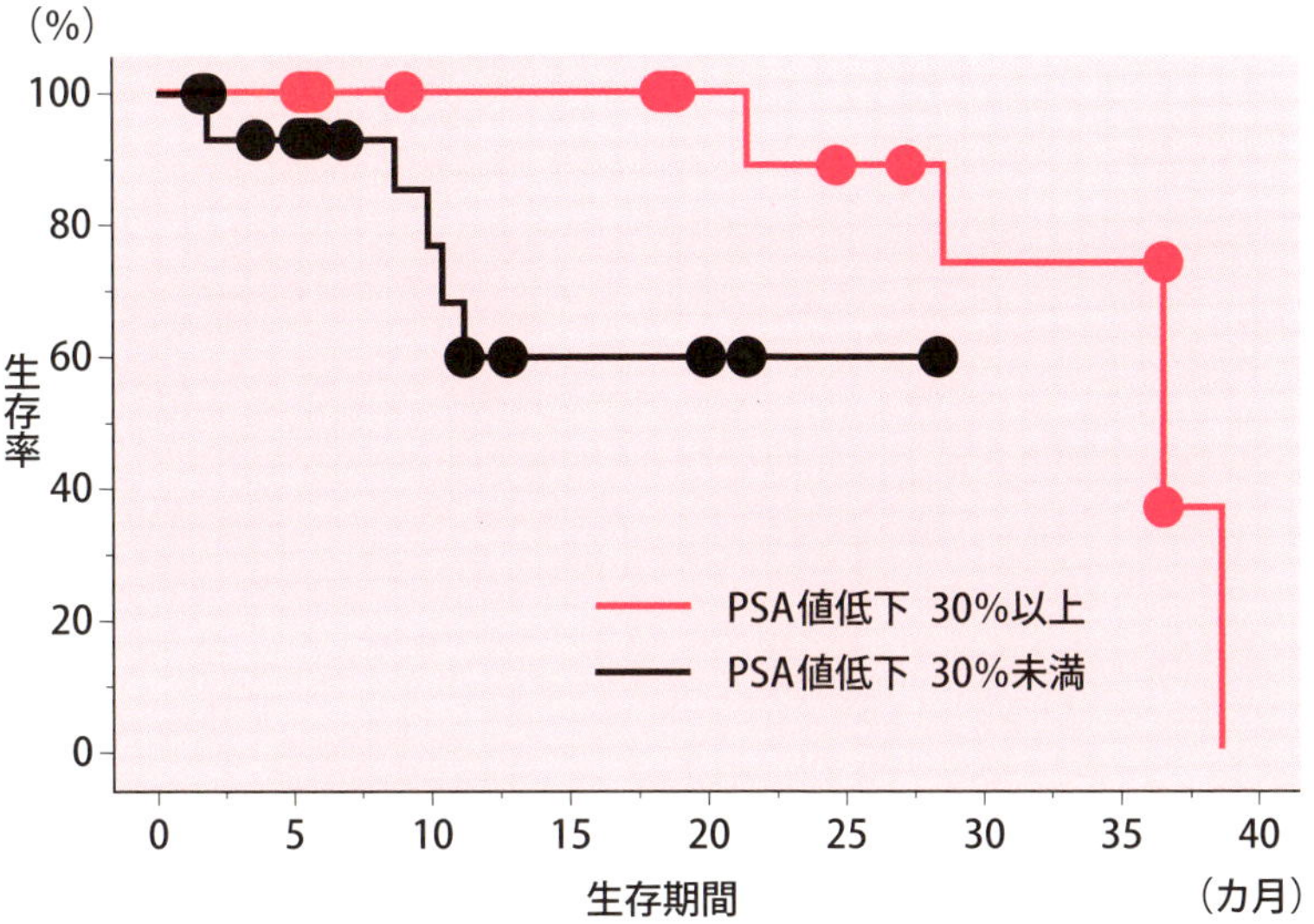

千葉大学医学部附属病院のデータより

●ＰＳＡ値が 30%以上下がる可能性をみる

ドセタキセルによる治療開始時に
①他臓器転移がある
②顕著な疼痛《とうつう》がある
③貧血がある
④骨転移がある

↓

●この４条件にあてはまる数でリスク分類をする

0～1個	低リスク	ＰＳＡ値が 30%以上下がる確率が高い
2個	中リスク	
3～4個	高リスク	ＰＳＡ値が 30%以上下がる確率が低い

●ドセタキセルによる治療の流れ

●１サイクル

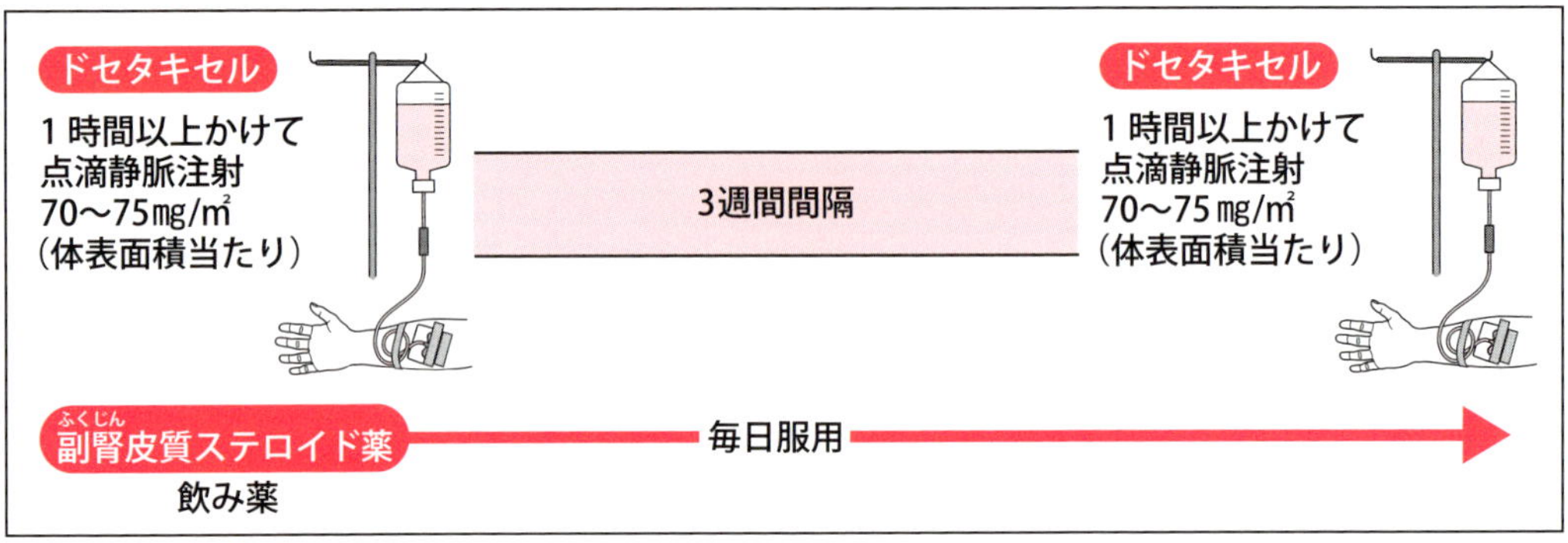

●東邦大学医療センター佐倉病院「ロードーズ、ロングインターバル」方式

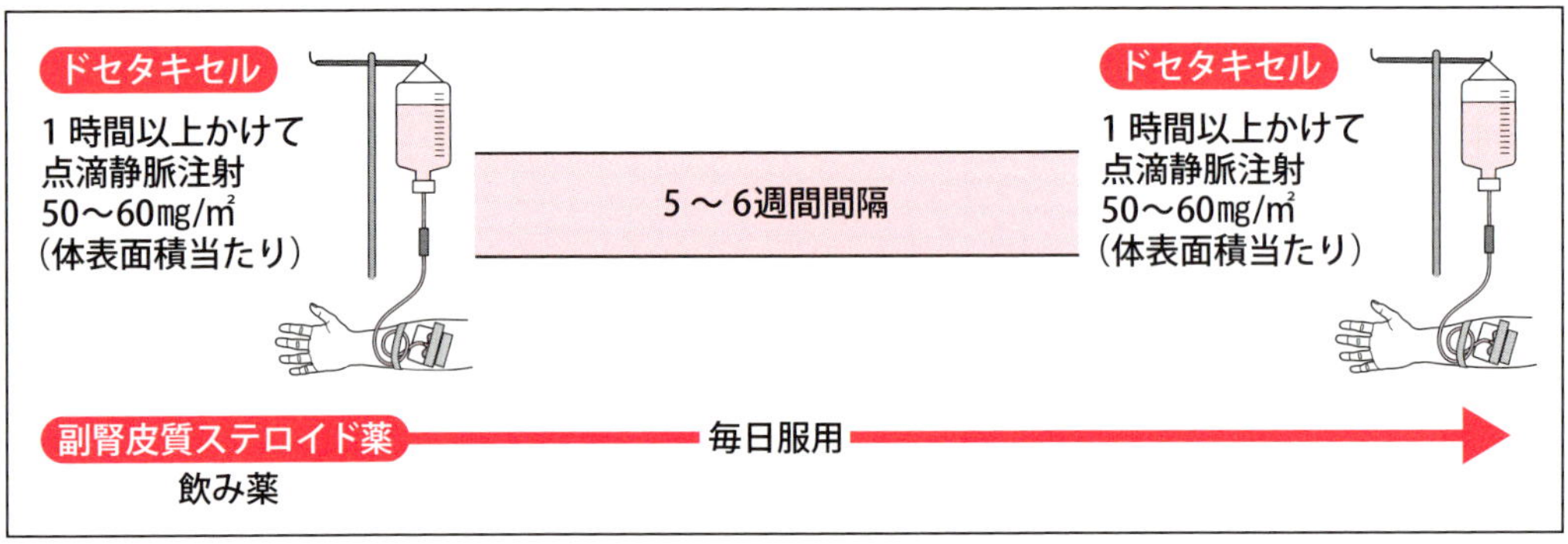

した量でないと副作用が強く現れる傾向があります。

とくに問題となる副作用は骨髄抑制です。骨髄抑制とは、骨髄の働きが低下して、赤血球、白血球、血小板などが十分につくられず、これらが減ってしまう現象をいいます。なかでも注意しなければならないのが白血球の減少です。白血球が減ると感染症にかかりやすくなるため、生命の危険を招きます。

また、ドセタキセルは投与量の総量が一定量を超えると、手足のしびれ、むくみ（浮腫）が半数以上の人に出てきます。

そこで、私の勤務する施設（東邦大学医療センター佐倉病院泌尿器科）では、患者さんの年齢や体力も考慮しながら、ドセタキセルの量を50〜60㎎／㎡程度に抑え、間隔も5〜6週間あけるなど、分量を減らし、間隔を長くする「ロードーズ、ロングインターバル」の工夫をしています。これにより、治療効果を維持しながら、副作用をできるだけ抑える治療が可能になっています。

治療後の経過は？

骨髄抑制などの重大な副作用に注意が必要です。つらい副作用がみられたら、投薬を休んだり、投薬間隔を延ばしたりしながら対応していきます。

ドセタキセルの治療は効果がある限り継続する

先に説明した、ＰＳＡ値が30％以上下がる確率に関する4条件でみたリスク分類に基づいて、生存率を計算した報告があります。

それによると、低リスクの場合は全生存率の中央値は25・7カ月です。約2年は生きられる計算になります。中リスクの人は18・7カ月、高リスクの人は12・8カ月です。あくまで統計的に出した数字なので、これより長く生存できる可能性はあります。

ドセタキセルの治療は、効果があるうちはそのまま続けていくのが原則です。私たちの施設では、先に説明した「ロードーズ、ロングインターバル」の考え方で、できるだけ副作用を抑えながら、長い期間、薬を使うことができるように工夫しています。

研究レベルでは、しばらく治療を続けて、いったん休薬し、ＰＳＡ値が上がってきたら再び治療をするといった、間欠的な化学療法も試みられています。

海外では、50％以上の人に効果があったという報告も出ていますが、まだ十分なデータはそろっていません。

副作用によっては休薬や投薬間隔の工夫で対応

副作用によっては、投薬を休んだり、投薬と投薬の間隔を延ばしたりするといった工夫も必要になります。ドセタキセルによる治療の主な副作用を次ページの図にまとめました。

点滴している最中にアレルギー反応がおこってショック症状に陥ることがあります。この場合はすぐに治療を中止しなければなりません。

当日～数日の期間には、発疹《ほっしん》や吐き気、嘔吐《おうと》などがみられることがあります。

数日～数週間の期間では、骨髄抑制に注意が必要です。骨髄抑制により好中球《こうちゅうきゅう》（白血球の一種）が減少すると感染症にかかりやすくなります。発熱などがみられたら、感染症を疑わなければなりません。

ほかに、脱毛、筋肉痛・関節痛、下痢、口内炎、味覚の変化などがみられることがあります。

まれですが間質性肺炎になること

もあります。間質性肺炎は命にかかわる副作用なので、すぐに抗がん薬による治療を中止しなければなりません。

　数週間から数カ月の期間になると、むくみ（浮腫）や手足のしびれ、疲労感（倦怠《けんたい》感）、爪の異常などがみられることがあります。

　ドセタキセルによる化学療法は最終手段と説明しましたが、ドセタキセルによる治療が効かなくなった場合に、女性ホルモン薬と抗がん薬の作用をもったエストラムスチンを、ドセタキセルと併用してみるという方法があります。

　ただし、この治療では、心血管系や消化管に重大な副作用をおこすことが少なくありません。心血管系は15％、消化管のほうは20％と高い確率になっています。

　このため、エストラムスチンとドセタキセルの併用療法を行う場合、血栓塞栓《そくせん》症、心筋梗塞《こうそく》、心不全、狭心症、血管浮腫、胸水、肝機能障害、黄疸《おうだん》などの病気になったことのある人や、これらの病気になりやすいと考えられる人には注意が必要です。

●どの時期にどのような副作用が出やすいか

副作用の出やすい時期	種類
当日（点滴中）	アレルギー
当日～数日	発疹《ほっしん》、吐き気・嘔吐《おうと》
数日～数週間	感染症、好中球《こうちゅうきゅう》減少、脱毛、筋肉痛・関節痛、下痢、口内炎、味覚の変化、まれに間質性肺炎
数週間～数カ月	むくみ（浮腫《ふしゅ》）、しびれ、疲労感（倦怠感）、爪の異常

東邦大学医療センター佐倉病院泌尿器科資料

カバジタキセルなど新薬も続々開発中

　現在はドセタキセルによる化学療法が最終手段となっていますが、実は今、複数の抗がん薬の臨床試験が行われており、その結果しだいでは、今後、新しい抗がん薬が前立腺がんの治療に使われるようになるかもしれません。

　有力な薬の一つがカバジタキセルという薬です。国際的に多施設での共同研究が進んでいます。アビラテロンという薬も研究が進んでいて、

●化学療法の基本情報

外来受診―３週間に１回点滴静脈注射
飲み薬の処方

ドセタキセル――１回につき約３万円
副腎皮質ステロイド薬
３週間分約 400 円
（健康保険適用）

（東邦大学医療センター佐倉病院の場合）

効果が期待されています。このほかにもいくつか臨床研究に入っているものがあります。

副作用が強くドセタキセルによる治療ができなくなった場合、あるいはドセタキセルの治療効果が認められない場合は、積極的な治療はやめて、痛みが出ないようにするなどQOL（生活の質）を高めることを治療の中心におく緩和療法をすることになります。

前立腺がんの緩和療法のポイントは、骨転移による痛みをやわらげること、脊椎《せきつい》転移による脊髄《せきずい》まひへの対応、排尿に関するトラブルの改善などとなります。目的は病気の治療ではなく、痛みや不快を取り除くことなので、副作用に注意しながら進めていきます。

なお、ドセタキセルの点滴は、薬剤費の自己負担が1回当たり約3万円（健康保険3割負担の場合）です。

骨転移の痛みにはゾレドロン酸が効く

前立腺がんは骨に転移しやすい性質があります。進行がんが転移した部位を調べると、下図のように8割以上が骨に転移していました。

骨に転移しているかどうかは、骨シンチグラフィと呼ばれる検査で調べることができます。骨に転移すると痛みが出ます。

ホルモン療法が効果を現すと骨の痛みは感じなくなったり、やわらいだりしますが、効果が薄れてくると、また、痛みが出てきます。

骨の痛みに対しては、鎮痛薬、放射線外照射、手術、ストロンチウム89の静脈注射などの対処法がありますが、有力な治療法の一つがビスホスホネート製剤であるゾレドロン酸水和物（商品名ゾメタ）という注射薬を点滴することです。3～4週間に一回、点滴することで、骨の痛みが改善され、ほかの鎮痛薬を減らすことができます。ゾレドロン酸水和物の点滴には健康保険が適用されています。

●前立腺がんの転移は、骨に多い

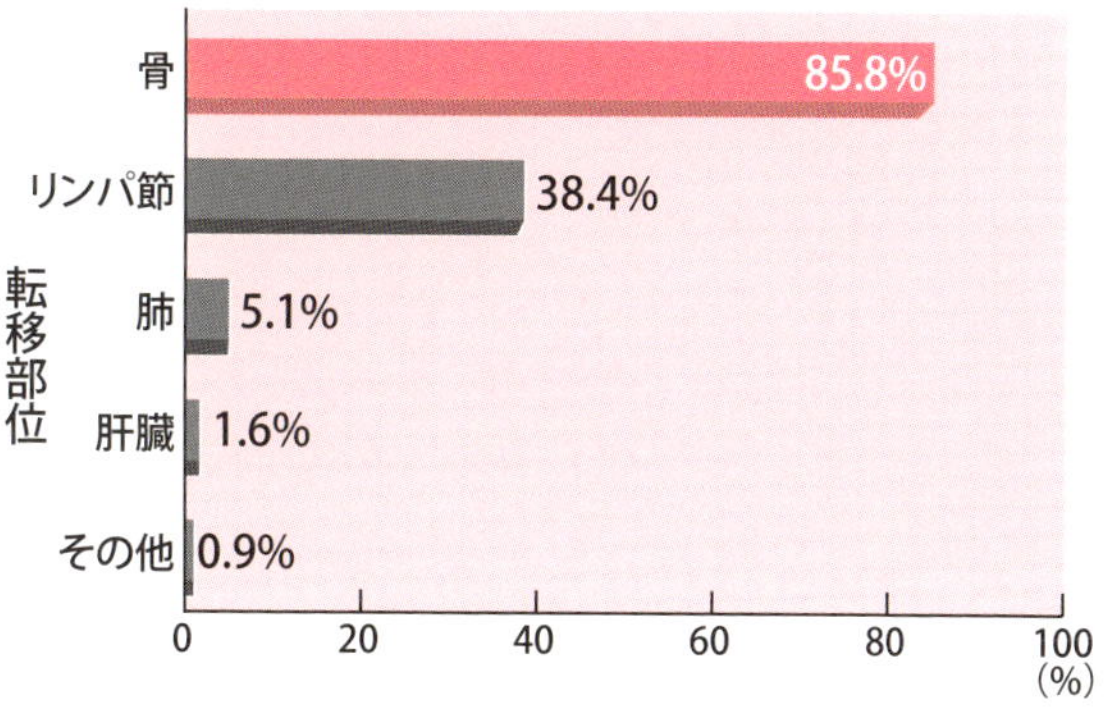

「前立腺検診の手引き」前立腺検診協議会、（財）前立腺研究財団編、金原出版　をもとに作成

鈴木啓悦

（すずき・ひろよし）
東邦大学医療センター佐倉病院
泌尿器科教授

治療期間の長い前立腺がん。ゆっくり治療しながら、人生を充実させてほしいのです。

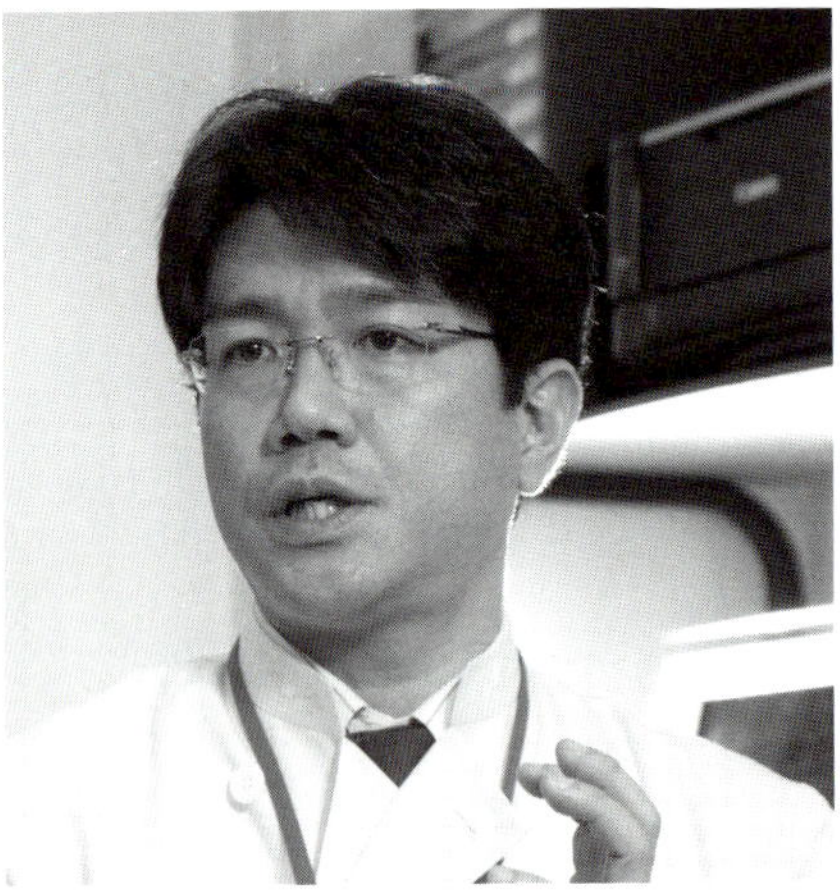

鈴木先生は解剖学の授業で腎臓を見て、きれいな臓器だと感動したといいます。

「腎臓を扱う外科ということで、泌尿器科を選びました。ところが、大学院で専門を決める際に、当時の教授から、『君は前立腺がんの担当』と割り振られてしまったのです。今では前立腺がんといえば、治療法もたくさんあり、患者さんも増えていて、医師としてとてもやりがいを感じているのですが、当時はＰＳＡ検診も普及しておらず、前立腺がんの治療といえば、精巣《せいそう》（睾丸《こうがん》）を摘出して女性ホルモン薬の点滴をする以外に治療法がありませんでした。初めは不本意だったのです。もちろん、今は前立腺がんを専門にできて本当によかったと思っています」

化学療法については、前立腺がんに効く抗がん薬がなかなかみつかりませんでした。

「２００４年にアメリカでドセタキセルがＦＤＡ（米食品医薬品局。日本の厚生労働省に当たる）から認可を受けて、ようやく前立腺がんに効く抗がん薬がみつかったのです。日本では２００８年に前立腺がんにもドセタキセルの健康保険が適用されました」

鈴木先生には忘れられない患者さんがいます。千葉大学に勤務していたときの患者さんで、建築関係の仕事をしていた人でした。

「前立腺がんの患者さんだったのですが、千葉大学の建築関係の仕事を請け負われていたこともあり、私の自宅のちょっとした工事をお願いしたりして、親しくさせていただいていたのです」

鈴木先生はその患者さんの前立腺全摘除術の手術を手がけたのですが、おなかをあけてみると、リンパ節転移が複数確認されたため、手術を中断せざるをえませんでした。事前に撮影したＣＴではわからなかったのです。その後、ホルモン療法に取り組み、ドセタキセルを使った治療も20サイクル行ったそうです。

「そこで、副作用の骨髄抑制がおこってしまい、抗がん薬治療を続けられなくなりました。緩和療法に方針転換することになったのですが、ちょうどその時期と、私が東邦大学医療センター佐倉病院へ移ることになった時期が重なりました。病院を移ることになったと告げると、男泣きに泣かれて、私も思わずもらい泣きしました。10年以上、おつきあいしてきた重みを感じました」

今年の年頭、鈴木先生はその患者さんの家に電話をしたそうです。

「そのときはお元気だったので安心していたのですが、その1週間後に千葉大学から連絡があり、お亡くなりになったと知りました。奥様に電話を入れたところ『最期まで痛みもなく過ごすことができました』と感謝の言葉をいただきました」

最初に手術をしたとき、患者さんの娘さんはまだ20歳前後でした。それから治療していく間に、娘さんは結婚し、お孫さんも生まれました。

「前立腺がんはみつかってからも治療期間が長いので、決して怖がる必要はありません。心筋梗塞や脳梗塞なら発作をおこすと、すぐに命にかかわることもありますからね。ゆっくり治療していくなかで、人生を充実させることはできるのです。リンパ節転移があっても、治療がうまくいけば10年以上生きることができます」

鈴木先生は、医療費のなかでがん対策に使われる費用は必ずしも多くないと指摘します。

「患者さんの精神的なケアとか、緩和ケアなどはもっと充実させるべきです。がんの患者さんであっても、社会のなかで果たせる役割はあるし、社会全体でがんの患者さんをサポートするしくみを整えていきたいものです」

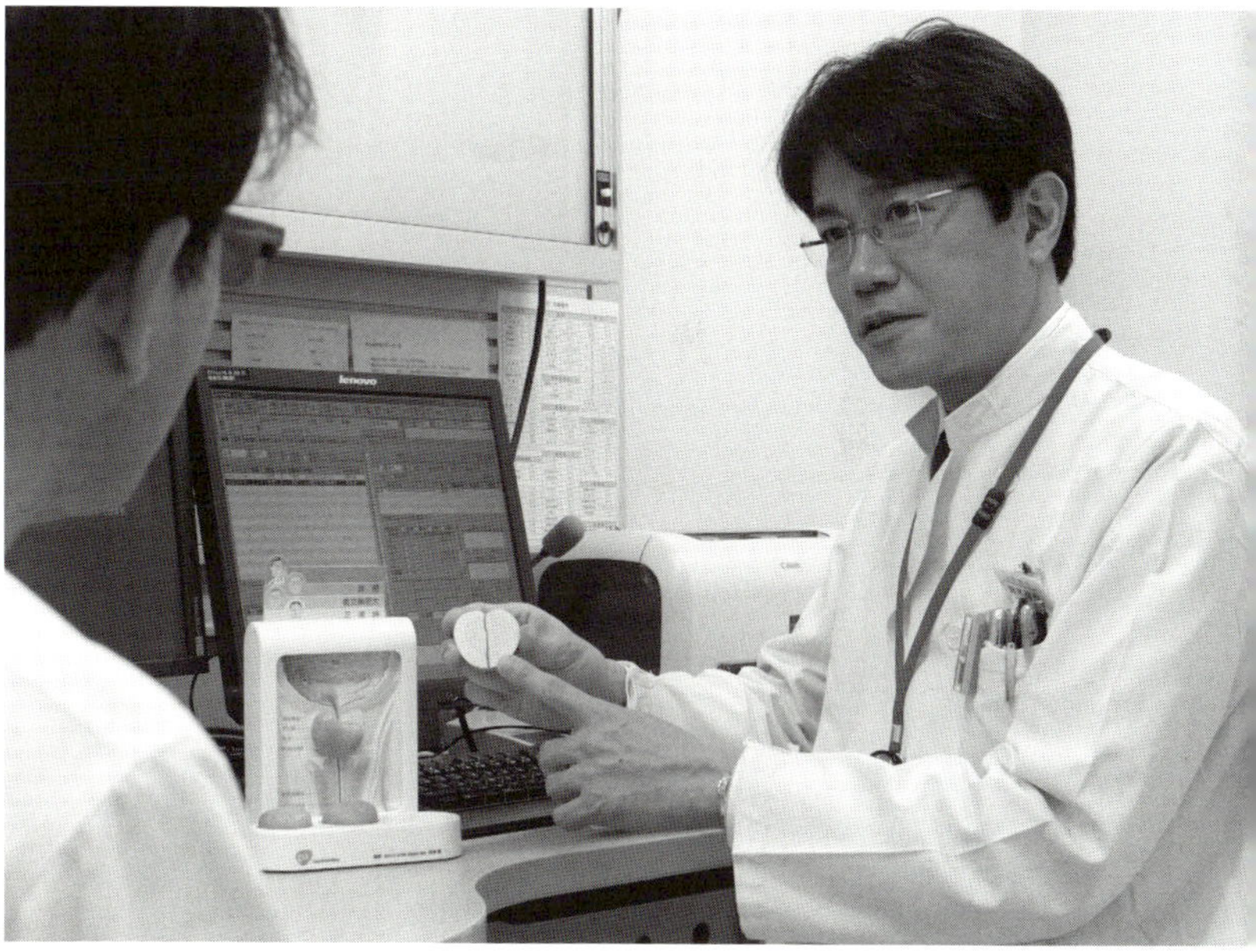

鈴木啓悦（すずき・ひろよし）

1965年東京都生まれ。千葉大学医学部卒。米ジョンズ・ホプキンス大学医学部オンコロジーセンター研究員、千葉大学准教授、同診療教授などを経て、2010年から現職。2011年東邦大学医療センター佐倉病院院長補佐、医療連携・患者支援センター部長。

その他の治療法

強力な超音波による熱でがんを焼く
高密度焦点式超音波療法（ＨＩＦＵ・ハイフ）

東海大学医学部付属八王子病院
泌尿器科教授

内田豊昭（うちだ・とよあき）

強力な超音波を前立腺に集中して、高熱を生じさせる手法で、体を切らずにがんを治すＨＩＦＵ。世界で初めて前立腺がんの治療にＨＩＦＵを導入した内田豊昭先生に、この治療法の利点や可能性をうかがった。

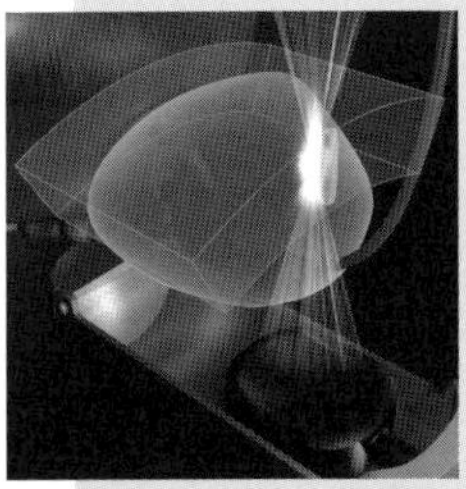

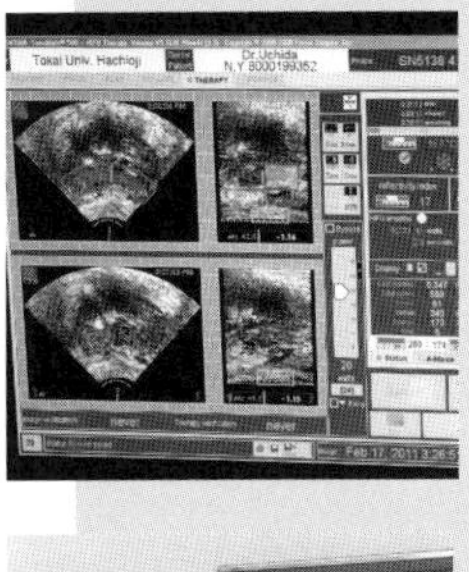

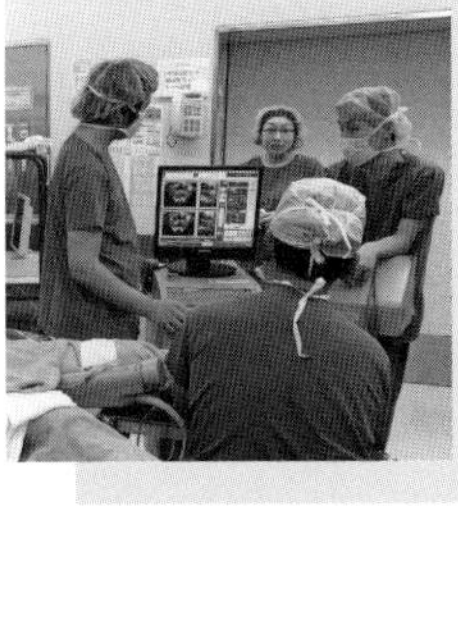

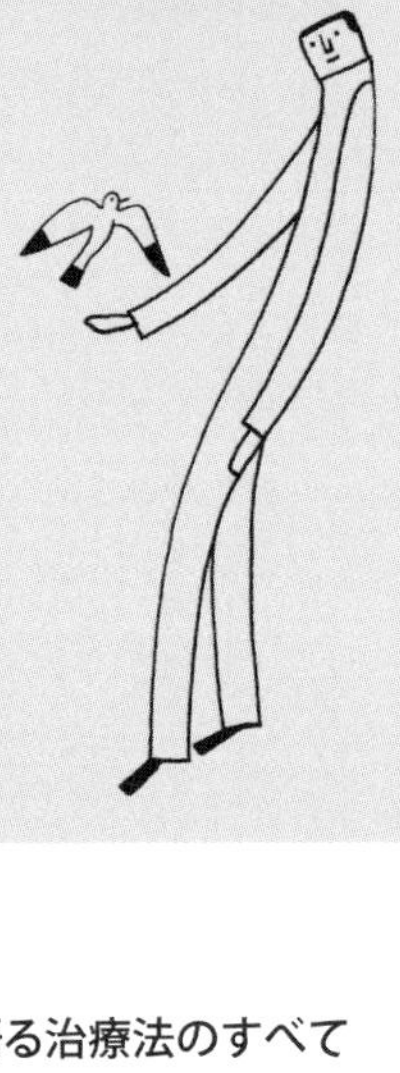

どんな治療法ですか？

虫《むし》眼《め》鏡《がね》のようにある一点に強力な超音波を集めて高温にし、がんを焼く治療法です。ほかの治療法後に再発した人も受けられます。

体への負担が少なく治療成績は開腹手術と同じ

超音波は人間の耳で聞こえる範囲よりも高い周波数の音波のことで、医療現場では検査機器としてよく使われています。前立腺がんの診断に用いられる経直腸エコーもこれに当たります。胎児の診断をはじめ、最近は健康診断にもよく使われています。胎児の診断に使うくらいですから、超音波による検査はとても安全です。

Ｘ線などの放射線は被ばくが避けられませんが、超音波は被ばくの心配がありません。また、超音波検査は必要なら何度でも行うことができます。これと同じで、実は高密度焦点式超音波療法（ＨＩＦＵ・ハイフ high intensity focused ultrasound の略）も必要があれば、何度でも治療に使えます。これは、ほかの治療法にはないＨＩＦＵの大きな利点の一つです。

ＨＩＦＵでは検査で使う超音波より、かなり強力な超音波を使っています。１００Ｗ（ワット・超音波の強さを表す単位）／㎠を超える超音波を強力超音波といいますが、ＨＩＦＵでは、音波の性質を利用して、この強力超音波を凹レンズで特定の小さな領域に集め、通常の１万５０００倍となる１２６０～１６８０Ｗ／㎠の強さにしています。

超音波は波として伝わっていくので振動のエネルギーをもっています。この振動エネルギーが、体のなかで吸収されると熱に変わります。ＨＩＦＵでは、前立腺内を縦３㎜×横３㎜×深さ12㎜（体積にして０・１０８㎖）に区切り、その小さな範囲（焦点領域）を80～98℃に熱していきます。この熱でがんを焼いて死滅さ

●ＨＩＦＵの特徴

- ●強力な超音波を用いる治療
- ●体に傷がつかない
- ●前立腺のみに焦点を絞れる
- ●合併症が少ない
- ●何回でも繰り返し治療できる
- ●手術・放射線療法後の局所再発も治療可能
- ●ＨＩＦＵ治療後に手術・放射線療法が可能

扉写真・上　提供：タカイ医科工業株式会社

●使用する装置と治療の原理

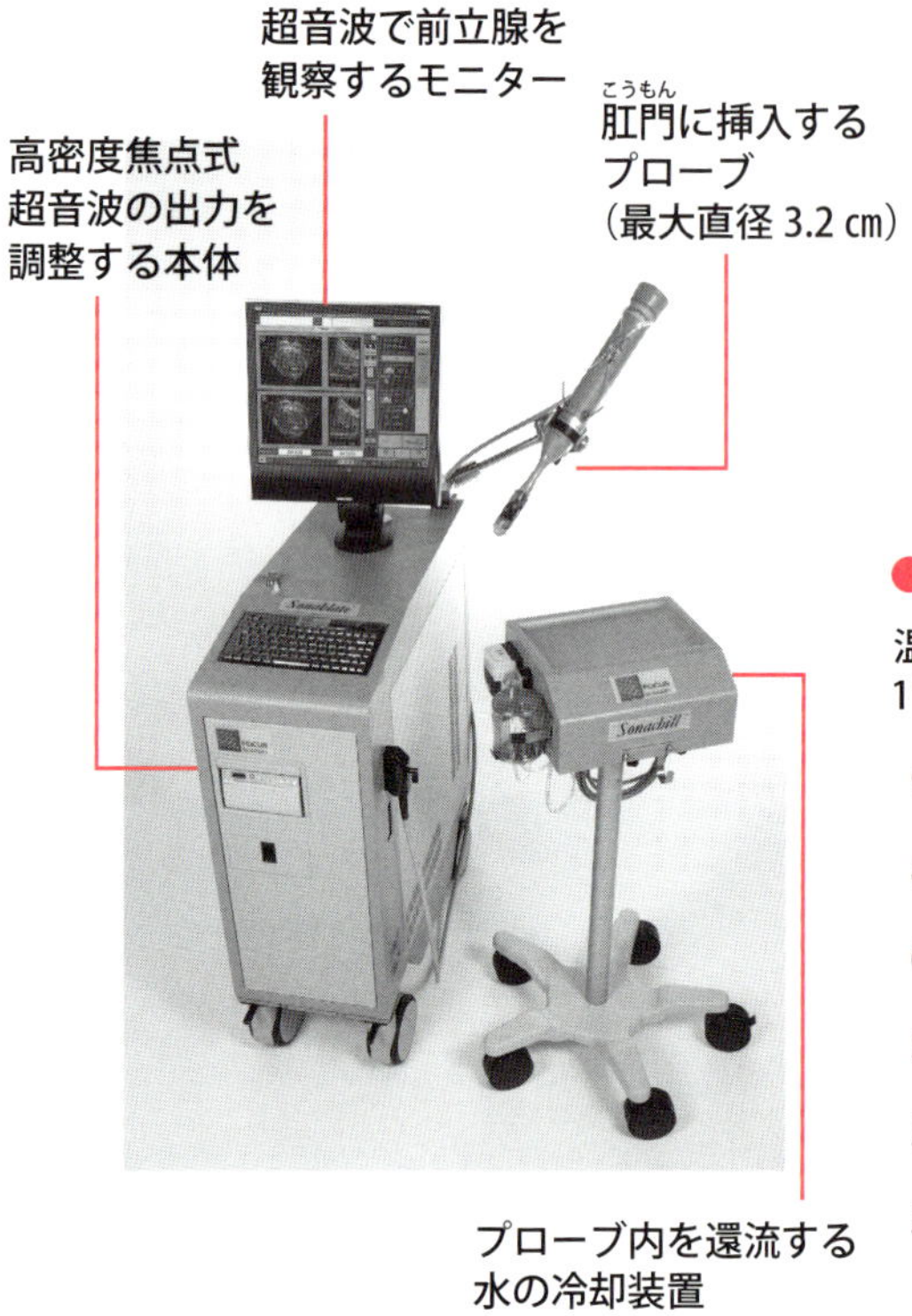

プローブから出る強力超音波を１点に集め、より強い高密度焦点式超音波をつくる

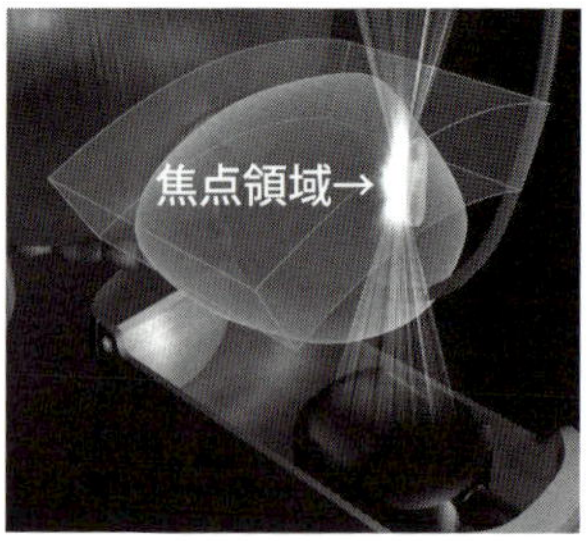

●焦点領域の温度

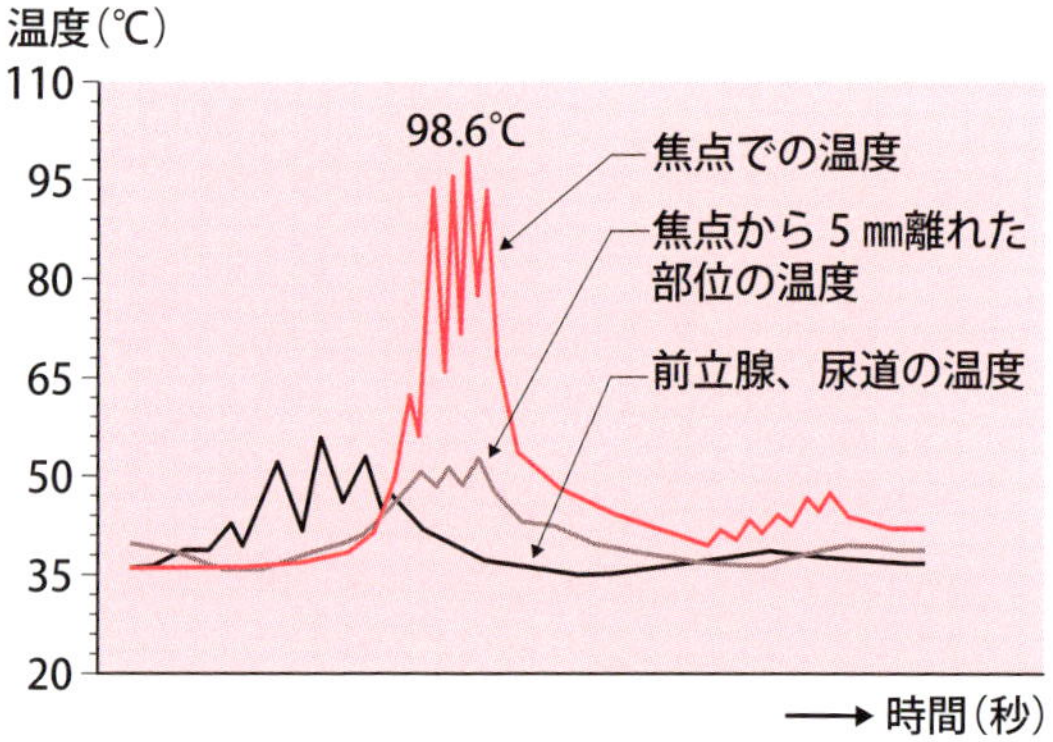

写真提供：タカイ医科工業株式会社
資料提供：東海大学医学部付属八王子病院泌尿器科

せるわけです。

小さな範囲を格子状に少しずつ重ね合わせながら移動させることにより、目的とする部分を焼いていきます。このときに、焦点領域以外の部位や、途中にある皮膚や臓器には影響を及ぼしません。焦点から５㎜ずれただけで、温度は50℃前後にまで低下するので、周囲の組織を傷めることはありません。

焦点領域の移動は、コンピュータが自動的に行います。前立腺がんでは、限局がんでも前立腺全体にがんが散らばっていると考えられるので、前立腺全体を焼いていきます。ただし、再発時の治療などでは、部分的に照射することもあります。

治療成績は開腹手術と同じ程度です。体への負担が非常に軽いことを考えると、有力な治療法といえます。

強力超音波の研究は古くからなされていましたが、治療に応用できるように開発されたのは、１９９２年のことです。これは前立腺肥大症を対象とするもので、米国のインディアナ大学とFocus Surgery 社が共同で開発しました。

私も１９９３年から前立腺肥大症の治療法として開始しました。しかし、前立腺肥大症の治療法としては効果が十分ではありませんでした。むしろ前立腺がんの治療に向いている機器だと考え、１９９９年１月から世界で初めて、ＨＩＦＵによる前立腺がんの治療を始めたのです。

以来、２０１１年４月末までに１１５２人の治療を実施してきました。２０１０年度までの年度別の件数は左のグラフのとおりです。ここ数年は年間に１００件前後を実施しています。

現在、ＨＩＦＵを実施している医療機関は全国で30カ所以上あります（巻末の施設リスト参照）。

●ＨＩＦＵによる治療件数の推移

治療を始めた 1999 年 1 月から 2010 年 11 月までに 1,110 人に治療を実施した。

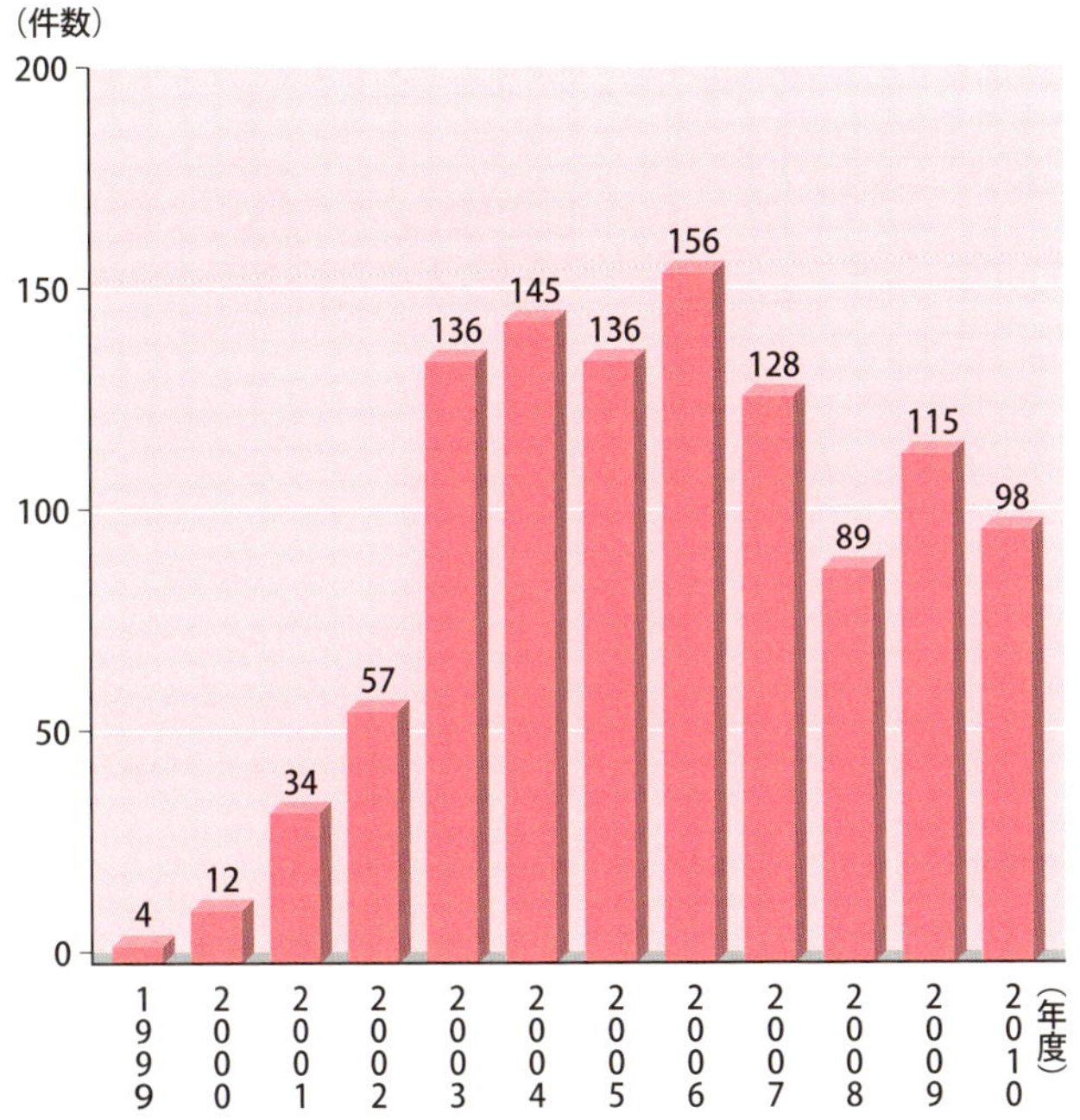

東海大学医学部付属八王子病院泌尿器科のデータより

限局がんに使う治療法で何度でも実施できるのが特徴

ＨＩＦＵは、限局がんに対して行う治療法であり、局所進行がんや転移がんでは選択できません。それ以外のグリソンスコア（18ページ参照）、ＰＳＡ値（14ページ参照）、前立腺の体積の条件は次ページの表にまとめています。

ただし、表に挙げている条件をすべて満たしていても、ＨＩＦＵでは治療できないことがあり、治療できない患者さんの状態をまとめています。表内にあるプローブというのは、ＨＩＦＵを実施するときに肛門《こうもん》から入れる棒状の器具のことで、超音波を送り出す機器です。

ＨＩＦＵは、転移がなく、前立腺に限局している限りは、再発が疑われた場合、繰り返し治療ができます。手術療法や放射線療法は、治療後に再発した場合に、その同じ治療法では対応できませんが、ＨＩＦＵは再度の治療ができるのです。手術療法や放射線療法にはないメリットとい

●HIFUで治療できるがんの状態

以下の4条件すべてに当てはまるもの

1 前立腺内にとどまる限局がん
2 グリソンスコア7以下
3 治療前のPSA値が20以下
4 前立腺の体積が40mℓ以下

上記の4条件を満たしても、以下の場合は治療できない

1 前立腺のなかに1cm以上の大きな石灰化（結石）がある
2 痔瘻《じろう》など直腸肛門病変がある。あるいは肛門病変の手術による肛門狭窄《きょうさく》のため、プローブを挿入できない

えるでしょう。

また、放射線療法を受けて、4、5年後に再発した場合や、手術で前立腺を全部切り取ったあと、膀胱《ぼうこう》と尿道をつなげて縫い合わせた部分に再発した病巣があることが確認されれば、HIFUで治療することができます。ほかの治療法後の再発にも対応できるというのは、患者さんにとって大きなメリットです。

●機器の進歩で成績も向上

HIFUで使う治療機器は、1991年当時、ソナーブレード200という機種でした。その後、ソナーブレード500、ソナーブレード500(Ver4)とバージョンアップを重ね、現在はソナーブレード500TCMという機種を使っています。

私もメーカーに対して、使い勝手や機能について要望を出し、次々に改善されてきました。

バージョンアップするにしたがって進化したのは、照射する時間と焦点の領域です。当初より1回当たりの照射時間を短くし、少しだけ焦点の領域を広くしました。HIFUでは300～1500個もの焦点領域ごとに照射していくので、領域1個当たりの時間や大きさが重要なのです。この改善により、治療効果を変えることなく、課題である治療時間を短縮することができました。

また、ソナーブレード500からはドップラー機能といって、前立腺周囲の血流を測定できるようになりました。これは勃起《ぼっき》機能を温存するうえで、非常に重要な役割を果たしています。

Ver4からは治療領域の変更が可能になりました。患者さんのちょっとした動きや肛門に挿入したプローブの重さで、初めに設定した治療領域が微妙にずれてしまうことがあるのですが、治療中に焦点領域を変更できるようになり、これにより、治療成績が向上しました。

さらに、最新の機能として、TCM（焦点温度測定）機能が追加されました。これは焦点の温度を緑色（48～65℃）、黄色（65～90℃）、オレンジ色（90℃以上）と3種類に色分けして表示するもので、モニターを見るうえで、ひと目で温度がわかります。この機能のおかげで、より正確な治療が可能になりました。

治療の進め方は？

原則として3泊4日の入院治療で行いますが、日帰り治療も可能です。治療時間は1～2時間、下半身麻酔で実施します。

足を開いて横になる体位で肛門からプローブを入れる

われわれの施設（東海大学医学部付属八王子病院）でＨＩＦＵを行う場合は、原則として3泊4日での入院治療を勧めています。ただし、さまざまな事情でどうしてもという強い希望があれば、日帰り治療をする場合もあります。

3泊4日の場合は、治療前日に入院、翌日ＨＩＦＵの照射を行います。そして2日後に退院というスケジュールです。

一方、日帰りの場合は、当日の朝9時に病院に入り、10時から治療開始、午後5～6時に病院を出るというスケジュールです。

ここでは3泊4日の入院を前提に、治療の流れを説明します。

●治療の手順

治療着姿で治療台にあお向けに横たわる
▼
脊椎《せきつい》麻酔をする
▼
足を広げた体位に
▼
肛門にモニターと治療用を兼ねたプローブを入れる
▼
照射開始
▼
治療中、医師は位置のずれや、治療部位の温度を確認
▼
プローブを抜き、尿道に管（バルーンカテーテル）を挿入

●ＨＩＦＵ前の準備

服用中の薬について注意が必要です。

心臓や胃腸の薬などは飲んでかまいません。ＨＩＦＵによる出血はありませんが、血を固まりにくくする薬（抗凝固薬）を服用している場合は麻酔の妨げになることがあるので、治療前の5～7日と治療後3日間は飲まないようにします。

このほか、ふだん服用している薬があれば、事前に医師に相談するようにします。

●治療のしくみ

図の細長く囲まれた部分が熱くなる範囲（焦点領域）。一つの焦点領域ごとに、3秒間超音波を照射して3秒間休むというサイクルで、前立腺全体にもれなく超音波が当たるまで、これを繰り返す。

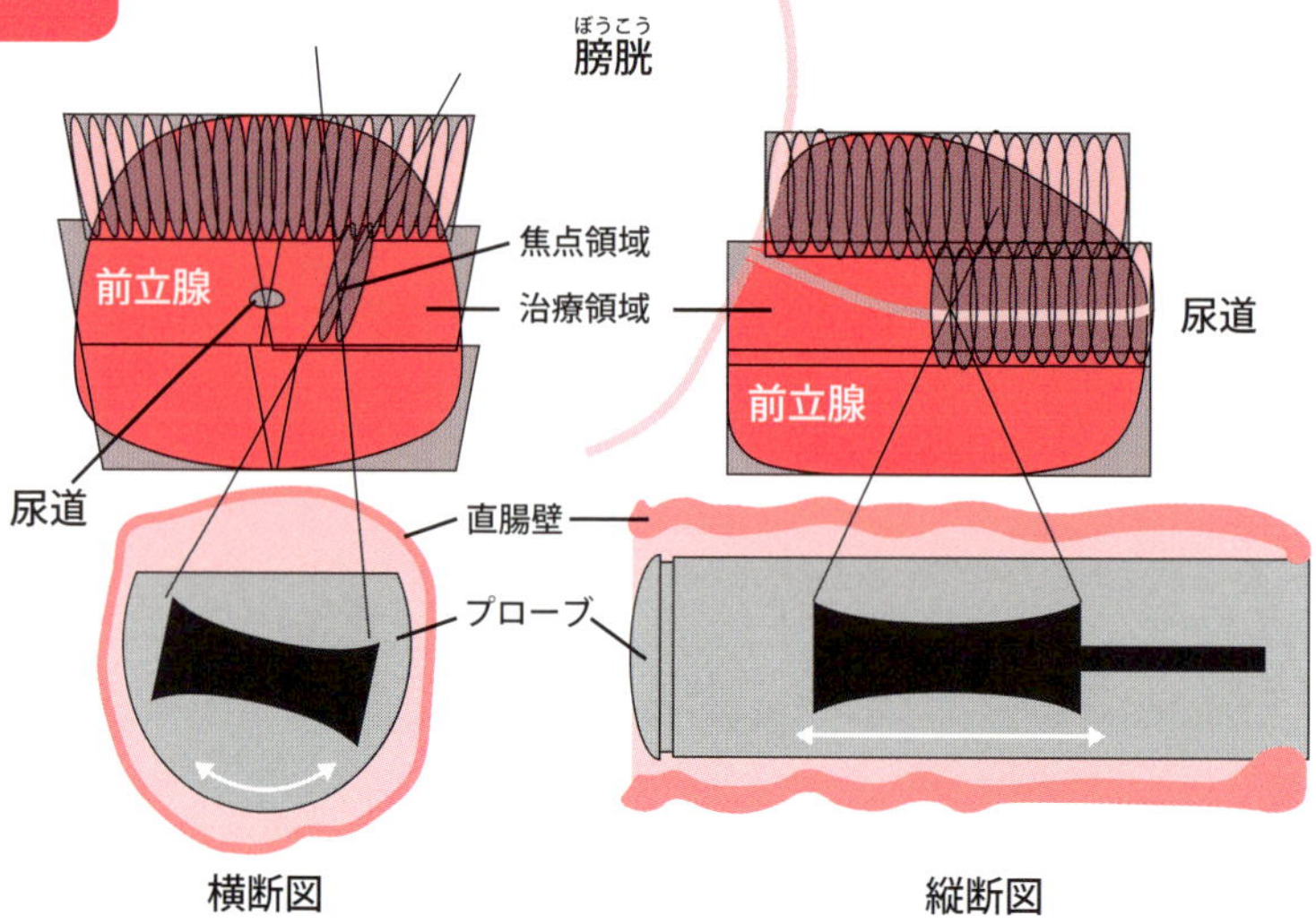

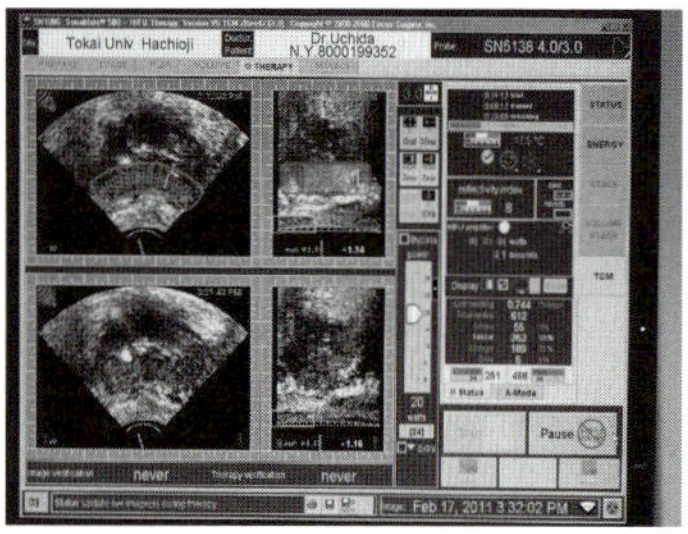

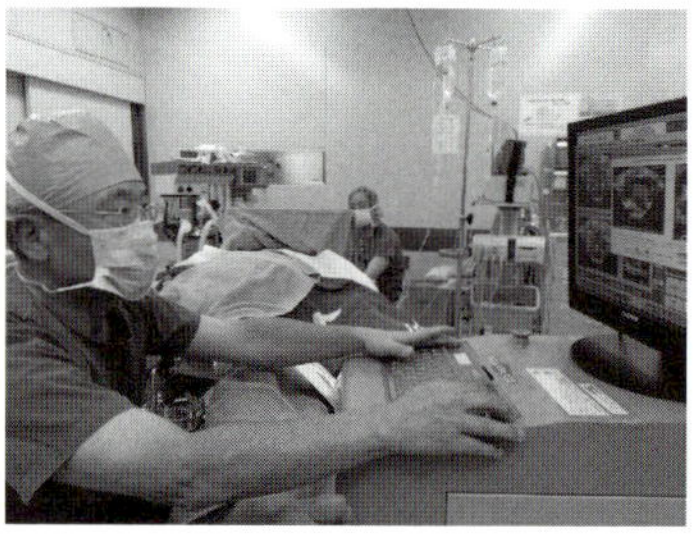

モニターには治療計画画面が映し出され、治療の進行や前立腺の状態が確認できる。医師はモニターを注視し、温度の上がりすぎなどに気をつけながら、治療を進める。

●治療の進め方

前夜9時以降は飲食禁止です。胃のなかに食物が残っていると、万一、麻酔や治療中に嘔吐《おうと》したときに、気管に入って肺炎をおこすことがあります。水分や栄養分は点滴で補充します。

治療の1〜3時間前に浣腸《かんちょう》をします。プローブという超音波を発する棒状の器具を肛門から入れるので、プローブの表面に便がついたり、ガスが出たりすると治療の妨げになるからです。

麻酔は背中から細い針を刺して行う脊椎《せきつい》麻酔です。この麻酔をすると3〜4時間、下半身に痛みを感じなくなります。

治療は治療台にあお向けに寝て、足を広げた体位で行います。肛門にプローブを入れて照射を始め、医師はモニター画面を見て、位置がずれていないか、治療領域の温度が適切か、便やガスがたまって治療の妨げになっていないかなどを、絶えずチェックしながら進めます。全体の照射には1〜2時間かかります。

●治療室のセッティング・治療の実際

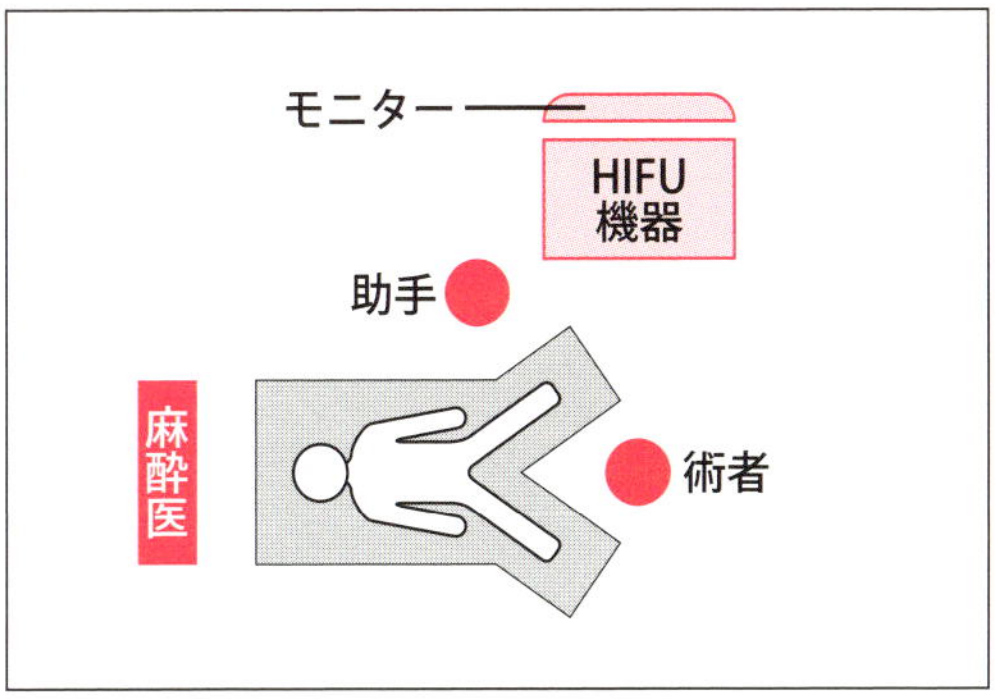

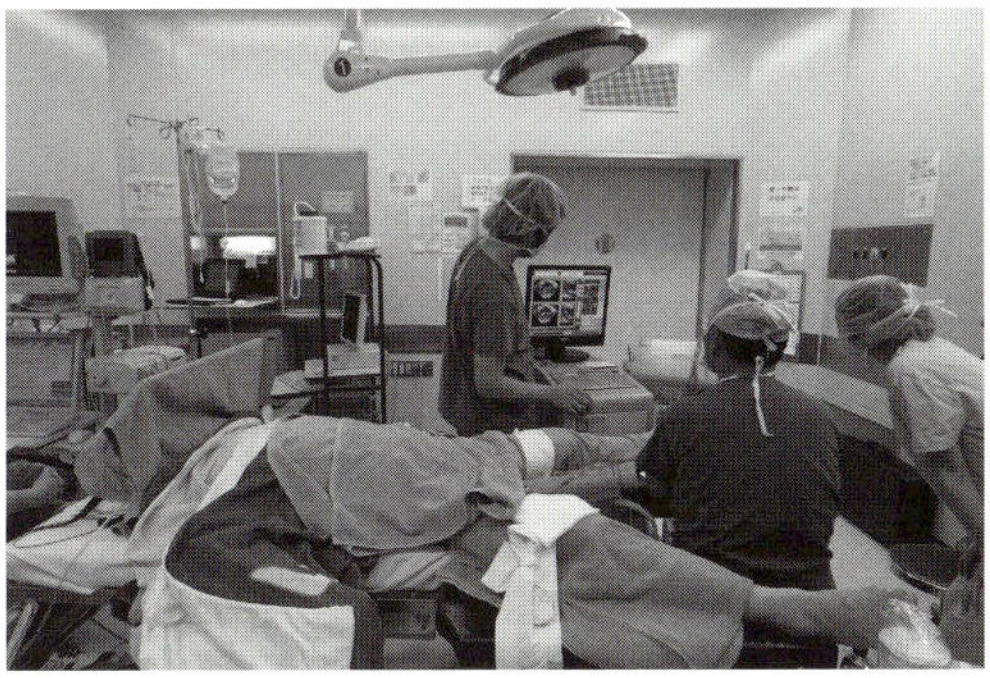

ＨＩＦＵによる治療のようす。医師は治療計画どおりに進んでいるか、常にチェックしている。

高密度焦点式超音波を照射するプローブを肛門から挿入。モニターで確認しながら治療領域を設定し、スタートボタンを押すとコンピュータが自動的に治療を開始する。

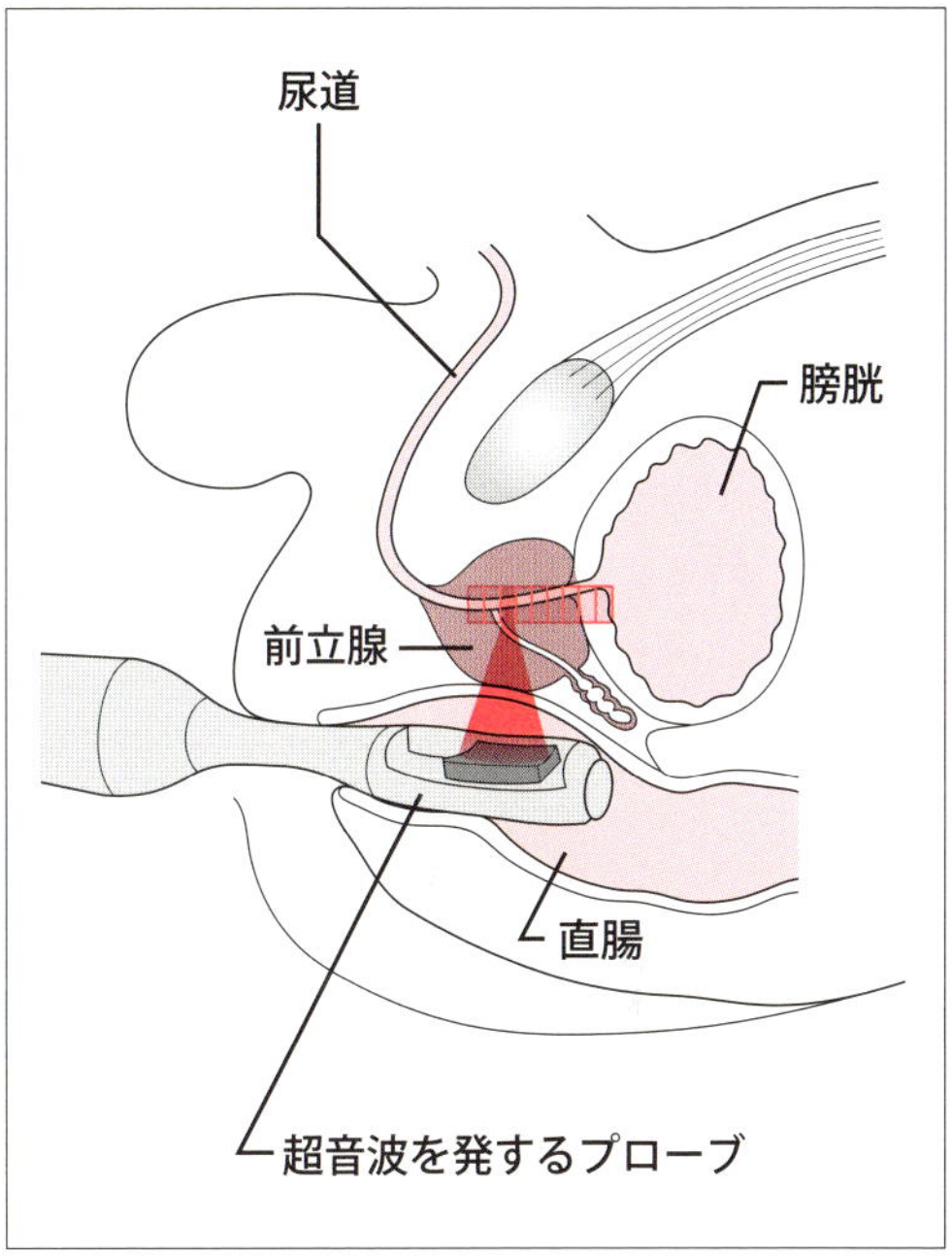

治療が終わるとプローブが肛門から抜かれ、尿道から尿を出すための管（バルーンカテーテル）が挿入されます。

その後、病室へと戻り、治療後3〜4時間で水分をとることができ、夕食は食べることができます。治療当日はベッド上で安静を保ちますが、翌日は歩くことができます。

術後1カ月は禁酒し、しばらく尿道に管が必要

退院後3カ月間は、自転車、オートバイ、乗馬など、前立腺を圧迫するような姿勢をとる行動は避けなければなりません。尿が出なくなったり、直腸に穴があいたりする危険を避けるためです。

また、術後1カ月間は禁酒が必要です。アルコールを飲むと前立腺が大きくなって尿道を圧迫し、尿が出にくくなります。術後1〜3カ月の期間は、アルコールはビール1缶程度にとどめておいてください。

ＨＩＦＵでは、熱を加えたために

●入院から退院まで

入院（治療前日）	・入院 ・オリエンテーション ・21 時以降、飲食禁止
治療当日	・治療着に着替え ・浣腸《かんちょう》 ・点滴開始 ・治療室に入る。脊椎麻酔（下半身） ・HIFU 実施 ・尿管に管（バルーンカテーテル）挿入 ・点滴継続 ・帰室 3 時間後から水分摂取可、夕食可 ・ベッド上で安静
治療後1日目	・歩行可 ・入浴可 ・排便トイレ。排尿は管を通して ・飲み薬（抗菌薬）
退院（治療後2日目）	・退院後の生活の指導 ・抗菌薬（5 日間） ・尿道の管を抜く場合もある ・次回外来の予約
外来診察（退院1～2週間後）	・尿道の管を抜いて、排尿状況を確認

東海大学医学部付属八王子病院の場合

前立腺がふくらみ、前立腺の内側を通っている尿道が圧迫されて、オシッコが出にくくなっています。そこで、一時的にバルーンカテーテルと呼ばれるゴム製の細い管を尿道に挿入して、オシッコを出します。

この管は術後大体1～2週目に取り外しますが、10人に1人の割合で、自力での排尿ができない人がいます。その場合は、再度、管を入れておいて、2週間ごとに排尿できるかを確かめます。この管を挿入するのがどうしてもイヤだという人には、経《けい》皮《ひ》的《てき》膀胱瘻《ろう》といって、尿道から入れる管を下腹部から直接膀胱のなかに入れる方法や自己導尿といって、尿が出なくなったときに自分で細い管を挿入し、尿を排出する方法もあります。

また、ＨＩＦＵ直後に、尿道から小指大の太さの内視鏡を入れて、前立腺を切除する、経尿道的前立腺切除術（ＴＵＲＰ）を行うこともあります。

ＴＵＲＰは前立腺肥大症によく用いられる手術法ですが、これを行うと、約半数の方はＨＩＦＵの術後1～2日目でカテーテルを抜くことができます。残りの半数の方も1週間以内にカテーテルを抜くことができます。ＨＩＦＵの合併症である尿道狭窄《きょうさく》症になる割合も、17％から7％に減りました。

治療後の経過は？

開腹手術に遜色のない成績を上げています。放射線療法、手術療法後の再発も、ＨＩＦＵで治療できる場合があります。

● HIFU の治療効果

リスク別にみた HIFU の PSA 非再発生存率。機器が改良されてきた 2005 年以降の成績は上がってきており、低リスク、中リスクでは良好な結果がみられる。

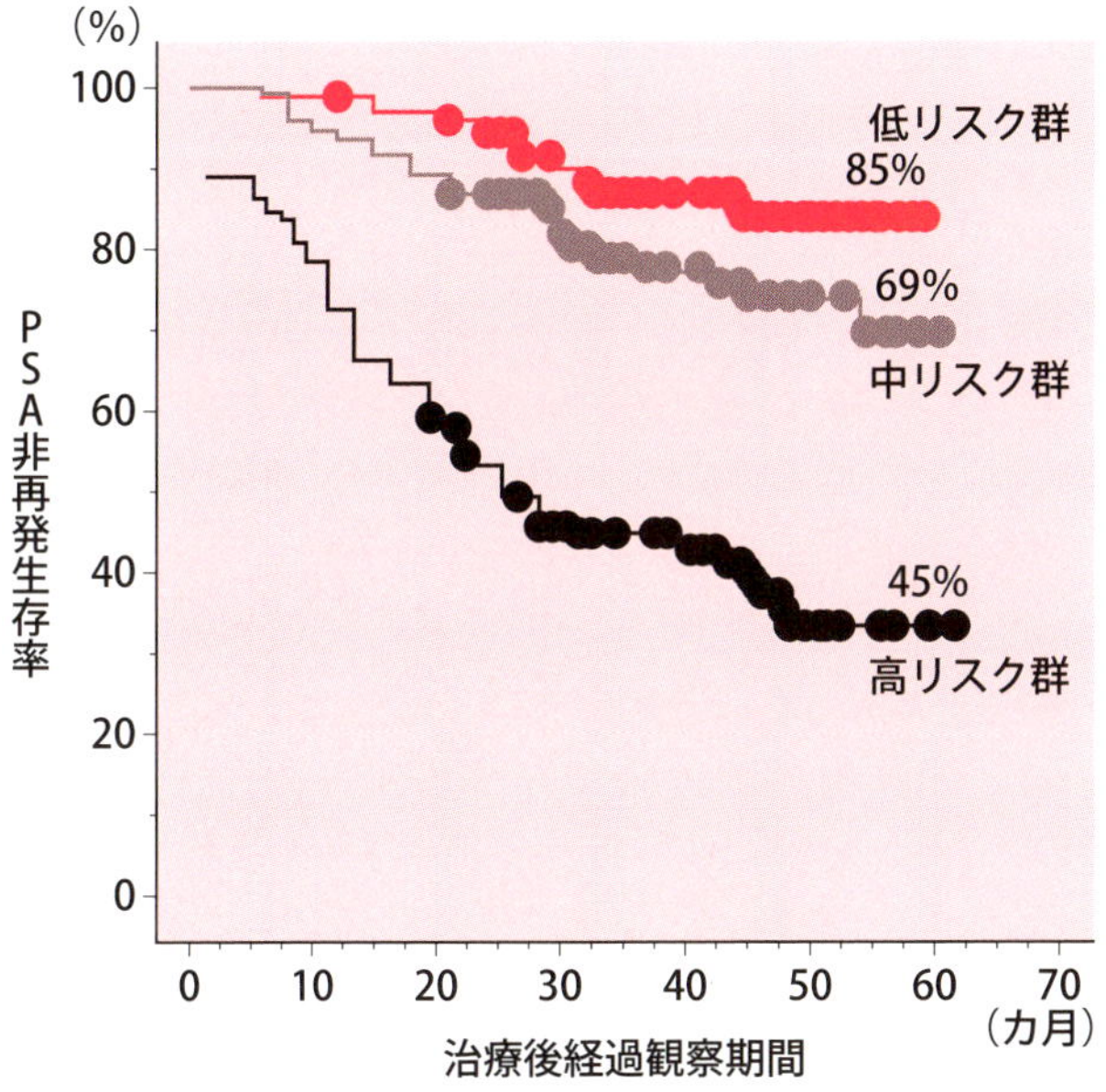

東海大学医学部付属八王子病院泌尿器科のデータより

低リスク、中リスクの治療成績は良好

ＨＩＦＵの治療成績をリスク分類別に示したのが上図です。治療機器が進歩した２００５年以降のデータになります。

治療後２年以上経過した症例を対象に、ＰＳＡ非再発生存率をまとめました。この場合、ＰＳＡ非再発生存率とは、ＰＳＡ値が２以上高くなっていない状態で生存しているものとしています。これによると、低リスク群では85％、中リスク群では69％、高リスク群では45％でした。

一般にＨＩＦＵ治療後、１・５〜３カ月の時点でＰＳＡ値は最低値となります。その後、１〜２年間は少しずつ上昇しますが、やがて上昇は止まります。その後、わずかに変動しますが、４以下にとどまります。

放射線療法後の再発でもＨＩＦＵで治療できる

放射線療法を受けて、いったんＰ

●放射線療法後再発に対する HIFU の治療効果

放射線療法後の再発のうち、遠隔転移がなく、前立腺内にがんがとどまっていて、放射線療法を受ける前の状態が病期 T1 ～ T2、PSA 値 20ng/mℓ以下という条件に当てはまる 26 件（三次元原体照射など外照射 14 件、小線源療法 7 件、粒子線療法 5 件）に HIFU を行い、そのうち 22 件に効果がみられました。

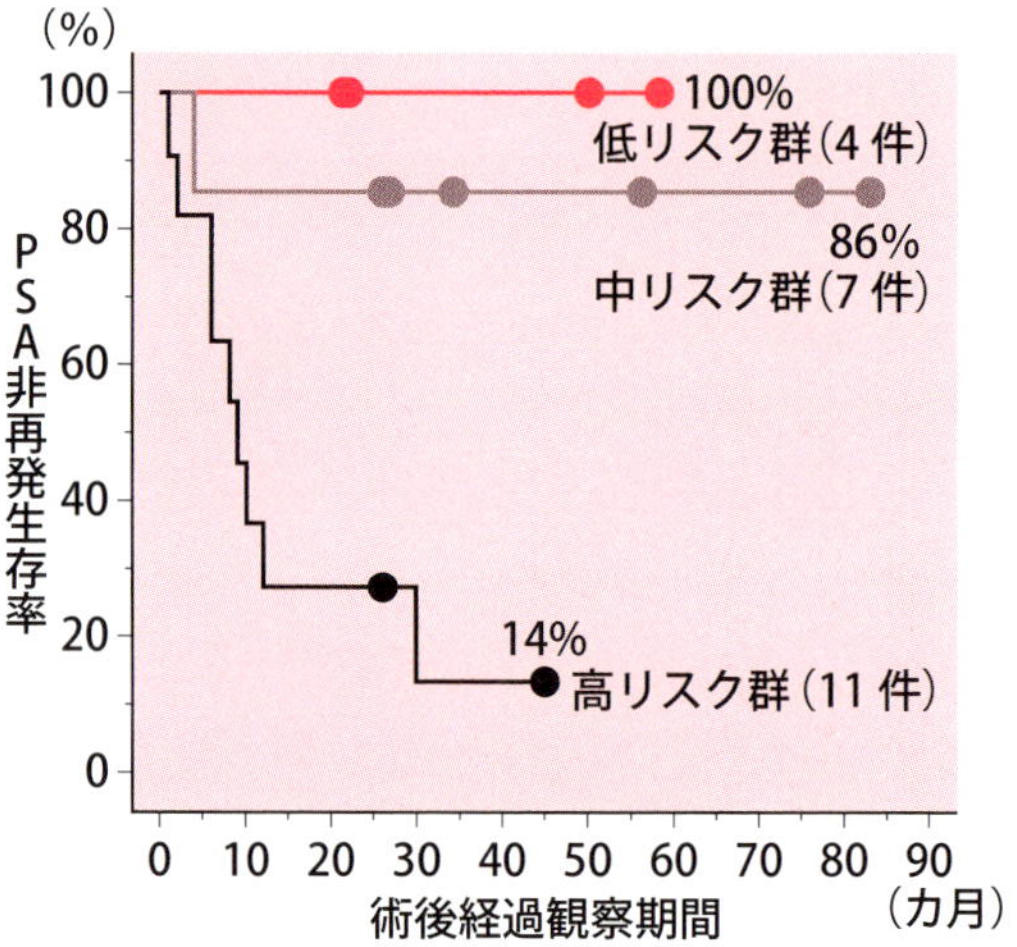

東海大学医学部付属八王子病院泌尿器科のデータより

SA値が下がっても、3～10年後に再発する場合があります。被ばくの問題があるので、放射線療法を再び行うことはできません。また、放射線療法で再発した場合は、照射した部分が癒着していることから、手術療法も難しいとされています。

このような場合、一般的にはホルモン療法が行われます。ただし、ホルモン療法は数年で薬が効かなくなってくることが多いという問題があります。

放射線療法後の再発に対して、骨やリンパ節に転移がなく、がんが前立腺内にとどまっていれば、HIFUでの治療が可能になります。ただし、放射線療法開始前に、低リスクか中リスクだった場合に限ります。

これまで放射線治療後の再発を20例以上治療し、低リスク100%、中リスクは86%で効果が得られました。高リスクだった場合は14%の治療効果でした。

一方、前立腺がんで手術療法を受けた人で、まれに膀胱と尿道をつなげて縫い合わせたところにがんが再発することがあります。骨やリンパ節に転移がなく、生検によって再発したがんがその位置にあると確認された場合には、HIFUで治療できます。これまで4例治療して、2例に効果が認められています。

尿道狭窄症に注意が必要 EDは一部にみられる

HIFUは体への負担が少ない治療法です。治療機器の進歩もあって、合併症の発生は非常に少なくなっていますが、残念ながら合併症がゼロではありません。注意しながら治療を進めるものの、治療効果を優先して照射の範囲を設定せざるをえないため、合併症をゼロにすることは難しいのです。

HIFUのあと、しばらくして尿道狭窄、精巣《せいそう》上体炎、一時的尿失禁、尿道直腸瘻、性機能障害（勃起《ぼっき》障害＝以下ED）などがみられます（次ページ表参照）。

●HIFUの基本情報

麻酔	脊椎麻酔（下半身）
所要時間	1～2時間
入院期間	3泊4日
費用	治療費約112万円（入院費等別・健康保険適用がないためすべて自費）

（東海大学医学部付属八王子病院泌尿器科の場合）

●機器の改良で合併症の割合も低下

機器名（年代）	ソナーブレード500TCM（2007～2010年）	全期間合計平均（1999～2010年）
尿道狭窄	10.0（%）	17.3（%）
精巣《せいそう》上体炎	5.0	5.4
一時的尿失禁	0.0	1.4
尿道直腸瘻	0.0	1.0
膀胱頸部《けいぶ》硬化症	0.0	0.6
血精液症	0.0	0.4
急性腎《じん》う腎炎	0.0	0.1
性機能障害（ED）		
6カ月	42	45
1年	32	38
2年	26	24

精巣上体炎：細菌が精巣上体（副睾丸《こうがん》）に入って発熱する
尿道直腸瘻：尿道と直腸が接する部分に穴があく
膀胱頸部硬化症：膀胱の出口付近が狭くなる
血精液症：射精時に血が混じる
急性腎う腎炎：細菌が腎臓に入って発熱する

東海大学医学部付属八王子病院泌尿器科のデータより

尿道狭窄とはＨＩＦＵで焼いた部分が尿道を狭くして、尿が出にくくなった状態です。これは、ほとんど前立腺手前側の尿道括約筋《かつやくきん》付近でおこりますが、この部分にがんができやすく、治療範囲に含めなければなりません。治療後2カ月ごとの外来受診時に尿流量検査をして、尿道狭窄がないか、1年間定期的にチェックしていきます。

尿道ブジーという細い湾曲状の金属を尿道に入れて尿の通り道を広げる治療を数回すると、たいていの場合は治ります。それでも治らない場合は、経尿道的前立腺切除術（ＴＵＲＰ）などの手術を行います。

ＨＩＦＵ後、1カ月ほど紙おむつを1日1～3枚程度必要とする一時的な尿失禁もみられます。手術療法に比べて、その割合はきわめて低いといえます。

ＥＤは術後6カ月の時点で42％、1年の時点で32％、2年の時点で26％の人にみられます。ＥＤ治療薬を服用すれば、改善すると考えられる人も含み、手術療法や放射線療法に比べると、ＥＤ発生の確率はかなり低いといえます。

なお治療費についてですが、ＨＩＦＵは健康保険が適用されません。現在、先進医療を申請していますが、まだ認められていないため、自由診療で実施しています。

当施設の場合、費用は入院費などを含めて112万円です。ほかの施設では、安いところで80万円、高いところで120万円くらいの価格を設定しているようです。

内田豊昭

（うちだ・とよあき）

東海大学医学部付属八王子病院
泌尿器科教授

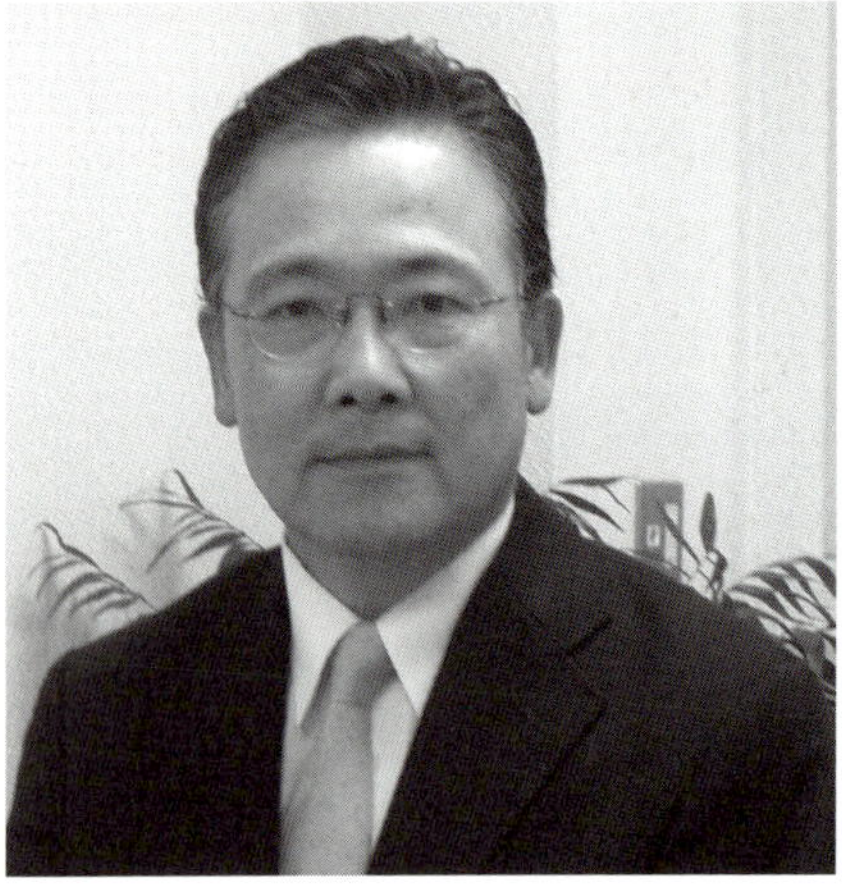

患者さんを家族だと思って治療します。自分の家族だから、ベストの治療を勧めるのです。

内田先生がＨＩＦＵと出合ったのは、１９９２年のことでした。アメリカのメーカーから誘われて、見学に現地へと足を運んだのです。そのときは前立腺肥大症の治療に使う機器として紹介され、内田先生も翌年から日本で前立腺肥大症の治療に使い始めました。

「約７年間、前立腺肥大症の治療にＨＩＦＵを使いました。その間、前立腺肥大症の治療には健康保険も適用されたのですが（注・前立腺がん治療には健康保険は適用されていない）、治療成績にもう一つ納得がいかず、中止しました」

　ただし、内田先生にはこのとき、あるアイディアがありました。世界で初めてＨＩＦＵを前立腺がんの治療に使うことにしたのです。１９９９年のことでした。

「前立腺肥大症の治療には１００℃以上で焼いて、焼いた部分に空洞をつくることが必要ですが、がんは65℃で２、３秒焼くと死滅します。原理的にいってＨＩＦＵは前立腺がんの治療に使えるのではないか？　最初に治療した患者さんは、非常にうまくいったので、これはいけるぞ、と思いましたね」

　ただし、このとき、治療には９時間もかかっていました。前立腺肥大症の治療では、超音波を照射する部分は前立腺のごく一部で、治療時間も15分程度です。ところが、前立腺がんの場合は、原則として前立腺全体をまんべんなく焼く必要があるため、時間がかかります。アメリカでもこの治療時間の長さがネックになって、前立腺がんの治療にＨＩＦＵを使おうとしなかったのです。

「ＨＩＦＵでは、モニター画面を見つめながら治療する必要がありますが、さすがに９時間も画面を見ていると、ぐったりしてしまいます。治療効果を落とさずに、治療時間を短くするために、メーカーにいろいろと要望を出して、機器の改良も二人三脚で進めていきました」

　当初、焦点領域は縦２×横２×深さ10㎜だったのですが、これを縦３×横３×深さ12㎜にすることができました。また、一つの領域を照射する時間（照射時間＋休止時間）を15秒から6秒にまで縮めることもできました。

「こうした機器の改良のおかげで、いまでは1時間半くらいで治療できます。現在、HIFUによる前立腺がんの治療は、週1回、1日2名のペースで進めています」

世界初の挑戦は海外からも大きな反響を呼び、内田先生のもとには海外からも多くの患者さんが来ています。HIFUは勃起障害になる確率がほかの治療法よりも低いことが、とくに外国人から注目を集めた理由の一つだそうです。

HIFUの好成績を見て、治療を始める医師が増えてきました。現在、日本では30カ所以上、海外では18カ国でHIFUによる前立腺がんの治療が行われています。

「海外も含めてHIFUで前立腺がんを治療している医師たちは、全員、必ず一度は私のところに来て、勉強してもらった人たちです。機器は1億5000万円くらいする高額なものですし、これだけ普及してきたのも、やはりこの治療がすぐれていることをみなさんが認めているからではないでしょうか」

現在、内田先生の関心は、治療時間のさらなる短縮にあります。30分まで縮められれば局所麻酔での治療が可能になり、日帰り手術をスタンダードにできるかもしれません。

「私の信念は、すべての患者さんを自分の家族だと思って治療すること。自分の家族だからベストの治療を勧めるのです。もし身内が前立腺がんになったら、HIFUで治療しますよ。そう思えなかったら、患者さんに勧めることなんてできませんから」

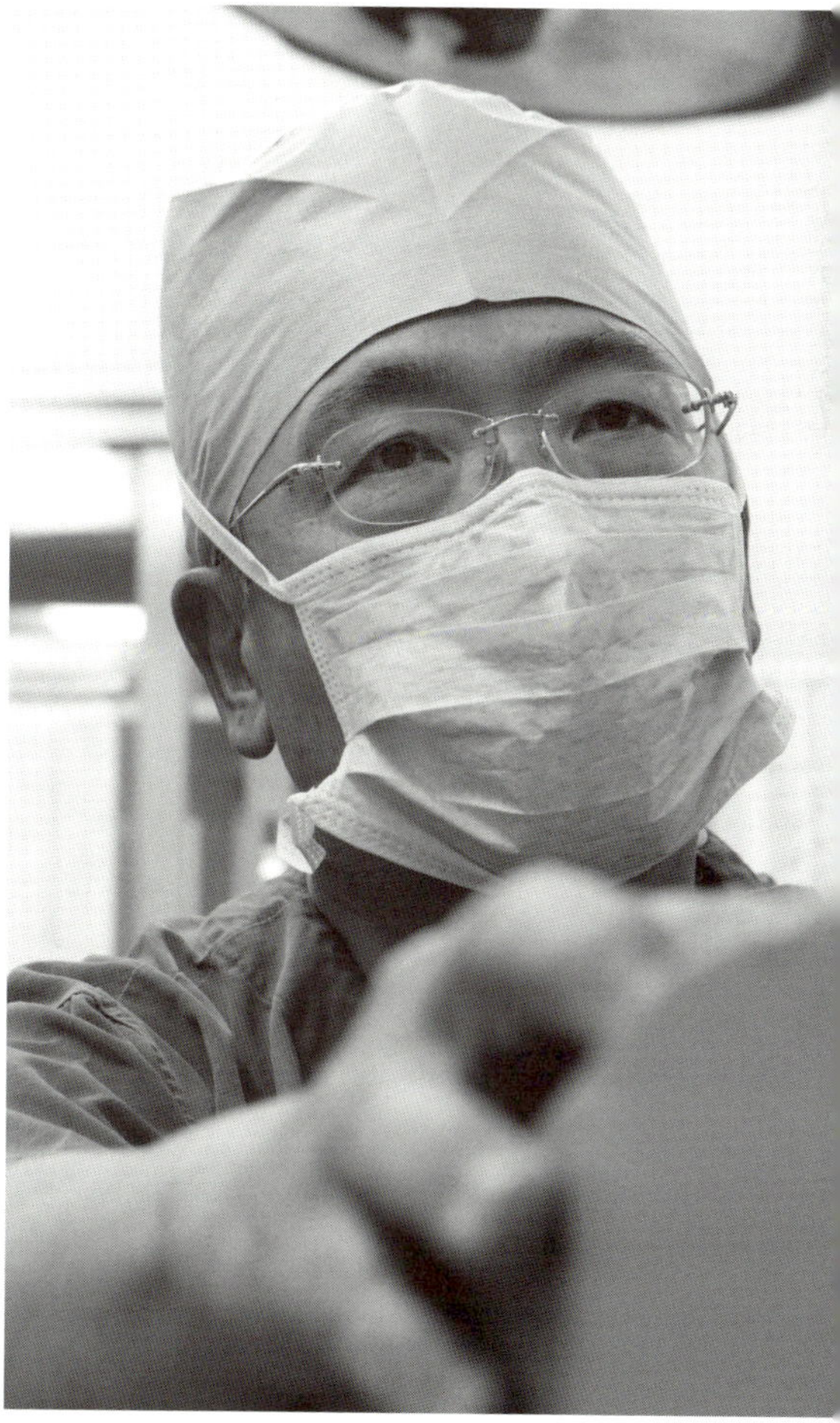

内田豊昭（うちだ・とよあき）

1950年北海道生まれ。北里大学医学部卒。同大泌尿器科講師、米カリフォルニア大学ロサンゼルス校留学、北里大学医学部泌尿器科助教授、東海大学医学部泌尿器科助教授を経て、2006年から現職。世界に先駆けHIFUによる前立腺がんの治療を手がけた。

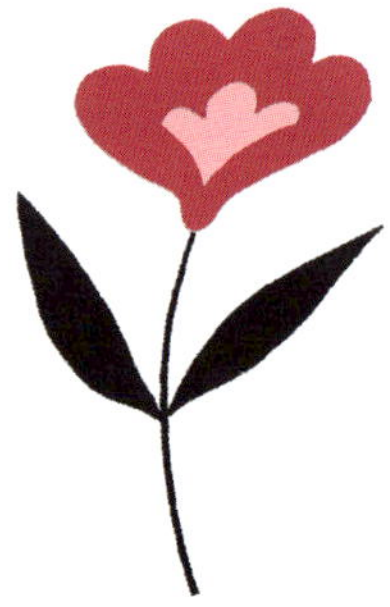

本書で紹介した
治療で実績のある
主な医療機関リスト

本書で紹介した治療で実績のある主な医療機関リスト (2011 年 6 月現在)

本書で紹介した前立腺がんの各治療で実績のある主な医療機関を紹介します。このリストは、編集部にて作成しました。

なお、実際に治療を受けるにあたっては、紹介状などが必要な場合がありますので、詳しくは各医療機関にお問い合わせください。また、治療の手順や治療費、入院期間などは、それぞれの医療機関によって異なります。

開腹手術で実績のある主な医療機関

ミニマム創内視鏡下手術を含めた前立腺がんの開腹手術で実績のある医療機関のうち、神経温存に力を入れている主な医療機関です。

駿河台日本大学病院
〒 101-8309　東京都千代田区神田駿河台 1-8-13
TEL：03-3293-1711

東京医科歯科大学医学部附属病院
〒 113-8519　東京都文京区湯島 1-5-45
TEL：03-3813-6111

聖路加国際病院
〒 104-8560　東京都中央区明石町 9-1
TEL：03-3541-5151

京都大学医学部附属病院
〒 606-8507　京都府京都市左京区聖護院川原町 54
TEL：075-751-3111

大阪大学医学部附属病院
〒 565-0871　大阪府吹田市山田丘 2-15
TEL：06-6879-5111

鳥取大学医学部附属病院
〒 683-8504　鳥取県米子市西町 36-1
TEL：0859-33-1111

広島大学病院
〒 734-8551　広島県広島市南区霞 1-2-3
TEL：082-257-5555

香川大学医学部附属病院
〒 761-0793　香川県木田郡三木町池戸 1750-1
TEL：087-898-5111

札幌医科大学附属病院
〒 060-8543　北海道札幌市中央区南 1 条西 16-291
TEL：011-611-2111

三樹会病院
〒 003-0002　北海道札幌市白石区東札幌 2 条 3 丁目
TEL：011-824-3131

北海道大学病院
〒 060-8648　北海道札幌市北区北 14 条西 5 丁目
TEL：011-716-1161

弘前大学医学部附属病院
〒 036-8563　青森県弘前市本町 53
TEL：0172-33-5111

東北大学病院
〒 980-8574　宮城県仙台市青葉区星陵町 1-1
TEL：022-717-7000

宮城県立がんセンター
〒 981-1293　宮城県名取市愛島塩手字野田山 47-1
TEL：022-384-3151

山形大学医学部附属病院
〒 990-9585　山形県山形市飯田西 2-2-2
TEL：023-633-1122

群馬大学医学部附属病院
〒 371-8511　群馬県前橋市昭和町 3-39-15
TEL：027-220-7111

大分大学医学部附属病院
〒 879-5593　大分県由布市挾間町医大ヶ丘 1-1
TEL：097-549-4411

琉球大学医学部附属病院
〒 903-0215　沖縄県中頭郡西原町字上原 207
TEL：098-895-3331

九州大学病院
〒 812-8582　福岡県福岡市東区馬出 3-1-1
TEL：092-641-1151

原三信病院
〒 812-0033　福岡県福岡市博多区大博町 1-8
TEL：092-291-3434

宮崎大学医学部附属病院
〒 889-1692　宮崎県宮崎市清武町木原 5200
TEL：0985-85-1510

腹腔鏡下手術で実績のある主な医療機関

前立腺がんの腹腔鏡下手術で実績のある主な医療機関です。

大津市民病院
〒 520-0804　滋賀県大津市本宮 2-9-9
TEL：077-522-4607

京都大学医学部附属病院
〒 606-8507　京都府京都市左京区聖護院川原町 54
TEL：075-751-3111

天理よろづ相談所病院
〒 632-8552　奈良県天理市三島町 200
TEL：0743-63-5611

大阪医科大学附属病院
〒 569-8686　大阪府高槻市大学町 2-7
TEL：072-683-1221

関西医科大学附属滝井病院
〒 570-8507　大阪府守口市文園町 10-15
TEL：06-6992-1001

関西医科大学附属枚方病院
〒 573-1191　大阪府枚方市新町 2-3-1
TEL：072-804-0101

関西労災病院
〒 660-8511　兵庫県尼崎市稲葉荘 3-1-69
TEL：06-6416-1221

神戸大学医学部附属病院
〒 650-0017　兵庫県神戸市中央区楠町 7-5-2
TEL：078-382-5111

札幌医科大学附属病院
〒 060-8543　北海道札幌市中央区南 1 条西 16-291
TEL：011-611-2111

北海道大学病院
〒 060-8648　北海道札幌市北区北 14 条西 5 丁目
TEL：011-716-1161

東京慈恵会医科大学附属病院
〒 105-8471　東京都港区西新橋 3-19-18
TEL：03-3433-1111

慶應義塾大学病院
〒 160-8582　東京都新宿区信濃町 35
TEL：03-3353-1211

北里大学病院
〒 252-0375　神奈川県相模原市南区北里 1-15-1
TEL：042-778-8111

東海大学医学部付属病院
〒 259-1193　神奈川県伊勢原市下糟屋 143
TEL：0463-93-1121

名古屋大学医学部附属病院
〒 466-8560　愛知県名古屋市昭和区鶴舞町 65
TEL：052-741-2111

公立陶生病院
〒 489-8642　愛知県瀬戸市西追分町 160
TEL：0561-82-5101

済生会熊本病院
〒861-4193　熊本県熊本市近見 5-3-1
TEL：096-351-8000

熊本大学医学部附属病院
〒860-8556　熊本県熊本市本荘 1-1-1
TEL：096-344-2111

岡山大学病院
〒700-8558　岡山県岡山市北区鹿田町 2-5-1
TEL：086-223-7151

九州大学病院
〒812-8582　福岡県福岡市東区馬出 3-1-1
TEL：092-641-1151

ロボット支援手術で実績のある主な医療機関

前立腺がんのロボット支援手術で実績のある医療機関のうち、先進医療として認められている医療機関です。

九州大学病院
〒812-8582　福岡県福岡市東区馬出 3-1-1
TEL：092-641-1151

東京医科大学病院
〒160-0023　東京都新宿区西新宿 6-7-1
TEL：03-3342-6111

金沢大学附属病院
〒920-8641　石川県金沢市宝町 13-1
TEL：076-265-2000

小線源療法で実績のある主な医療機関

前立腺がんの小線源療法で実績のある主な医療機関です。

群馬大学医学部附属病院
〒371-8511　群馬県前橋市昭和町 3-39-15
TEL：027-220-7111

伊勢崎市民病院
〒372-0817　群馬県伊勢崎市連取本町 12-1
TEL：0270-25-5022

群馬県立がんセンター
〒373-8550　群馬県太田市高林西町 617-1
TEL：0276-38-0771

国立病院機構埼玉病院
〒351-0102　埼玉県和光市諏訪 2-1
TEL：048-462-1101

埼玉県立がんセンター
〒362-0806　埼玉県北足立郡伊奈町小室 818
TEL：048-722-1111

国立病院機構北海道がんセンター
〒003-0804　北海道札幌市白石区菊水 4 条 2-3-54
TEL：011-811-9111

札幌厚生病院
〒060-0033　北海道札幌市中央区北 3 条東 8-5
TEL：011-261-5331

岩手医科大学附属病院
〒020-8505　岩手県盛岡市内丸 19-1
TEL：019-651-5111

会津中央病院
〒965-8611　福島県会津若松市鶴賀町 1-1
TEL：0242-25-1515

栃木県立がんセンター
〒320-0834　栃木県宇都宮市陽南 4-9-13
TEL：028-658-5151

横浜市立大学附属病院

〒 236-0004　神奈川県横浜市金沢区福浦 3-9

TEL：045-787-2800

北里大学病院

〒 252-0375　神奈川県相模原市南区北里 1-15-1

TEL：042-778-8111

長野市民病院

〒 381-8551　長野県長野市大字富竹 1333-1

TEL：026-295-1199

新潟大学医歯学総合病院

〒 951-8520　新潟県新潟市中央区旭町通一番町 754

TEL：025-223-6161

金沢大学附属病院

〒 920-8641　石川県金沢市宝町 13-1

TEL：076-265-2000

国立病院機構金沢医療センター

〒 920-8650　石川県金沢市下石引町 1-1

TEL：076-262-4161

福井大学医学部附属病院

〒 910-1193　福井県吉田郡永平寺町松岡下合月 23-3

TEL：0776-61-3111

岐阜大学医学部附属病院

〒 501-1194　岐阜県岐阜市柳戸 1-1

TEL：058-230-6000

浜松医科大学医学部附属病院

〒 431-3192　静岡県浜松市東区半田山 1-20-1

TEL：053-435-2111

聖隷三方原病院

〒 433-8558　静岡県浜松市北区三方原町 3453

TEL：053-436-1251

藤田保健衛生大学病院

〒 470-1192　愛知県豊明市沓掛町田楽ヶ窪 1-98

TEL：0562-93-2111

滋賀医科大学医学部附属病院

〒 520-2192　滋賀県大津市瀬田月輪町

TEL：077-548-2111

京都府立医科大学附属病院

〒 602-8566　京都府京都市上京区河原町通広小路上ル梶井町 465　**TEL：**075-251-5111

国保旭中央病院

〒 289-2511　千葉県旭市イの 1326

TEL：0479-63-8111

聖路加国際病院

〒 104-8560　東京都中央区明石町 9-1

TEL：03-3541-5151

東京慈恵会医科大学附属病院

〒 105-8471　東京都港区西新橋 3-19-18

TEL：03-3433-1111

東京医科歯科大学医学部附属病院

〒 113-8519　東京都文京区湯島 1-5-45

TEL：03-3813-6111

東京大学医学部附属病院

〒 113-8655　東京都文京区本郷 7-3-1

TEL：03-3815-5411

がん研有明病院

〒 135-8550　東京都江東区有明 3-8-31

TEL：03-3520-0111

昭和大学病院

〒 142-8666　東京都品川区旗の台 1-5-8

TEL：03-3784-8000

国立病院機構東京医療センター

〒 152-8902　東京都目黒区東が丘 2-5-1

TEL：03-3411-0111

慶應義塾大学病院

〒 160-8582　東京都新宿区信濃町 35

TEL：03-3353-1211

国立国際医療研究センター病院

〒 162-8655　東京都新宿区戸山 1-21-1

TEL：03-3202-7181

東京女子医科大学病院

〒 162-8666　東京都新宿区河田町 8-1

TEL：03-3353-8111

杏林大学医学部付属病院

〒 181-8611　東京都三鷹市新川 6-20-2

TEL：0422-47-5511

多摩北部医療センター

〒 189-8511　東京都東村山市青葉町 1-7-1

TEL：042-396-3811

愛媛大学医学部附属病院
〒 791-0295　愛媛県東温市志津川
TEL：089-964-5111

高知大学医学部附属病院
〒 783-8505　高知県南国市岡豊町小蓮
TEL：088-866-5811

浜の町病院
〒 810-8539　福岡県福岡市中央区舞鶴 3-5-27
TEL：092-721-0831

九州大学病院
〒 812-8582　福岡県福岡市東区馬出 3-1-1
TEL：092-641-1151

原三信病院
〒 812-0033　福岡県福岡市博多区大博町 1-8
TEL：092-291-3434

飯塚病院
〒 820-8505　福岡県飯塚市芳雄町 3-83
TEL：0948-22-3800

長崎大学病院
〒 852-8501　長崎県長崎市坂本 1-7-1
TEL：095-819-7200

熊本赤十字病院
〒 861-8520　熊本県熊本市長嶺南 2-1-1
TEL：096-384-2111

琉球大学医学部附属病院
〒 903-0215　沖縄県中頭郡西原町字上原 207
TEL：098-895-3331

近畿大学医学部附属病院
〒 589-8511　大阪府大阪狭山市大野東 377-2
TEL：072-366-0221

神戸市立医療センター中央市民病院
〒 650-0046　兵庫県神戸市中央区港島中町 4-6
TEL：078-302-4321

奈良県立医科大学附属病院
〒 634-8522　奈良県橿原市四条町 840
TEL：0744-22-3051

島根大学医学部附属病院
〒 693-8501　島根県出雲市塩冶町 89-1
TEL：0853-23-2111

岡山大学病院
〒 700-8558　岡山県岡山市北区鹿田町 2-5-1
TEL：086-223-7151

広島大学病院
〒 734-8551　広島県広島市南区霞 1-2-3
TEL：082-257-5555

県立広島病院
〒 734-8530　広島県広島市南区宇品神田 1-5-54
TEL：082-254-1818

徳島大学病院
〒 770-8503　徳島県徳島市蔵本町 2-50-1
TEL：088-631-3111

香川大学医学部附属病院
〒 761-0793　香川県木田郡三木町池戸 1750-1
TEL：087-898-5111

国立病院機構四国がんセンター
〒 791-0280　愛媛県松山市南梅本町甲 160
TEL：089-999-1111

強度変調放射線治療（IMRT）で実績のある主な医療機関

前立腺がんの強度変調放射線治療（IMRT）で実績のある主な医療機関です。

北海道大学病院
〒 060-8648　北海道札幌市北区北 14 条西 5 丁目
TEL：011-716-1161

札幌医科大学附属病院
〒 060-8543　北海道札幌市中央区南 1 条西 16-291
TEL：011-611-2111

がん研有明病院
〒 135-8550　東京都江東区有明 3-8-31
TEL：03-3520-0111

杏林大学医学部付属病院
〒 181-8611　東京都三鷹市新川 6-20-2
TEL：0422-47-5511

横浜市立大学附属病院
〒 236-0004　神奈川県横浜市金沢区福浦 3-9
TEL：045-787-2800

茅ヶ崎徳洲会総合病院
〒 253-0052　神奈川県茅ヶ崎市幸町 14-1
TEL：0467-85-1122

新潟県立がんセンター新潟病院
〒 951-8566　新潟県新潟市中央区川岸町 2-15-3
TEL：025-266-5111

相澤病院
〒 390-8510　長野県松本市本庄 2-5-1
TEL：0263-33-8600

木沢記念病院
〒 505-8503　岐阜県美濃加茂市古井町下古井 590
TEL：0574-25-2181

聖隷浜松病院
〒 430-8558　静岡県浜松市中区住吉 2-12-12
TEL：053-474-2222

愛知県がんセンター中央病院・研究所
〒 464-8681　愛知県名古屋市千種区鹿子殿 1-1
TEL：052-762-6111

名古屋大学医学部附属病院
〒 466-8560　愛知県名古屋市昭和区鶴舞町 65
TEL：052-741-2111

名古屋市立大学病院
〒 467-8602　愛知県名古屋市瑞穂区瑞穂町字川澄 1
TEL：052-851-5511

名古屋第二赤十字病院
〒 466-8650　愛知県名古屋市昭和区妙見町 2-9
TEL：052-832-1121

市立伊勢総合病院
〒 516-0014　三重県伊勢市楠部町 3038
TEL：0596-23-5111

旭川医科大学病院
〒 078-8510　北海道旭川市緑が丘東 2 条 1-1-1
TEL：0166-65-2111

東北大学病院
〒 980-8574　宮城県仙台市青葉区星陵町 1-1
TEL：022-717-7000

栃木県立がんセンター
〒 320-0834　栃木県宇都宮市陽南 4-9-13
TEL：028-658-5151

日高病院
〒 370-0001　群馬県高崎市中尾町 886
TEL：027-362-6201

埼玉医科大学国際医療センター
〒 350-1298　埼玉県日高市山根 1397-1
TEL：042-984-4111

千葉県がんセンター
〒 260-8717　千葉県千葉市中央区仁戸名町 666-2
TEL：043-264-5431

国立がん研究センター東病院
〒 277-8577　千葉県柏市柏の葉 6-5-1
TEL：04-7133-1111

国立がん研究センター中央病院
〒 104-0045　東京都中央区築地 5-1-1
TEL：03-3542-2511

東京女子医科大学病院
〒 162-8666　東京都新宿区河田町 8-1
TEL：03-3353-8111

慶應義塾大学病院
〒 160-8582　東京都新宿区信濃町 35
TEL：03-3353-1211

順天堂大学医学部附属順天堂医院
〒 113-8431　東京都文京区本郷 3-1-3
TEL：03-3813-3111

東京大学医学部附属病院
〒 113-8655　東京都文京区本郷 7-3-1
TEL：03-3815-5411

がん・感染症センター都立駒込病院
〒 113-8677　東京都文京区本駒込 3-18-22
TEL：03-3823-2101

倉敷中央病院
〒710-8602　岡山県倉敷市美和 1-1-1
TEL：086-422-0210

JA 広島総合病院
〒738-8503　広島県廿日市市地御前 1-3-3
TEL：0829-36-3111

広島大学病院
〒734-8551　広島県広島市南区霞 1-2-3
TEL：082-257-5555

山口大学医学部附属病院
〒755-8505　山口県宇部市南小串 1-1-1
TEL：0836-22-2111

川崎医科大学附属病院
〒701-0192　岡山県倉敷市松島 577
TEL：086-462-1111

四国がんセンター
〒791-0280　愛媛県松山市南梅本町甲 160
TEL：089-999-1111

九州大学病院
〒812-8582　福岡県福岡市東区馬出 3-1-1
TEL：092-641-1151

済生会熊本病院
〒861-4193　熊本県熊本市近見 5-3-1
TEL：096-351-8000

熊本大学医学部附属病院
〒860-8556　熊本県熊本市本荘 1-1-1
TEL：096-344-2111

滋賀医科大学医学部附属病院
〒520-2192　滋賀県大津市瀬田月輪町
TEL：077-548-2111

大津赤十字病院
〒520-8511　滋賀県大津市長等 1-1-35
TEL：077-522-4131

京都大学医学部附属病院
〒606-8507　京都府京都市左京区聖護院川原町 54
TEL：075-751-3111

大阪大学医学部附属病院
〒565-0871　大阪府吹田市山田丘 2-15
TEL：06-6879-5111

大阪府立成人病センター
〒537-8511　大阪府大阪市東成区中道 1-3-3
TEL：06-6972-1181

松下記念病院
〒570-8540　大阪府守口市外島町 5-55
TEL：06-6992-1231

近畿大学医学部附属病院
〒589-8511　大阪府大阪狭山市大野東 377-2
TEL：072-366-0221

先端医療センター病院
〒650-0047　兵庫県神戸市中央区港島南町 2-2 先端医療センター内　**TEL：**078-304-5200

天理よろづ相談所病院
〒632-8552　奈良県天理市三島町 200
TEL：0743-63-5611

奈良県立医科大学附属病院
〒634-8522　奈良県橿原市四条町 840
TEL：0744-22-3051

重粒子線治療で実績のある主な医療機関

前立腺がんの重粒子線治療で実績のある医療機関のうち、先進医療として認められている医療機関です。

放射線医学総合研究所重粒子医科学センター病院
〒263-8555　千葉県千葉市稲毛区穴川 4-9-1
TEL：043-206-3306

群馬大学重粒子線医学研究センター
〒371-8511　群馬県前橋市昭和町 3-39-22
TEL：027-220-7111

陽子線治療で実績のある主な医療機関

前立腺がんの陽子線治療で実績のある医療機関のうち、先進医療として認められている医療機関です。

福井県立病院陽子線がん治療センター
〒910-8526　福井県福井市四ツ井 2-8-1
TEL：0776-57-2980

静岡県立静岡がんセンター
〒411-8777　静岡県駿東郡長泉町下長窪 1007
TEL：055-989-5222

兵庫県立粒子線医療センター
〒679-5165　兵庫県たつの市新宮町光都 1-2-1
TEL：0791-58-0100

脳神経疾患研究所附属南東北がん陽子線治療センター
〒963-8052　福島県郡山市八山田 7-172
TEL：024-934-3888

筑波大学附属病院陽子線医学利用研究センター
〒305-8576　茨城県つくば市天久保 2-1-1
TEL：029-853-7100

国立がん研究センター東病院
〒277-8577　千葉県柏市柏の葉 6-5-1
TEL：04-7133-1111

メディポリス医学研究財団がん粒子線治療研究センター
〒891-0304　鹿児島県指宿市東方 5188
TEL：0993-23-5188

ホルモン療法で実績のある主な医療機関

前立腺がんのホルモン療法（内分泌療法）は、ほとんどの医療機関の泌尿器科で実施しています。お近くの医療機関にお問い合わせください。

化学療法で実績のある主な医療機関

前立腺がんの化学療法で実績のある主な医療機関です。

群馬大学医学部附属病院
〒371-8511　群馬県前橋市昭和町 3-39-15
TEL：027-220-7111

群馬県立がんセンター
〒373-8550　群馬県太田市高林西町 617-1
TEL：0276-38-0771

埼玉県立がんセンター
〒362-0806　埼玉県北足立郡伊奈町小室 818
TEL：048-722-1111

千葉県がんセンター
〒260-8717　千葉県千葉市中央区仁戸名町 666-2
TEL：043-264-5431

千葉大学医学部附属病院
〒260-8677　千葉県千葉市中央区亥鼻 1-8-1
TEL：043-222-7171

国立がん研究センター東病院
〒277-8577　千葉県柏市柏の葉 6-5-1
TEL：04-7133-1111

東邦大学医療センター佐倉病院
〒285-8741　千葉県佐倉市下志津 564-1
TEL：043-462-8811

国立がん研究センター中央病院
〒104-0045　東京都中央区築地 5-1-1
TEL：03-3542-2511

東京医科歯科大学医学部附属病院
〒113-8519　東京都文京区湯島 1-5-45
TEL：03-3813-6111

東京大学医学部附属病院
〒113-8655　東京都文京区本郷 7-3-1
TEL：03-3815-5411

がん・感染症センター都立駒込病院
〒113-8677　東京都文京区本駒込 3-18-22
TEL：03-3823-2101

国立病院機構北海道がんセンター
〒003-0804　北海道札幌市白石区菊水 4 条 2-3-54
TEL：011-811-9111

札幌医科大学附属病院
〒060-8543　北海道札幌市中央区南 1 条西 16-291
TEL：011-611-2111

北海道大学病院
〒060-8648　北海道札幌市北区北 14 条西 5 丁目
TEL：011-716-1161

青森県立中央病院
〒030-8553　青森県青森市東造道 2-1-1
TEL：017-726-8111

岩手県立中央病院
〒020-0066　岩手県盛岡市上田 1-4-1
TEL：019-653-1151

東北大学病院
〒980-8574　宮城県仙台市青葉区星陵町 1-1
TEL：022-717-7000

宮城県立がんセンター
〒981-1293　宮城県名取市愛島塩手字野田山 47-1
TEL：022-384-3151

山形県立中央病院
〒990-2292　山形県山形市大字青柳 1800
TEL：023-685-2626

茨城県立中央病院
〒309-1793　茨城県笠間市鯉淵 6528
TEL：0296-77-1121

筑波大学附属病院
〒305-8576　茨城県つくば市天久保 2-1-1
TEL：029-853-3900

栃木県立がんセンター
〒320-0834　栃木県宇都宮市陽南 4-9-13
TEL：028-658-5151

滋賀県立成人病センター
〒 524-8524　滋賀県守山市守山 5-4-30
TEL：077-582-5031

京都大学医学部附属病院
〒 606-8507　京都府京都市左京区聖護院川原町 54
TEL：075-751-3111

京都府立医科大学附属病院
〒 602-8566　京都府京都市上京区河原町通広小路上ル梶井町 465　**TEL：**075-251-5111

大阪大学医学部附属病院
〒 565-0871　大阪府吹田市山田丘 2-15
TEL：06-6879-5111

国立病院機構大阪医療センター
〒 540-0006　大阪府大阪市中央区法円坂 2-1-14
TEL：06-6942-1331

大阪府立成人病センター
〒 537-8511　大阪府大阪市東成区中道 1-3-3
TEL：06-6972-1181

兵庫県立がんセンター
〒 673-8558　兵庫県明石市北王子町 13-70
TEL：078-929-1151

岡山大学病院
〒 700-8558　岡山県岡山市北区鹿田町 2-5-1
TEL：086-223-7151

国立病院機構呉医療センター・中国がんセンター
〒 737-0023　広島県呉市青山町 3-1
TEL：0823-22-3111

山口県立総合医療センター
〒 747-8511　山口県防府市大字大崎 77
TEL：0835-22-4411

国立病院機構四国がんセンター
〒 791-0280　愛媛県松山市南梅本町甲 160
TEL：089-999-1111

九州大学病院
〒 812-8582　福岡県福岡市東区馬出 3-1-1
TEL：092-641-1151

国立病院機構九州がんセンター
〒 811-1395　福岡県福岡市南区野多目 3-1-1
TEL：092-541-3231

がん研有明病院
〒 135-8550　東京都江東区有明 3-8-31
TEL：03-3520-0111

神奈川県立がんセンター
〒 241-8515　神奈川県横浜市旭区中尾 1-1-2
TEL：045-391-5761

新潟県立がんセンター新潟病院
〒 951-8566　新潟県新潟市中央区川岸町 2-15-3
TEL：025-266-5111

新潟大学医歯学総合病院
〒 951-8520　新潟県新潟市中央区旭町通一番町 754
TEL：025-223-6161

富山県立中央病院
〒 930-8550　富山県富山市西長江 2-2-78
TEL：076-424-1531

石川県立中央病院
〒 920-8530　石川県金沢市鞍月東 2-1
TEL：076-237-8211

金沢大学附属病院
〒 920-8641　石川県金沢市宝町 13-1
TEL：076-265-2000

福井県立病院
〒 910-8526　福井県福井市四ツ井 2-8-1
TEL：0776-54-5151

浜松医科大学医学部附属病院
〒 431-3192　静岡県浜松市東区半田山 1-20-1
TEL：053-435-2111

静岡県立静岡がんセンター
〒 411-8777　静岡県駿東郡長泉町下長窪 1007
TEL：055-989-5222

国立病院機構名古屋医療センター
〒 460-0001　愛知県名古屋市中区三の丸 4-1-1
TEL：052-951-1111

名古屋大学医学部附属病院
〒 466-8560　愛知県名古屋市昭和区鶴舞町 65
TEL：052-741-2111

愛知県がんセンター中央病院
〒 464-8681　愛知県名古屋市千種区鹿子殿 1-1
TEL：052-762-6111

大分県立病院

〒 870-8511　大分県大分市大字豊饒 476
TEL：097-546-7111

長崎大学病院

〒 852-8501　長崎県長崎市坂本 1-7-1
TEL：095-819-7200

高密度焦点式超音波療法（HIFU）で実績のある主な医療機関

前立腺がんの高密度焦点式超音波療法（HIFU）で実績のある主な医療機関です。

社会保険船橋中央病院

〒 273-8556　千葉県船橋市海神 6-13-10
TEL：047-433-2111

東京逓信病院

〒 102-8798　東京都千代田区富士見 2-14-23
TEL：03-5214-7111

三井記念病院

〒 101-8643　東京都千代田区神田和泉町 1
TEL：03-3862-9111

明理会中央総合病院

〒 114-0001　東京都北区東十条 3-2-11
TEL：03-5902-1199

帝京大学医学部附属病院

〒 173-8606　東京都板橋区加賀 2-11-1
TEL：03-3964-1211

日本赤十字社医療センター

〒 150-8935　東京都渋谷区広尾 4-1-22
TEL：03-3400-1311

北里研究所病院

〒 108-8642　東京都港区白金 5-9-1
TEL：03-3444-6161

国際医療福祉大学三田病院

〒 108-8329　東京都港区三田 1-4-3
TEL：03-3451-8121

東京大学医学部附属病院

〒 113-8655　東京都文京区本郷 7-3-1
TEL：03-3815-5411

東邦大学医療センター大橋病院

〒 153-8515　東京都目黒区大橋 2-17-6
TEL：03-3468-1251

坂泌尿器科病院

〒 001-0030　北海道札幌市北区北 30 条西 14-3-1
TEL：011-709-1212

仙塩総合病院

〒 985-0842　宮城県多賀城市桜木 2-1-1
TEL：022-367-4111

常磐病院

〒 972-8322　福島県いわき市常磐上湯長谷町上ノ台 57
TEL：0246-43-4175

公立藤田総合病院

〒 969-1793　福島県伊達郡国見町塚野目字三本木 14
TEL：024-585-2121

東京医科大学茨城医療センター

〒 300-0395　茨城県稲敷郡阿見町中央 3-20-1
TEL：029-887-1161

防衛医科大学校病院

〒 359-8513　埼玉県所沢市並木 3-2
TEL：04-2995-1511

柏フォレスト腎・泌尿器クリニック

〒 277-0042　千葉県柏市逆井 437-28
TEL：04-7160-5000

国保旭中央病院

〒 289-2511　千葉県旭市イの 1326
TEL：0479-63-8111

千葉県がんセンター

〒 260-8717　千葉県千葉市中央区仁戸名町 666-2
TEL：043-264-5431

成田赤十字病院

〒 286-8523　千葉県成田市飯田町 90-1
TEL：0476-22-2311

市立枚方市民病院
〒573-1013　大阪府枚方市禁野本町 2-14-1
TEL：072-847-2821

岡山市立市民病院
〒700-8557　岡山県岡山市北区天瀬 6-10
TEL：086-225-3171

たかの橋中央病院
〒730-0042　広島県広島市中区国泰寺町 2-4-16
TEL：082-242-1515

原三信病院
〒812-0033　福岡県福岡市博多区大博町 1-8
TEL：092-291-3434

薬院ひ尿器科病院
〒810-0022　福岡県福岡市中央区薬院 2-5-20
TEL：092-761-3001

高山病院
〒818-0083　福岡県筑紫野市針摺中央 2-11-10
TEL：092-921-4511

大分泌尿器科病院
〒870-0021　大分県大分市長浜町 2-1-32
TEL：097-532-3177

寿町泌尿器科
〒870-0036　大分県大分市寿町 8-2
TEL：097-537-3366

とまり泌尿器科
〒891-0150　鹿児島県鹿児島市坂之上 4-2-57
TEL：099-261-1212

武蔵野陽和会病院
〒180-0012　東京都武蔵野市緑町 2-1-33
TEL：0422-52-3212

杏林大学医学部付属病院
〒181-8611　東京都三鷹市新川 6-20-2
TEL：0422-47-5511

東海大学医学部付属八王子病院
〒192-0032　東京都八王子市石川町 1838
TEL：042-639-1111

桜木町オーシャンクリニック
〒231-8331　神奈川県横浜市中区桜木町 1-1-7　3 階
TEL：045-641-0777

富士厚生クリニック
〒401-0013　山梨県大月市大月 1-17-23
TEL：0554-22-1450

長谷川病院
〒930-0065　富山県富山市星井町 2-7-40
TEL：076-422-3040

丸山病院
〒430-0903　静岡県浜松市中区助信町 39-10
TEL：053-473-6721

武内病院
〒514-0031　三重県津市北丸之内 82
TEL：059-226-1111

藍野病院
〒567-0011　大阪府茨木市高田町 11-18
TEL：072-627-7611

●著者

荒井陽一
東北大学病院泌尿器科教授

鳶巣賢一
聖路加国際病院がん診療特別顧問
（泌尿器科）

寺地敏郎
東海大学医学部外科学系泌尿器科教授

吉岡邦彦
東京医科大学病院泌尿器科准教授

斉藤史郎
国立病院機構東京医療センター泌尿器科医長

幡野和男
千葉県がんセンター放射線治療部部長

辻比呂志
放射線医学総合研究所重粒子医科学センター
融合治療診断研究プログラムリーダー

村山重行
静岡県立静岡がんセンター陽子線治療科部長

並木幹夫
金沢大学附属病院泌尿器科教授

鈴木啓悦
東邦大学医療センター佐倉病院泌尿器科教授

内田豊昭
東海大学医学部付属八王子病院泌尿器科教授

※著者の勤務先・肩書きは2011年
6月現在のものです

ベスト×ベストシリーズ
名医が語る最新・最良の治療
前立腺がん

平成23年7月24日　第1刷発行
平成28年4月19日　第6刷発行

著　　者　荒井陽一、鳶巣賢一　ほか
発 行 者　東島俊一
発 行 所　株式会社 **法 研**
〒104－8104　東京都中央区銀座1－10－1
電話03（3562）7671（販売）
http://www.sociohealth.co.jp
編集・制作　**株式会社 研友企画出版**
〒104－0061　東京都中央区銀座1－9－19
法研銀座ビル
電話03（5159）3722（出版企画部）
印刷・製本　研友社印刷株式会社

SOCIO HEALTH
小社は㈱法研を核に「SOCIO HEALTH GROUP」を構成し、相互のネットワークにより、“社会保障及び健康に関する情報の社会的価値創造”を事業領域としています。その一環としての小社の出版事業にご注目ください。

ISBN 978-4-87954-817-7　定価はカバーに表示してあります。